J.-F. Roulet, S. Fath, St. Zimmer (Hrsg.)
Lehrbuch Prophylaxehelferin

Roulet
Fath
Zimmer

Lehrbuch Prophylaxehelferin

Herausgegeben von
J.-F. Roulet, S. Fath und St. Zimmer

Mit Beiträgen von
C.R. Barthel, S. Fath, St. Günther, D. Herrmann,
M. Neuhaus, M.J. Noack, R.J. Radlanski, J.-F. Roulet,
T. Roulet-Mehrens, Th. Schneller und St. Zimmer

Mit 70 Zeichnungen und 128 Fotos

Urban & Schwarzenberg · München – Wien – Baltimore

Anschriften der Herausgeber:

Prof. Dr. Jean-François Roulet
Dr. Stefan Zimmer
Universitätsklinikum Charité
Med. Fakultät der Humboldt-Universität
Abt. für Zahnerhaltung und Präventiv-
zahnmedizin
Föhrer Str. 15
13353 Berlin

Dr. Susanne Fath
Prophylaxeseminar der Berliner ZÄK
Flottenstr. 28–42
13407 Berlin

Lektorat: Ursula Illig, München
Redaktion: Ulrike Kriegel, München
Herstellung: Petra Laurer, München
Zeichnungen: Wolfgang Lorenz, Berlin;
Esther Schenk-Panic, München
Einbandgestaltung: Dieter Vollendorf, München
Titelbild: berg + bach, Berlin
(dort auch als Plakat zu beziehen)

Die Deutsche Bibliothek – CIP-Einheitsaufnahme

Lehrbuch Prophylaxehelferin / Roulet ... Hrsg. von
J.-F. Roulet ... Mit Beitr. von C.R. Barthel ... – Mün-
chen ; Wien ; Baltimore : Urban & Schwarzenberg,
1996.
ISBN 3-541-17191-X
NE: Roulet, Jean-François [Hrsg.] ;
    Barthel, Claudia R.

Satz: Typodata, München
Druck: Appl, Wemding
Bindung: Großbuchbinderei Monheim
Printed in Germany

© Urban & Schwarzenberg 1996

ISBN 3-541-17191-X

Vorwort

„Vorbeugen ist besser als heilen." Diese alte Volksweisheit besitzt wahrscheinlich nirgendwo mehr Gültigkeit als in der Zahnmedizin. Die oft schmerzhafte Behandlung der beiden häufigsten Erkrankungen Karies und Parodontitis ist nämlich ebenso gefürchtet wie vermeidbar.

Prophylaxeprogramme, die sich am individuellen Krankheitsrisiko des einzelnen Patienten orientieren, machen es bis auf wenige Ausnahmefälle möglich, beide Erkrankungen zu vermeiden bzw., wenn sie bereits eingetreten sind, zum Stillstand zu bringen. Die Individualprophylaxe wird in Zeiten eines gesteigerten Gesundheitsbewußtseins in der Bevölkerung einen immer größeren Stellenwert einnehmen und daher auch immer mehr Raum in der zahnärztlichen Praxis erfordern. Es läßt sich leicht ausrechnen, daß in der Zahnarztpraxis der Zukunft die klassische Therapie im Sinne des „Drill and Fill" zunehmend an Bedeutung verlieren und durch Prophylaxe ersetzt werden wird. Um für diese Zukunft, die Tag für Tag ein Stück mehr Gegenwart wird, gewappnet zu sein, ist engagiertes und vor allem gut ausgebildetes Prophylaxepersonal erforderlich. Dies wurde auch von den zahnärztlichen Standesvertretungen erkannt, die sich mittlerweile bundesweit auf eine Weiterbildungsmöglichkeit von Zahnarzthelferinnen zur Zahnmedizinischen Prophylaxehelferin (ZMP) geeinigt haben. Der staatlichen Anerkennung der ZMP als Berufsbild steht nichts mehr im Wege.

Abgesehen vom medizinischen Gewinn, der von dieser Entwicklung ausgeht, bedeutet sie auch eine Aufwertung der zahnärztlichen Assistenzberufe. Die engagierte Zahnarzthelferin wird in Zukunft die Möglichkeit haben, über die Weiterbildung zur ZMP ihren Stellenwert im Praxisteam zu erhöhen und in höherem Maße als bisher eigenverantwortlich am Patienten zu arbeiten. Selbstverständlich wird sich das auch in ihren Einkommensmöglichkeiten widerspiegeln. Das Berufsbild der ZMP kann und darf jedoch noch nicht das Ende der Schaffung neuer zahnmedizinischer Assistenzberufe sein. Während ihr Aufgabengebiet vorwiegend in der Kariesprophylaxe liegt, muß für die Betreuung der Parodontitispatienten auch in Deutschland endlich das Berufsbild einer hochqualifizierten Dentalhygienikerin (DH) nach einem Standard geschaffen werden, der in vielen fortschrittlichen Ländern längst eine Selbstverständlichkeit ist.

Wir stehen also erst am Anfang einer Entwicklung, die vor allem das Wohl unserer Patienten zum Ziel hat, aber auch die zahnmedizinischen Assistenzberufe wesentlich attraktiver macht, als sie es in der Vergangenheit waren. Mit dem Lehrbuch, das Sie in Ihren Händen halten, möchten wir zu beidem einen Beitrag leisten.

Unseren besonderen Dank möchten wir allen Beteiligten des Verlages Urban & Schwarzenberg aussprechen, die stets aufgeschlossen unseren Wünschen Rechnung getragen haben. Wir wollen weiterhin nicht versäumen, der Foto- und Grafikabteilung des Zentrums für Zahnmedizin der Charité, insbesondere Herrn Wolfgang Lorenz, sowie Frau Esther Schenk-Panic aus München für die Anfertigung der Grafiken zu danken. Dank gebührt an dieser Stelle auch Frau Margitta Hintz für die sehr sorgfältige Durchsicht und Bearbeitung des Manuskriptes.

Berlin, im Oktober 1995   J.-F. Roulet
             S. Fath
           St. Zimmer

Inhaltsverzeichnis

Autorenverzeichnis

Dr. Claudia R. Barthel
Universitätsklinikum Charité
Med. Fakultät der Humboldt-Universität
Abt. für Zahnerhaltung und Präventiv-
zahnmedizin
Föhrer Str. 15
13353 Berlin

Dr. Susanne Fath
Prophylaxeseminar
der Berliner ZÄK
Flottenstr. 28–42
13407 Berlin

Stefan Günther
Zikadenweg 74
14055 Berlin

Prof. Dr. Dr. Dieter Herrmann
Reichsstr. 2
14052 Berlin

Martina Neuhaus
Dortmunder Str. 12
44575 Castrop-Rauxel

Priv.-Doz. Dr. Michael J. Noack
Universitätsklinikum Charité
Med. Fakultät der Humboldt-Universität
Abt. für Zahnerhaltung und Präventiv-
zahnmedizin
Föhrer Str. 15
13353 Berlin

Prof. Dr. Ralf Johannes Radlanski
Freie Universität Berlin
Universitätsklinikum Benjamin Franklin
Klinik und Polikliniken für Zahn-, Mund-
und Kieferheilkunde
Abt. Orale Strukturbiologie
Aßmannshauser Str. 4–6
14197 Berlin

Prof. Dr. Jean-François Roulet
Universitätsklinikum Charité
Med. Fakultät der Humboldt-Universität
Abt. für Zahnerhaltung und Präventiv-
zahnmedizin
Föhrer Str. 15
13353 Berlin

Trudy Roulet-Mehrens
Herbartstr. 15
14057 Berlin

Dr. Thomas Schneller
Med. Hochschule Hannover
Abt. Med. Psychologie
Konstanty-Gutschow-Str. 8
30625 Hannover

Dr. Stefan Zimmer
Universitätsklinikum Charité
Med. Fakultät der Humboldt-Universität
Abt. für Zahnerhaltung und Präventiv-
zahnmedizin
Föhrer Str. 15
13353 Berlin

1 Anatomie und Histologie der Mundhöhle

Ralf Johannes Radlanski

1.1 Allgemeines

1.1.1 Orts- und Richtungsbezeichnungen

Zum Zwecke der allgemeinen Verständigung hat sich in der Zahnmedizin eine meist auf die lateinisch-griechische Sprache zurückgehende Bezeichnungsweise bewährt. Deshalb müssen vor der genaueren anatomischen Beschreibung einige Begriffe erläutert werden.

In den Abbildungen 1-1 und 1-2 sind die Orts- und Richtungsbezeichnungen eingetragen:

- kranial (zum Kopf hin, oben),
- kaudal (zum Schwanz hin, unten),
- lateral (seitlich),
- medial (zur Mitte hin),
- sinister (links),
- dexter (rechts),
- anterior (vorn),
- posterior (hinten),
- ventral (zum Bauch hin),
- dorsal (zum Rücken hin).

> Diese Richtungsbezeichnungen sind eindeutig, weil sie zum Körper gehören. So zeigt z.B. beim liegenden Patienten die Nasenspitze zwar nach oben, doch anatomisch weist sie unabhängig von der Lage nach anterior.

In der **Mundhöhle** muß noch weitergehend bezeichnet werden (Abb. 1-3):

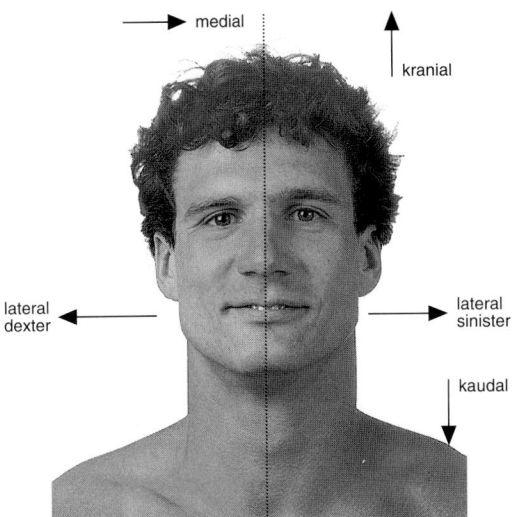

Abb. 1-1 Gesicht in der Ansicht von vorn, Richtungsbezeichnungen.

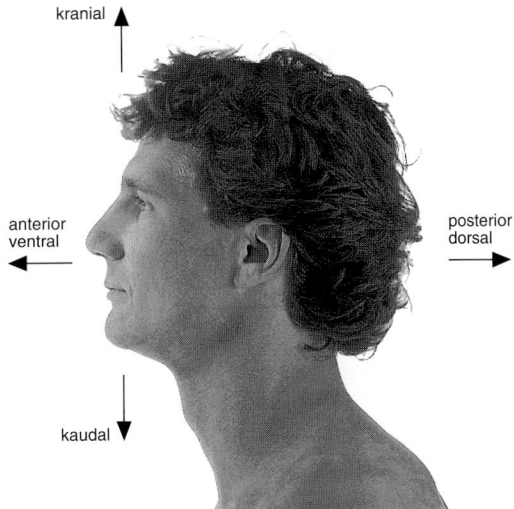

Abb. 1-2 Gesicht in der Ansicht von der linken Seite, Richtungsbezeichnungen.

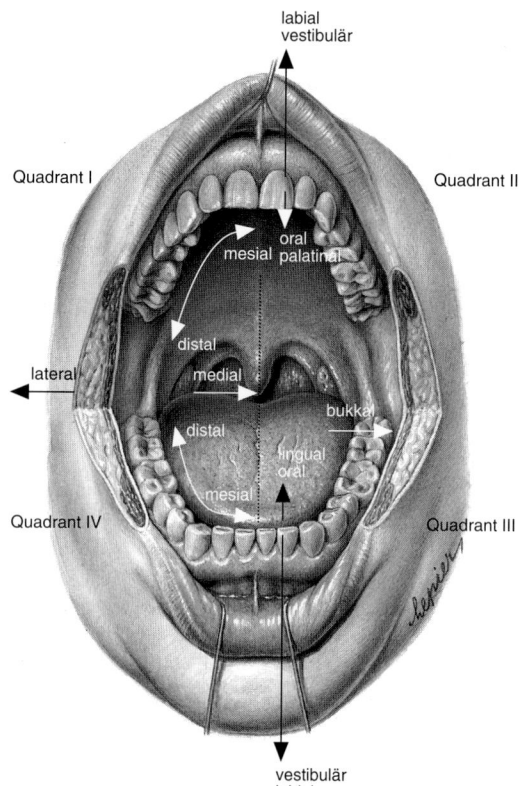

Abb. 1-3 Einblick in die Mundhöhle, Richtungsbezeichnungen.

- vestibulär (zum Vestibulum, Mundvorhof hin),
- labial (zur Lippe hin),
- bukkal (zur Wange hin),
- palatinal (zum Gaumen hin),
- lingual (zur Zunge hin),
- oral (zum Mund, zur Mundhöhle hin),
- lateral (zur Seite hin),
- medial (zur Mitte hin),
- mesial (entlang des Zahnbogens zur Mitte des Zahnbogens hin),
- distal (entlang des Zahnbogens zum Ende des Zahnbogens hin).

Am **Zahn** wird unterschieden in:
- okklusal (zur Kaufläche hin),
- inzisal (zur Schneidekante hin),
- zervikal (zum Zahnhals hin),
- radikulär (zur Wurzel hin),
- apikal (zur Wurzel[-spitze] hin),

- approximal (zum Nachbarzahn hin),
- mesial (entlang des Zahnbogens zur Zahnbogenmitte hin),
- distal (entlang des Zahnbogens zum Zahnbogenende hin).

1.2 Gesicht

Zum typisch menschlichen Aussehen einerseits, aber auch zu individuellen Merkmalen andererseits tragen verschiedene anatomische Strukturen in ihrem Zusammenspiel bei:

- Knöcherne Strukturen bilden das **Gesichtsskelett,** das die aufliegenden Weichteile stützt.
- Der Verlauf und die Kräftigkeit der **Kau- und Gesichtsmuskulatur** und die unterschiedliche Verteilung der unter der Haut liegenden **Fettschicht** tragen wesentlich zur Gestaltbildung des Gesichts bei.
- Einen entscheidenden Einfluß auf das menschliche Gesicht üben die **Zähne** aus, denn die Lippen liegen den Frontzähnen an, und die Seitenzähne stützen den Unterkiefer am Oberkiefer ab.

Größere Zahnstellungsabweichungen und Zahnverlust können somit auf das Gesicht einen nachteiligen ästhetischen Einfluß ausüben. Die Zunahme der Faltenbildung im Alter ist nicht nur durch die Altersveränderung der Haut selbst bedingt, sondern auch auf Altersveränderungen im Bereich der Zähne – Stellungsveränderungen, Zahn- und Knochenverlust – zurückzuführen.

1.2.1 Mund

Als **Lippen** bezeichnet man anatomisch auch den Bereich oberhalb und unterhalb des Lippenrots. Das Lippenrot selbst erscheint so rot, weil in diesem Bereich die dicke Hornhautschicht fehlt, so daß die feinen Blutgefäße durch das dünne Epithel durchscheinen. Unterhalb der Nase befin-

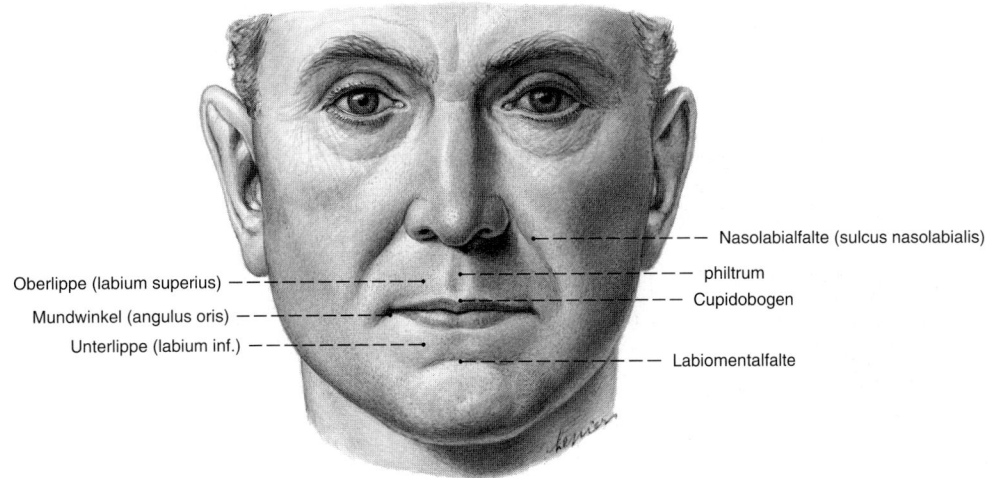

Nasolabialfalte (sulcus nasolabialis)

philtrum

Cupidobogen

Oberlippe (labium superius)

Mundwinkel (angulus oris)

Unterlippe (labium inf.)

Labiomentalfalte

Abb. 1-4 Weichteile des Gesichts in der Ansicht von vorn.

det sich eine Furche, die **Philtrum** genannt wird. An deren unterem Rand beschreibt der Lippenrand eine Kurve, den **Cupido-bogen.** Die **Mundwinkel** sind je nach Mus-kelspannung unterschiedlich tief einge-kerbt.

Als Grenze zwischen Wangen und Ober-lippe zieht jeweils rechts und links von den Nasenflügeln schräg an der Mundspalte ent-lang die **Nasolabialfalte.** Zwischen der Unter-lippe und dem Kinn verläuft quer meist in leicht geschwungenem Bogen die **Labiomen-talfalte.** Die Ausprägung der soeben beschrie-benen Falten variiert mit der Weichteildicke, der Spannung der Muskulatur und dem Alter (Abb. 1-4).

1.3 Mundhöhle (Cavum oris)

1.3.1 Mundvorhof (Vestibulum)

Die Zahnbögen und die Alveolarfortsätze grenzen den Mundvorhof von der eigentli-chen Mundhöhle ab (Abb. 1-5). Zwischen Wange und Alveolarfortsatz spannt sich etwa auf der Höhe der Prämolaren in jedem Qua-dranten ein **Wangenbändchen** aus. Ein ent-sprechendes Band, das **Lippenbändchen**, beginnt sowohl im Ober- als auch im Unter-

kiefer zwischen den beiden mittleren Front-zähnen und strahlt in die Lippeninnenseiten ein.

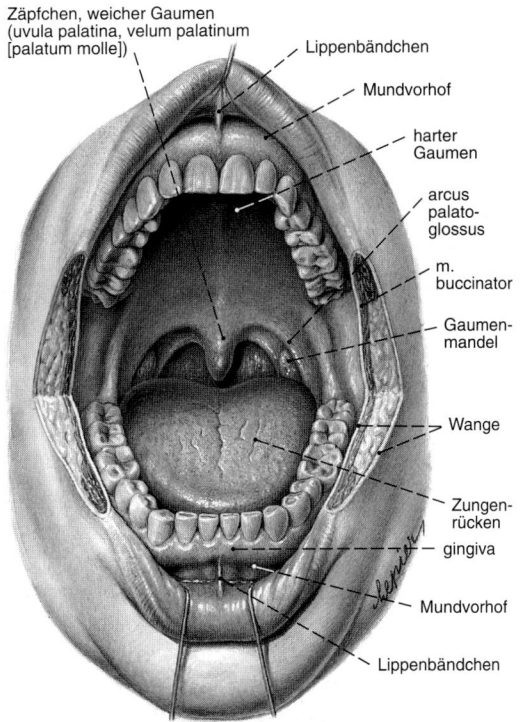

Zäpfchen, weicher Gaumen (uvula palatina, velum palatinum [palatum molle])

Lippenbändchen

Mundvorhof

harter Gaumen

arcus palato-glossus

m. buccinator

Gaumen-mandel

Wange

Zungen-rücken

gingiva

Mundvorhof

Lippenbändchen

Abb. 1-5 Einblick in die Mundhöhle mit Bezeich-nung der wichtigsten anatomischen Strukturen.

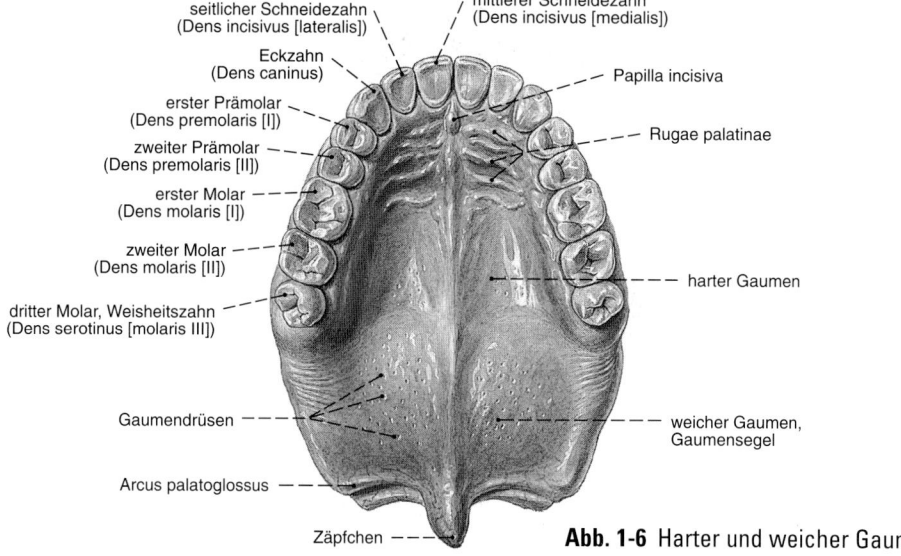

seitlicher Schneidezahn
(Dens incisivus [lateralis])

mittlerer Schneidezahn
(Dens incisivus [medialis])

Eckzahn
(Dens caninus)

Papilla incisiva

erster Prämolar
(Dens premolaris [I])

Rugae palatinae

zweiter Prämolar
(Dens premolaris [II])

erster Molar
(Dens molaris [I])

zweiter Molar
(Dens molaris [II])

harter Gaumen

dritter Molar, Weisheitszahn
(Dens serotinus [molaris III])

Gaumendrüsen

weicher Gaumen,
Gaumensegel

Arcus palatoglossus

Zäpfchen

Abb. 1-6 Harter und weicher Gaumen.

1.3.2 Gaumen (Palatum)

Der Gaumen bildet das Dach der Mundhöhle, wobei der größere Bereich zwischen den Frontzähnen und den zweiten Molaren vom **harten, knöchernen Gaumen (Palatum durum)** gebildet wird. Die Schleimhaut dieses Bereichs ist zu leistenförmigen Erhebungen aufgeworfen **(Rugae palatinae)**, die meist quer verlaufen und mit der Zunge zu spüren sind (Abb. 1-6).

Hinter dem harten Gaumen spannt sich der kleinere **weiche Gaumen (Palatum molle)** aus, der ein derbes bindegewebiges, plattenförmiges Sehnengerüst hat und aufgrund seiner Muskulatur gut beweglich ist. Dadurch wird ein beweglicher Abschluß zwischen Mund- und Nasenraum ermöglicht, der auch für die Sprachlautbildung von großer Bedeutung ist. Ganz am hinteren Ende befindet sich in der Mitte das Zäpfchen des weichen Gaumens.

Zwischen den seitlichen Begrenzungen des weichen Gaumens und dem zungenseitigen Bereich hinter den Unterkieferseitenzähnen spannt sich der **Gaumenzungenbogen (Arcus palatoglossus)** aus. Dahinter verbergen sich die Gaumenmandeln (s. Abb. 1-5, Abb. 1-7).

1.3.3 Wangen (Buccae)

Die Wangen bilden den seitlichen Abschluß der Mundhöhle. Aufgrund des in den Wangen verlaufenden **Musculus buccinator** sind sie gut beweglich. In den Wangen ist eine variable Menge Fett eingelagert, weiterhin verlaufen hier Blutgefäße und Fasern des Nervus facialis und der Trigeminusnervenäste.

Nach vorne hin gehen die Wangen in die Innenflächen der Ober- und der Unterlippe über. Die Muskulatur der Lippen besteht aus einem ringförmig verlaufenden Muskel, dem **M. orbicularis oris,** der ihnen ihre bekannte Beweglichkeit verleiht.

In einem Schleimhautzipfel münden links und rechts, etwa gegenüber den Bukkalflächen der ersten oberen Molaren, die Ausführungsgänge der **Ohrspeicheldrüsen (Glandulae parotis)**.

1.3.4 Zunge (Lingua, Glossa)

Die Zunge gliedert sich in die Zungenspitze, den Zungenkörper und die Zungenwurzel. Bei geschlossenem Mund wird die Mundhöhle von der Zunge vollständig ausgefüllt.

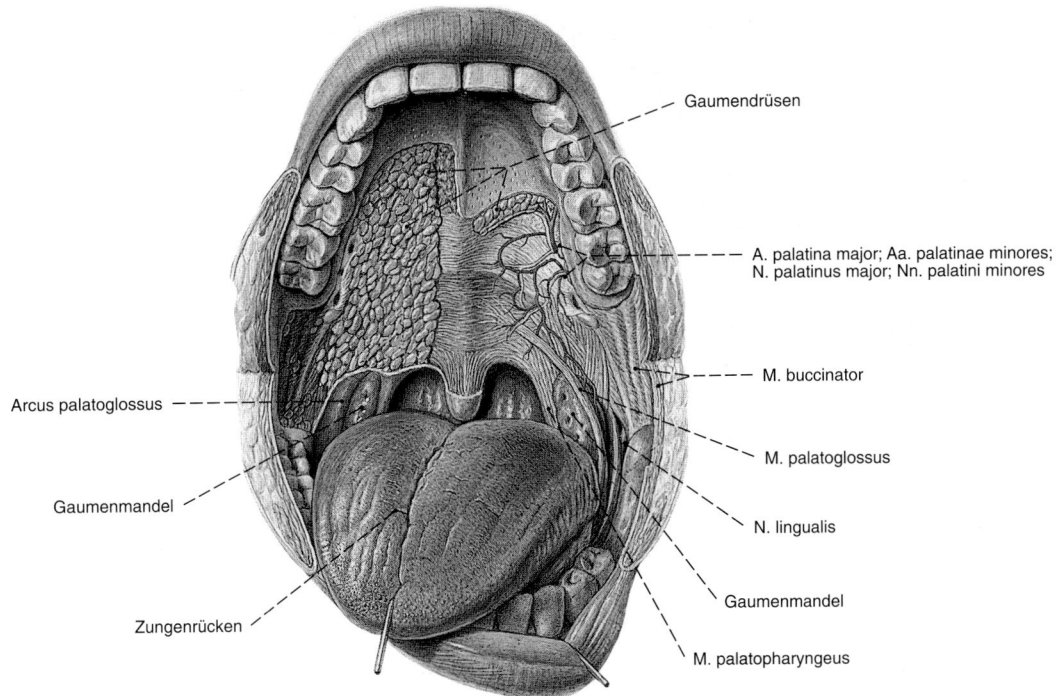

Abb. 1-7 Einblick in die Mundhöhle mit teilweise eröffneter Gaumenschleimhaut.

An ihrer Oberfläche befinden sich feine Erhebungen unterschiedlicher Form, die **Papillae** fungiformes, filiformes und foliatae, sowie in einer Reihe vor dem Zungengrund angeordnet, die Papillae vallatae (Abb. 1-8). Sie dienen der **Geschmackswahrnehmung.**

Die Muskulatur (M. genioglossus, M. hyoglossus, M. styloglossus) verleiht der Zunge ihre **Beweglichkeit.** Hierzu tragen auch die in der Zunge längs, quer und vertikal verlaufenden Muskelzüge (M. longitudinalis linguae, M. transversus linguae und M. verticalis linguae) wesentlich bei.

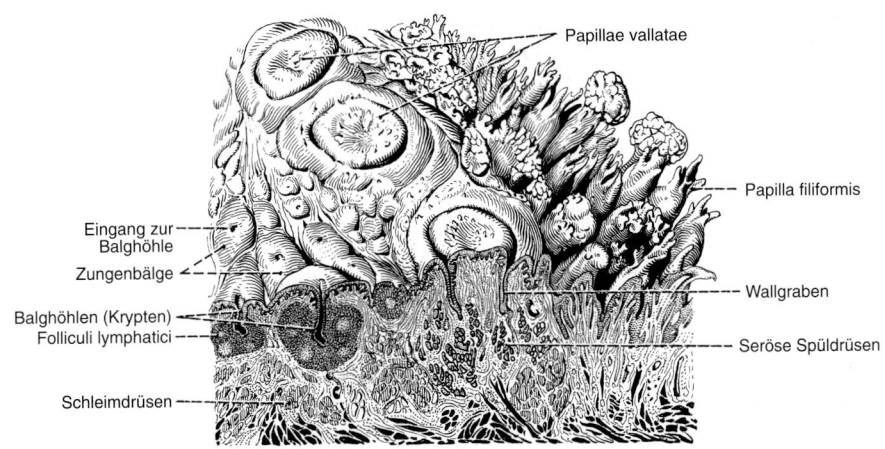

Abb. 1-8 Oberfläche des Zungenrückens bei Lupenvergrößerung.

1.3.5 Mundboden

Wird die Zungenspitze angehoben, so wird der Mundboden und das **Zungenbändchen (Frenulum linguae)**, das sich zwischen dem Unterrand der Zunge und der Mundbodenschleimhaut ausspannt, sichtbar.

Seitlich vom Zungenbändchen münden jeweils links und rechts die Ausführungsgänge der paarigen **Unterkieferspeicheldrüse (Glandula submandibularis)**. Außerdem treten hier in einer Reihe angeordnet die einzelnen kleinen Ausführungsgänge der **Unterzungenspeicheldrüse (Glandula sublingualis)** an die Oberfläche.

Im Mundboden verläuft der **M. mylohyoideus**, dessen Fasern sich vom linken und rechten Unterkieferrand jeweils zur Mitte hin ausspannen (s. Abb. 1-13).

1.4 Mundschleimhaut

Die gesamte Mundhöhle ist mit einer Schleimhaut ausgekleidet. Die Zellen der Mundschleimhaut können sich erneuern, indem in den tieferen Schleimhautschichten durch Zellteilung Zellen nachgebildet werden, die an die Oberfläche wandern. Hier bleiben sie eine gewisse Zeit bestehen, bis sie sich aufgrund der Belastungen durch den Gebrauch ablösen und vom Speichel fortgespült werden. Reste dieser Zellen können **Bestandteil der Plaque** werden. Mundschleimhautzellen erneuern sich nach ca. einer Woche.

Die Mundschleimhaut ist verschieden stark mit ihrer Unterlage verwachsen. Zwischen der eigentlichen Haut und der darunterliegenden Muskulatur befinden sich Ansammlungen von kleinen einzelnen Speicheldrüsen (s. Abb. 1-7) und unterschiedlich viel Fett. Im Bereich des Mundbodens ist die Schleimhaut läppchenartig stark gefaltet. Zu den Zähnen hin geht die Mundschleimhaut in die derbere **Gingiva** (Zahnfleisch) über, die die Zähne kragenförmig eng umfaßt.

1.5 Gesichtsskelett

Der menschliche Schädel besteht aus einer Vielzahl einzelner Knochen. Die meisten davon sind paarig angelegt, d.h. es gibt für die linke und rechte Körperseite spiegelbildlich ähnliche Knochen.

1.5.1 Hirnschädel

Die Knochen, die das Gehirn bedecken, sind etwa einen halben Zentimeter dick, plattenartig und gewölbt. Verschiedene Knochen, die sich in Nähten **(Suturen)** treffen, bilden den Schädel (Abb. 1-9, 1-10). Zur Bildung der knöchernen Augenhöhlen, die eine trichterförmige Gestalt haben, tragen verschiedene Knochen des Schädels bei.

Das Schläfenbein und das Jochbein bilden den **knöchernen Jochbogen,** unter dem hindurch der M. temporalis (s. Abb. 1-16) verläuft. Außerdem ist der M. masseter (s. Abb. 1-15) an ihm befestigt.

1.5.2 Oberkiefer (Maxilla)

Der Oberkiefer ist **paarig** angelegt und hat in der Ansicht von vorn seine größte Breite im Bereich der Jochbögen (s. Abb. 1-9 und Abb. 1-10, Abb. 1-11). Von hier aus bildet ein Teil des Unterrandes die Augenhöhlen, und in dieser Region befindet sich unter jedem Auge das **Foramen infraorbitale**, der Austrittspunkt des gleichnamigen Nervs. Dieser Nerv geht aus dem N. maxillaris hervor und verläuft im Oberkieferkörper in einem Kanal unterhalb der Augen. Von ihm zweigen feinere Äste ab, die sich noch weiter aufteilen und in die Zähne des Oberkiefers einstrahlen (s. Abb. 1-17).

Nach oben und zur Mitte hin verläuft der Oberkiefer schmaler zu und bildet mit jeweils einem dünnen Knochenausläufer einen Teil der Innenseite der Augenhöhle. Zwischen diesen links und rechts emporragenden Knochenausläufern befindet sich das sehr dünne **Nasenbein**. An der darunter-

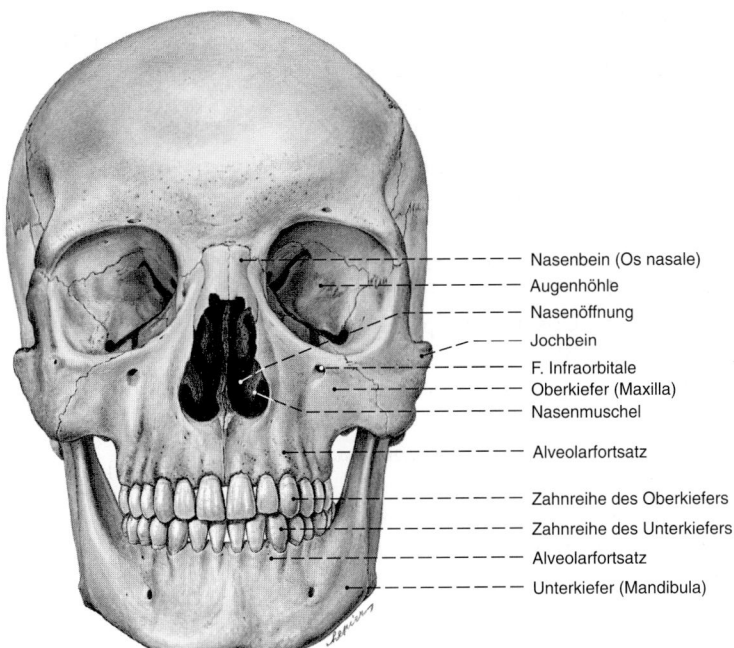

Nasenbein (Os nasale)
Augenhöhle
Nasenöffnung
Jochbein
F. Infraorbitale
Oberkiefer (Maxilla)
Nasenmuschel

Alveolarfortsatz

Zahnreihe des Oberkiefers
Zahnreihe des Unterkiefers
Alveolarfortsatz
Unterkiefer (Mandibula)

Abb. 1-9 Schädel in der Ansicht von vorn.

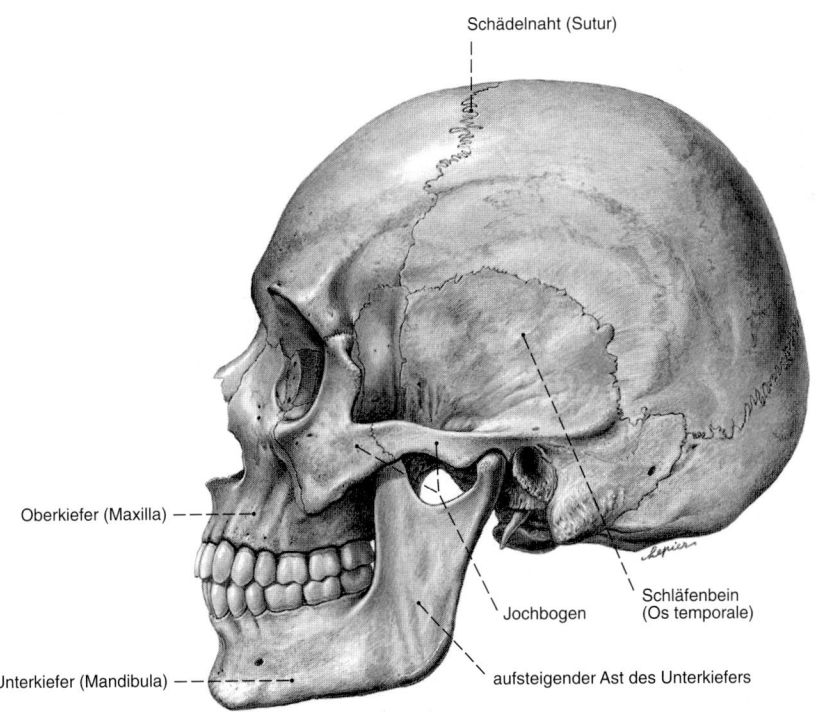

Schädelnaht (Sutur)

Oberkiefer (Maxilla)

Unterkiefer (Mandibula)

Jochbogen

Schläfenbein
(Os temporale)

aufsteigender Ast des Unterkiefers

Abb. 1-10 Schädel in der Ansicht von der linken Seite.

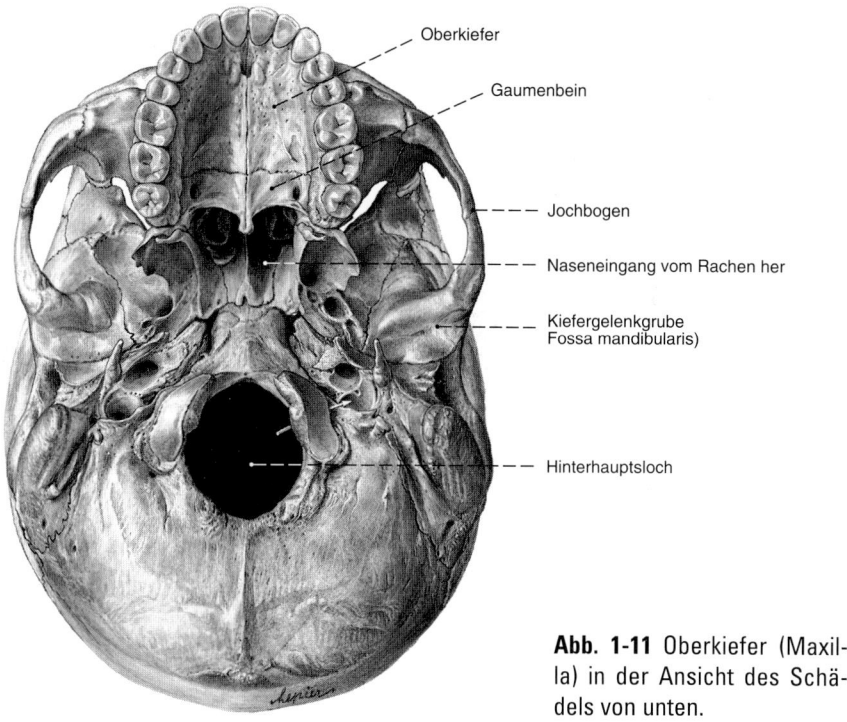

Oberkiefer

Gaumenbein

Jochbogen

Naseneingang vom Rachen her

Kiefergelenkgrube
Fossa mandibularis)

Hinterhauptsloch

Abb. 1-11 Oberkiefer (Maxilla) in der Ansicht des Schädels von unten.

liegenden birnenförmigen Öffnung ist das knorpelige Gerüst der Nase befestigt. Weiter nach innen hin befindet sich der freie Raum und die Nasenmuscheln für den Durchstrom der Atemluft. An der Rückseite ist die Maxilla in dieser Höhe offen, denn hier schließt sich der **Nasenrachenraum** an.

Links und rechts neben der Nasenhöhle befinden sich im Oberkiefer die **Kieferhöhlen,** in die man durch eine kleine Öffnung über der untersten Nasenmuschel gelangt. Der Boden der Nasenhöhle und zugleich das Dach der Mundhöhle wird vom **knöchernen Gaumen** gebildet. Dieser gehört zu großen Teilen auch zur Maxilla, nur in seinem hintersten Bereich gibt es ein kleines Gaumenbein (s. Abb. 1-11).

Nach unten beschließt der **Oberkieferzahnbogen** mit seinem Alveolarfortsatz (der Bereich des Knochens, in dem die Zahnwurzeln verankert sind) den anatomischen Aufbau des Oberkiefers (s. Abb. 1-9).

1.5.3 Unterkiefer (Mandibula)

Am knöchernen Unterkiefer werden unterschieden (Abb. 1-12, s. auch Abb. 1-9 und 1-10):

- **Alveolarfortsatz,** in dem die Zahnwurzeln verankert sind,
- **Unterkieferkörper,**
- **aufsteigender Ast** des Unterkiefers.

Die Vorwölbung des knöchernen Kinns ist variabel; an ihm ist die Kinnmuskulatur befestigt. An das Kinn schließt sich links und rechts in leicht geschwungenem Bogen nach außen der Unterkieferkörper an.

Etwa auf der Höhe des ersten und zweiten Prämolaren befindet sich das **Foramen mentale;** hier tritt der **N. alveolaris inferior** aus, der ab hier **N. mentalis** heißt und die sensiblen Empfindungen der Unterlippe weiterleitet. Dieser Nerv führt in einen Kanal unterhalb der Seitenzähne des Unterkiefers und gibt an jeden Zahn einen Zweig ab.

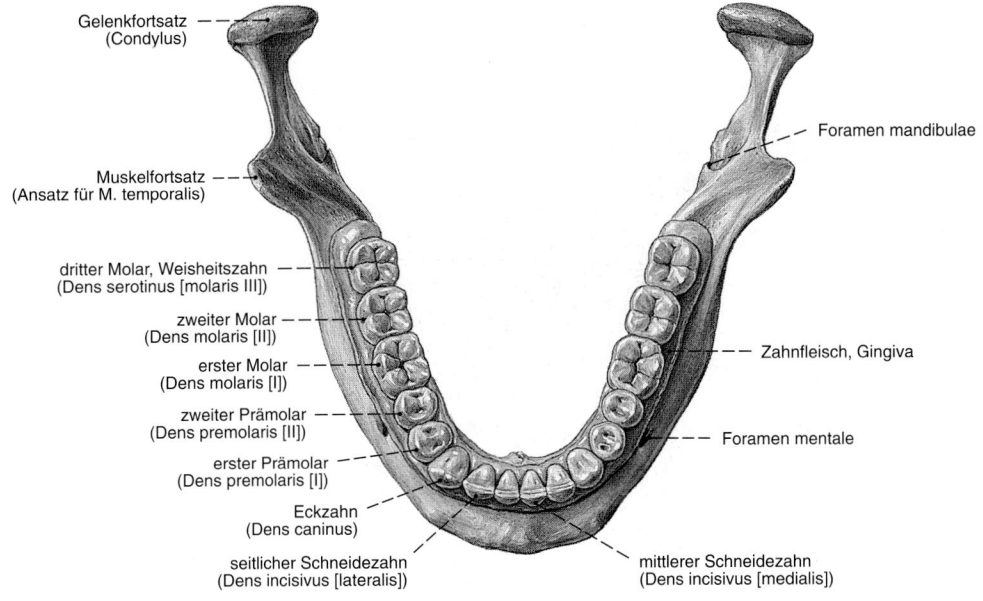

Gelenkfortsatz
(Condylus)

Foramen mandibulae

Muskelfortsatz
(Ansatz für M. temporalis)

dritter Molar, Weisheitszahn
(Dens serotinus [molaris III])

zweiter Molar
(Dens molaris [II])

erster Molar
(Dens molaris [I])

Zahnfleisch, Gingiva

zweiter Prämolar
(Dens premolaris [II])

erster Prämolar
(Dens premolaris [I])

Foramen mentale

Eckzahn
(Dens caninus)

seitlicher Schneidezahn
(Dens incisivus [lateralis])

mittlerer Schneidezahn
(Dens incisivus [medialis])

Abb. 1-12 Skelett des Unterkiefers (Mandibula) in der Ansicht von oben mit Zahnreihe und Zahnfleisch (Gingiva).

Der hintere Eingang zu diesem Kanal, der neben dem N. alveolaris inferior auch die gleichnamige Arterie und Vene enthält, ist das **Foramen mandibulae.** Es liegt an der Innenseite des Unterkiefers, am Übergang zum Bereich des aufsteigenden Astes. An dieser Stelle wird das Anästhesiedepot für eine **Leitungsanästhesie** gesetzt.

Der aufsteigende Ast ist etwas abgeplattet und ragt gegenüber dem Unterkieferkörper nach oben. So entsteht der **Kieferwinkel,** der je nach Wachstumsmuster des Patienten nicht scharf senkrecht nach oben, sondern eher schräg nach hinten oben weisen kann. Am Kieferwinkel setzen von außen der M. masseter und von innen der M. pterygoideus medialis an. Der aufsteigende Ast verzweigt sich in einen vergleichsweise spitzen **Muskelfortsatz** und in den walzenförmigen **Gelenkfortsatz** (Abb. 1-13). Mit diesem Muskelfortsatz ist einer der Kaumuskeln, der M. temporalis, fest verwachsen. Der Gelenkfortsatz ist ein wesentlicher Bestandteil des **Kiefergelenks** (s. Kap. 1.6).

An der Innenseite des Unterkieferkörpers ist eine Knochenkante erkennbar, die **Linea mylohyoidea.** Hier ist der Mundbodenmuskel, der M. mylohyoideus, befestigt. Er reicht von der Innenseite des Kinnbereiches bis hin zum letzten Molaren und spannt sich quer zur anderen Kieferseite aus (s. Abb. 1-13). An seinem Hinterrand ist er in der Mitte mit dem Zungenbein verwachsen.

Links und rechts zwischen Zungenbein und Unterkiefer befindet sich die paarige **Unterkieferspeicheldrüse** (Glandula submandibularis), die den Hinterrand des M. mylohyoideus umgreift. Die Ausführungsgänge dieser Drüsen verlaufen oberhalb des M. mylohyoideus in den vorderen Unterzungenbereich, um hier links und rechts vom Zungenbändchen in der Caruncula die Mundhöhle zu erreichen. Auf diesem Weg stehen die Ausführungsgänge in enger Verbindung zur Unterzungenspeicheldrüse (Glandula sublingualis), die auch paarig auf beiden Seiten angelegt ist. Sie liegt dicht unter der Mundschleimhaut und hat eine Vielzahl eigener Ausführungsgänge (s. Abb. 1-13).

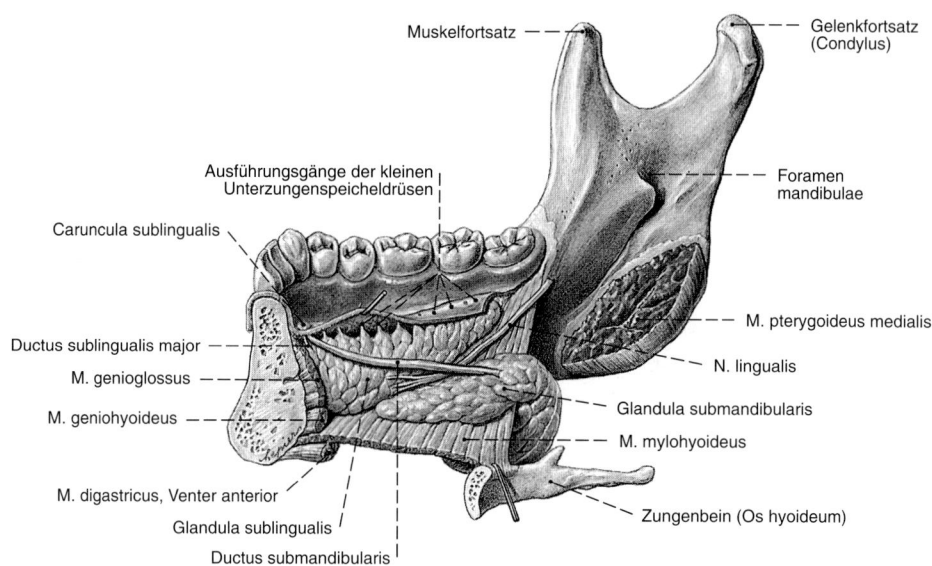

Muskelfortsatz

Gelenkfortsatz (Condylus)

Ausführungsgänge der kleinen Unterzungenspeicheldrüsen

Foramen mandibulae

Caruncula sublingualis

Ductus sublingualis major

M. pterygoideus medialis

M. genioglossus

N. lingualis

M. geniohyoideus

Glandula submandibularis

M. mylohyoideus

M. digastricus, Venter anterior

Glandula sublingualis

Zungenbein (Os hyoideum)

Ductus submandibularis

Abb. 1-13 Unterkiefer (Mandibula) mit Mundbodenmuskulatur und Speicheldrüsen in der Ansicht von der linken Seite.

1.6 Kiefergelenk

Der Unterkiefer ist mit dem übrigen Schädel durch das Kiefergelenk beweglich verbunden. Hierzu sind die beiden Gelenkfortsätze am linken und rechten aufsteigenden Ast in Form einer Walze **(Kondylus)** gestaltet (s. Abb. 1-12). Rechtes und linkes Kiefergelenk sind über den Unterkieferkörper starr miteinander verbunden. Die Gelenkwalzen bewegen sich in einer seichten **Gelenkgrube (Fossa articularis)** an der Unterseite des Schläfenbeins direkt vor dem äußeren Gehörgang (s. Abb. 1-11; Abb. 1-14).

Im Kiefergelenk ist eine **Drehbewegung** (Rotation) um eine gedachte Achse, die etwa quer durch beide Kondylen verläuft **(Scharnierachse)** möglich. Außerdem kann eine **Gleitbewegung** (Translation) beider Kondylen nach vorn, hinten und schräg zur Seite stattfinden.

Die Gelenkgrube besitzt am hinteren und am vorderen Rand einen knöchernen Wulst

(Konvexität der Fossa articularis). Wenn der Mund weit geöffnet und der Unterkiefer dabei weit nach vorne bewegt wird, gelangt der Kondylus auf die Höhe des vorderen Wulstes.

Wie bei jedem Gelenk sind die Gelenkwalze und die Gelenkgrube mit einer Knorpelschicht überzogen. Zusätzlich besitzt das Kiefergelenk noch eine faserknorpelige Scheibe **(Discus articularis),** die zwischen dem Kondylus und der Gelenkgrube liegt. Sie ist an ihren Seiten mit der Gelenkkapsel verwachsen, ansonsten aber frei beweglich. Auf diese Weise besitzt das Kiefergelenk einen unteren und einen oberen Gelenkspalt.

Dieser besondere anatomische Aufbau führt dazu, daß eine Drehbewegung des Kondylus eher im unteren Gelenkbereich **(Kondylus gegen Diskus)** stattfindet. Bei Verschieben des Unterkiefers nach vorn gleitet der Kondylus zusammen mit dem Diskus im oberen Gelenkbereich nach vorne. Diese Bewegung wird insgesamt durch das fein aufeinander abgestimmte Zusammenspiel aller Kaumuskeln, besonders jedoch durch den **M. pterygoideus lateralis** ermöglicht. Dessen

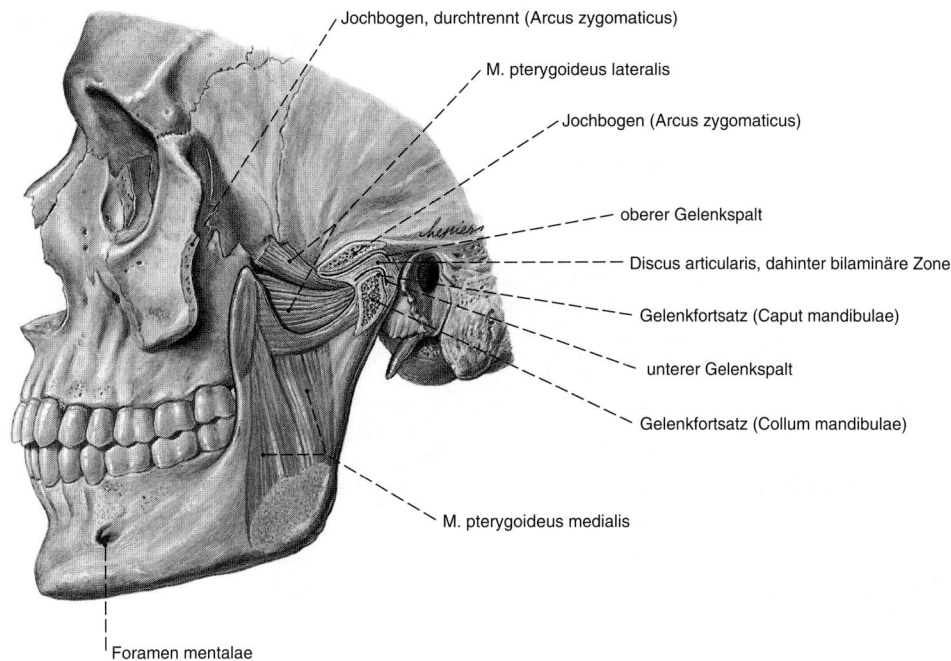

Jochbogen, durchtrennt (Arcus zygomaticus)

M. pterygoideus lateralis

Jochbogen (Arcus zygomaticus)

oberer Gelenkspalt

Discus articularis, dahinter bilaminäre Zone

Gelenkfortsatz (Caput mandibulae)

unterer Gelenkspalt

Gelenkfortsatz (Collum mandibulae)

M. pterygoideus medialis

Foramen mentalae

Abb. 1-14 Kiefergelenk in der Ansicht von der linken Seite.

getrennte Muskelfaserbündel strahlen in den Vorderrand des Kondylus und des Discus articularis ein. Der Ursprung dieses Muskels liegt am Hinterrand des Oberkiefers. Tritt der Muskel in Aktion und verkürzt seine Fasern, dann werden in fein gesteuertem Zusammenspiel der Diskus und der Kondylus nach vorne bewegt. Für die Gegenbewegung reicht die Elastizität der Fasern im hinteren Gelenkbereich **(bilaminäre Zone)** aus, um den Diskus zurückzustellen (s. Abb. 1-14).

Zum weiteren Aufbau der Kiefergelenke gehört eine derbe bindegewebige Gelenkkapsel, die an der Unterseite des Schläfenbeins angewachsen ist, den gesamten Gelenkfortsatz mit dem Kondylus rundherum umgreift und so das Gelenk verschließt und stabilisiert.

1.7 Muskulatur

Die Muskulatur ermöglicht dem menschlichen Körper seine Bewegung. Hierzu spannen sich zwischen beweglich verbundenen Teilen des Skeletts Muskelfaserzüge aus. Alle Muskeln haben einen Ursprung und einen Ansatz. Über Sehnen sind sie mit dem Knochen fest verwachsen, außerdem sind sie von einer derben Haut, der **Faszie,** bedeckt. Die Besonderheit der Muskelzellen besteht darin, daß sie sich zusammenziehen können. Dies wird durch Signale von Nerven, die in die Muskeln hineinziehen, gesteuert. Da die Muskelbewegung sehr viel Energie verbraucht, sind die Muskeln gut mit Blutgefäßen versorgt.

Aus praktischen, funktionellen, systematischen und entwicklungsbedingten Gründen wird in der Anatomie in diesem Bereich zwischen Gesichtsmuskulatur und Kaumuskulatur unterschieden.

1.7.1 Gesichtsmuskulatur

Die Vielzahl von Gesichtsmuskeln (Abb. 1-15, 1-16) kann in Gruppen zusammengefaßt beschrieben werden.

• Im Inneren der Lippen verläuft der **M. orbicularis oris,** ein kräftiger Ringmuskel,

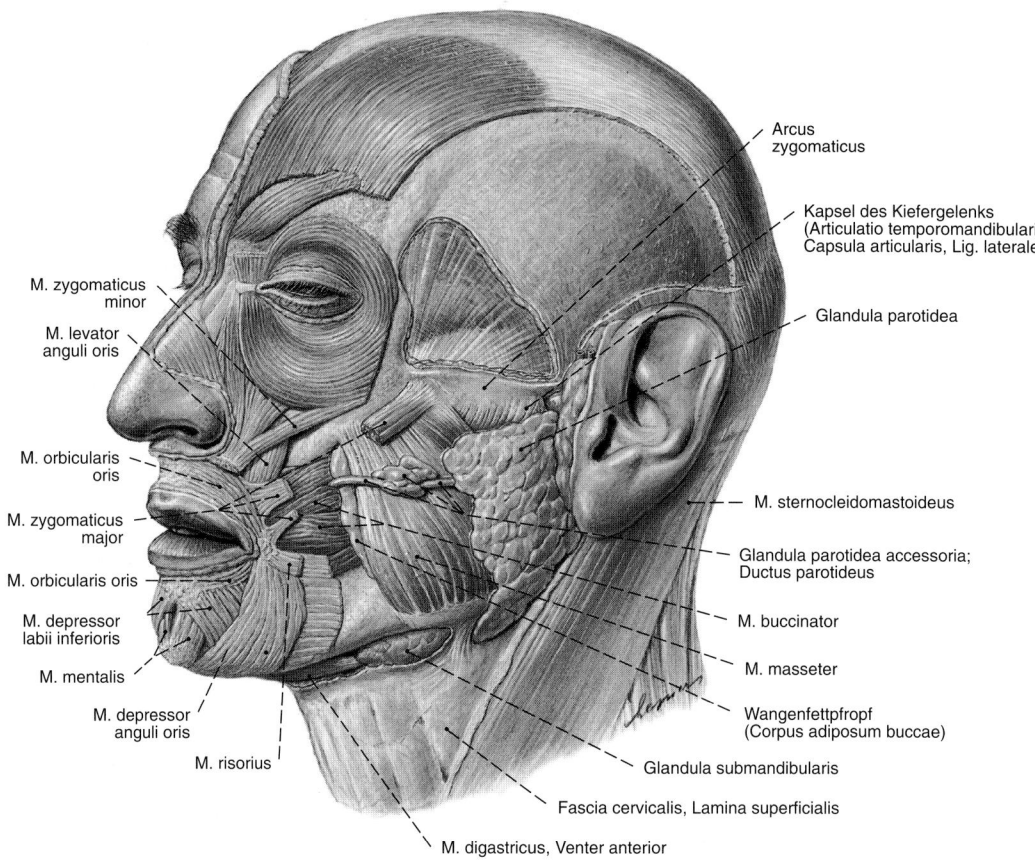

M. zygomaticus minor

M. levator anguli oris

M. orbicularis oris

M. zygomaticus major

M. orbicularis oris

M. depressor labii inferioris

M. mentalis

M. depressor anguli oris

M. risorius

M. digastricus, Venter anterior

Arcus zygomaticus

Kapsel des Kiefergelenks (Articulatio temporomandibularis, Capsula articularis, Lig. laterale)

Glandula parotidea

M. sternocleidomastoideus

Glandula parotidea accessoria; Ductus parotideus

M. buccinator

M. masseter

Wangenfettpfropf (Corpus adiposum buccae)

Glandula submandibularis

Fascia cervicalis, Lamina superficialis

Abb. 1-15 Oberflächliche Schichten der Gesichts- und Kaumuskulatur.

dessen Fasern sich in verschiedenen Bereichen der Lippe einzeln aktivieren lassen.

• In die Mundwinkel und in die Oberlippe strahlen links und rechts verschiedene Muskeln ein, die von der Knochenoberfläche unterhalb des Auges und vom Jochbogen her kommen. So wird ein Anheben und Verziehen der Lippe und der Mundwinkel möglich.

• Eine kleinere Gruppe von Muskelfasern spannt sich zwischen den mittleren Bereichen der Oberlippe und der Nase aus.

• Vom knöchernen Kinn zieht der **M. mentalis** in die Unterlippe, und weiter zur Seite hin ziehen Fasern des **M. depressor labii inferioris** vom Unterkiefer zum Mundwinkel. Der Faserverlauf dieser Muskeln erlaubt

die Bewegungen des Kinns, der Unterlippe und ein Herabziehen der Mundwinkel.

• Ein wichtiger Gesichtsmuskel ist der **M. buccinator,** denn er allein verläuft in den Wangen in horizontaler Richtung und strahlt in die Mundwinkel ein. Er hat seinen Ursprung an der Außenseite des Unterkiefers, am Oberkieferrand und in einer derben Faszie in der seitlichen Rachenwand.

1.7.2 Kaumuskulatur

Es werden auf jeder Seite **vier eigentliche Kaumuskeln** unterschieden, die den Unterkiefer so bewegen können, daß mit Hilfe der

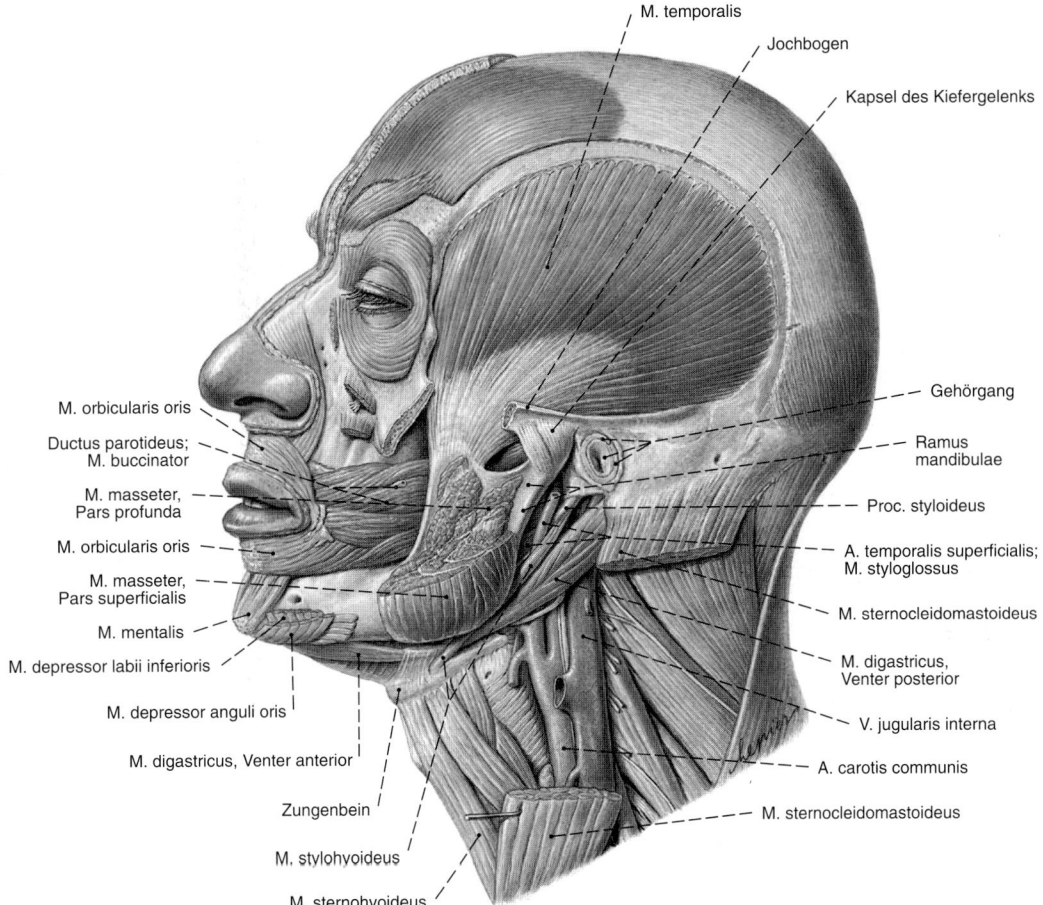

M. temporalis

Jochbogen

Kapsel des Kiefergelenks

M. orbicularis oris

Ductus parotideus; M. buccinator

M. masseter, Pars profunda

M. orbicularis oris

M. masseter, Pars superficialis

M. mentalis

M. depressor labii inferioris

M. depressor anguli oris

M. digastricus, Venter anterior

Zungenbein

M. stylohyoideus

M. sternohyoideus

Gehörgang

Ramus mandibulae

Proc. styloideus

A. temporalis superficialis; M. styloglossus

M. sternocleidomastoideus

M. digastricus, Venter posterior

V. jugularis interna

A. carotis communis

M. sternocleidomastoideus

Abb. 1-16 Tiefere Schichten der Gesichts- und Kaumuskulatur.

Zahnreihen Abbeiß-, Abscher- und Kaubewegungen vorgenommen werden können.

Musculus masseter

Der M. masseter (s. Abb. 1-15, 1-16) zieht vom Unterrand des Jochbogens an die Außenseite des aufsteigenden Astes des Unterkiefers bis hin zum Kieferwinkel. Dieser Muskel wird in zwei übereinanderliegende Portionen unterteilt, wobei die Faserrichtung der oberen Portion einen eher schrägen Verlauf von vorn oben nach hinten unten nimmt. Die untere Portion verläuft fast direkt senkrecht nach unten. Die Funktion des M. masseter ist ein Anheben des Unterkiefers gegen den Oberkiefer, also Schließen des Mundes.

Musculus pterygoideus medialis

Einen ähnlichen Faserverlauf wie der M. masseter nimmt der M. pterygoideus medialis **(innerer Flügelmuskel)** ein, allerdings verläuft er vom Kieferwinkel ausgehend (s. Abb. 1-13) an der Innenseite des aufsteigenden Astes und setzt am Unterrand des Keilbeins hinter dem Oberkiefer an. Er bildet zusammen mit dem M. masseter eine Schlinge um den aufsteigenden Ast und ist auf diese Weise ein kräftiger Muskel für den Mundschluß.

Musculus temporalis

Ebenfalls von Bedeutung für den Mundschluß ist der M. temporalis (s. Abb. 1-16). Er entspringt auf der seitlichen Schädelfläche auf einem Bereich, der etwa einer Hand mit abgespreizten Fingern entspricht. Legt man die Hand so gespreizt seitlich an den Schädel, so ist mit der Richtung der Finger auch gleich die Richtung der Muskelfasern beschrieben: Sie verlaufen im hinteren Bereich fast horizontal, in der Mitte schräg und im vorderen Bereich vertikal. Alle Muskelfasern laufen unterhalb des Jochbogens zusammen und strahlen dort in eine derbe Sehne ein. Hier sind sie fest mit dem **Processus coronoideus** am Unterkiefer verwachsen.

Musculus pterygoideus lateralis

Der M. pterygoideus lateralis (**äußerer Flügelmuskel**) spannt sich zwischen dem seitlichen Hinterrand des Oberkiefers (und des Keilbeins) und dem Kiefergelenk aus (s. Abb. 1-14). Seine Fasern bündeln sich zu zwei Köpfen, wobei der obere Kopf in den Vorderrand des Discus articularis einstrahlt, der untere Kopf ist am Vorderrand der knöchernen Gelenkwalze verwachsen.

> Die Anordnung der Kaumuskulatur gestattet die Steuerung der Bewegungen im Kiefergelenk und ermöglicht die unterschiedliche Verlagerung von Diskus und Kondylus. Auf diese Weise sind feinste Unterkieferbewegungen beim Kauen und Sprechen möglich.

Dieser Bereich ist aber auch anfällig für Störungen und pathologische Veränderungen, die sich in zuweilen schmerzhaftem **Kiefergelenkknacken** äußern können. Hier spielt sicher auch die Tatsache eine Rolle, daß der M. pterygoideus lateralis keinen Muskel als Antagonisten hat, sondern statt dessen einen Bereich elastischer Fasern (bilaminäre Zone) im hinteren Anteil des Kiefergelenks. Neben der Steuerung des Discus articularis kann der M. pterygoideus lateralis den Unterkiefer nach vorne ziehen. Bei einseitiger Aktivierung trägt dieser Muskel zu Seitwärtsbewegungen des Unterkiefers bei.
Die übrige Muskulatur, die ebenfalls am Kauakt beteiligt ist, wurde in Kap. 1.3.5 beschrieben.

1.8 Innervation

Nerven dienen der Leitung von elektrischen Signalen im Körper. Sie bestehen aus einer großen Anzahl von Zellen, die über lange Fortsätze miteinander verbunden sind.

> **Motorische** Signale und Nerven, die der Steuerung der Muskulatur dienen, werden unterschieden von den **sensiblen** und **sensorischen,** mit denen die Kontrolle der Muskelbewegungen sowie Sinneswahrnehmungen („fühlen", „schmecken") möglich sind.

Im Kopfbereich existiert ein besonders komplexes Geflecht von Nerven, von denen hier nur zwei wesentliche Stränge besprochen werden sollen: der **N. facialis** und der **N. trigeminus.** Diese Nerven sind in der linken und rechten Kopfhälfte gleichermaßen angelegt (Abb. 1-17).

1.8.1 Nervus facialis

Der N. facialis ist der VII. Hirnnerv und führt im wesentlichen **motorische Fasern** zur Steuerung der oberflächlichen Gesichtsmuskulatur. Auf seinem Weg verbindet er sich streckenweise auch mit anderen Fasern. Er tritt durch das Foramen stylomastoideum, eine kleine Öffnung der seitlichen, unteren Schädelwand unterhalb des Ohres, aus dem Hirnschädel aus. Hier biegt er scharf nach vorne um und zweigt sich stark auf.
Seine Äste ziehen zur mimischen Muskulatur der Stirn, zu den Augenlidern, zur Gesichtsmuskulatur seitlich der Nase und in die Lippen zum M. orbicularis oris. Die meisten seiner Fasern verlaufen direkt unter der Hautoberfläche.

1.8.2 Nervus trigeminus

Die Bezeichnung „trigeminus" leitet sich davon ab, daß sich dieser Nerv, der auch als der V. Hirnnerv bezeichnet wird, bei seinem Durchtritt durch die Schädelbasis in **drei Äste** aufzweigt (s. Abb. 1-17).

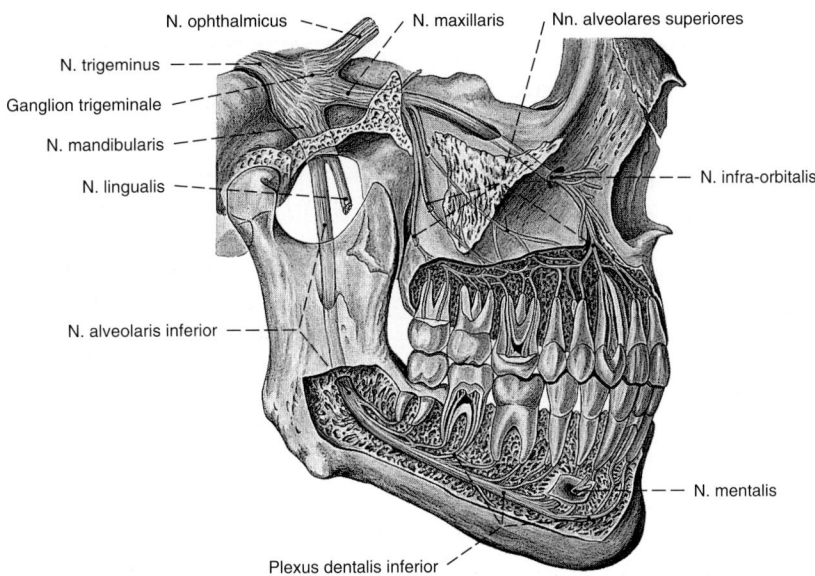

N. ophthalmicus — N. maxillaris — Nn. alveolares superiores

N. trigeminus —

Ganglion trigeminale —

N. mandibularis —

N. lingualis —

N. infra-orbitalis

N. alveolaris inferior —

N. mentalis

Plexus dentalis inferior

Abb. 1-17 Nervenversorgung (Innervation) des Kauorgans.

Nervus ophthalmicus

Nach oben hin trennt sich der N. ophthalmicus ab, der am Auge entlangzieht und die Stirn, die Nase sowie die Augenregion **sensibel** innerviert.

Nervus maxillaris

Der N. maxillaris ist der mittlere Ast aus dem N. trigeminus. Er enthält **sensible** Fasern, die die Tast- und Schmerzempfindungen weiterleiten. Dieser Nerv tritt durch das Foramen rotundum oberhalb der Rückseite des Oberkiefers durch die Schädelbasis.

Am Hinterrand des Oberkiefers zweigen einige Äste ab, die als **Nn. aveolares superiores** an verschiedenen Stellen von hinten in den Oberkiefer eintreten und sich im Inneren weiter aufzweigen. Ihre feinen Ausläufer erreichen den Alveolarknochen sowie den Zahnhalteapparat und treten in die Zahnwurzeln der Seitenzähne des Oberkiefers ein.

Der größere Anteil des N. maxillaris setzt seinen Weg in einen Knochenkanal unterhalb der Augenhöhle fort und tritt am Foramen infraorbitale unterhalb des Auges im vorderen Wangenbereich wieder aus. Ab hier heißt er **N. infraorbitalis.** Kurz bevor er aus dem Knochen austritt, gibt er weitere Äste ab, die sich weiter aufspalten, um die Frontzähne, Eckzähne und auch die Prämolaren zu erreichen. Zusätzliche Aufzweigungen unter der Haut versorgen die vordere Wangenregion sensibel.

Die Gaumenschleimhaut und die palatinale Gingiva werden vom **N. palatinus major** versorgt, der jeweils links und rechts im seitlichen hinteren Bereich des Gaumens durch das Foramen palatinum majus (s. Abb. 1-11) durchtritt und sich über den gesamten Gaumenbereich fein aufzweigt. Im vorderen Gaumenbereich verbindet er sich mit Fasern aus dem **N. nasopalatinus,** der durch das Foramen incisivum tritt (s. Abb. 1-11). Dieses liegt unterhalb der Papilla incisiva, einer Schleimhautverdickung im Bereich des Gaumens hinter den mittleren Schneidezähnen.

Nervus mandibularis

Der dritte Ast des N. trigeminus ist der N. mandibularis. Dieser Nerv enthält neben den **sensiblen** Fasern auch **motorische** Fasern zur Versorgung der Kaumuskulatur. Er tritt im Foramen ovale (s. Abb. 1-11) durch die Schädelbasis und teilt sich zunächst in einen N. alveolaris inferior und in den N. lingualis auf.

Der **N. lingualis** ist ein sensibler Nerv und verläuft in der seitlichen Nasenrachenwand, um dann seitlich von hinten in die Zunge einzustrahlen. Für die weitere sensible Versorgung der Zunge und für die Geschmackswahrnehmung steht außerdem der **N. glossopharyngeus** zur Verfügung. Die motorische Innervation der Zunge erfolgt aus einem weiteren Hirnnerv, dem **N. hypoglossus.**

Der **N. alveolaris inferior** tritt an der Innenseite des aufsteigenden Astes, am Foramen mandibulae, in den Unterkiefer ein. Er verläuft in einem Kanal unterhalb der Zahnwurzeln der Seitenzähne, von wo aus er Fasern zur Versorgung der Zähne und des Zahnhalteapparates abgibt. Unterhalb der Prämolaren tritt der N. alveolaris inferior durch das Foramen mentale aus dem Unterkieferkörper aus und heißt von hier ab N. mentalis. Vorher gibt er aber noch einige Äste ab, die im Alveolarknochen weiter nach vorne laufen und die Frontzähne versorgen. Diese Äste können auch über die Mittellinie hinwegreichen und sich mit Fasern des N. alveolaris inferior der anderen Kieferseite verbinden.

Die Fasern des **N. mentalis** zweigen sich weiter auf und versorgen den unteren Wangen- und Kinnbereich sensibel. Zur sensiblen Versorgung der Gesichtshaut im hinteren Wangenbereich und vor dem Ohr wird ziemlich am Anfang, bei der Aufteilung des N. mandibularis in N. lingualis und N. alveolaris inferior noch der N. auriculotemporalis abgegeben.

Die **Kaumuskulatur** wird von einzelnen Ästen versorgt, die aus dem N. alveolaris inferior vor seinem Eintritt in das Foramen mandibulae abgegeben werden. So gibt es einen **N. massetericus,** der in der halbmondförmigen Knochenaussparung zwischen dem Kondylus und dem Muskelfortsatz zum M. masseter zieht. Der M. pterygoideus medialis, der M. pterygoideus lateralis und der

M. temporalis erhalten ebenfalls gleichnamige Nerven aus dem Bereich des N. alveolaris inferior, dort, wo der Verlauf des Muskels dem Verlauf des Nervs am nächsten ist. Auch die Muskeln des Mundbereiches, z.B. der M. mylohyoideus, erhalten eigene Nervenäste aus dem N. alveolaris inferior.

Die **Steuerung der Speicheldrüsen** erfolgt über das parasympathische Nervensystem, das nicht dem Willen unterliegt. Die Nervenfasern kommen aus verschiedenen Bereichen des Gehirns und lagern sich auf ihrem Weg zu ihrem Zielorgan verschiedenen Nervensträngen an. An geeigneten Stellen zweigen sie ab und bilden Knotenpunkte (sog. **Ganglien**), wo sie sich mit anderen Nervenfasern verbinden und Signale austauschen können. Die letzte Strecke ihres Weges legen diese Fasern oft als Geflecht auf den Wänden der feinen Blutgefäße, die in die Drüsen hineinziehen, zurück.

1.9 Blutgefäße

1.9.1 Arterien

Die **A. carotis communis** kommt direkt aus dem Aortenbogen und zweigt sich während ihres Verlaufes am Hals in die A. carotis interna und in die A. carotis externa auf (Abb. 1-18). Die für uns hier wichtigen Gefäße zweigen von der **A. carotis externa** ab.

Zunächst wird eine **A. lingualis** abgegeben, die zur Zunge zieht. Auf der Höhe des Kieferwinkels geht die **A. facialis** aus der A. carotis externa hervor. Sie zieht schräg nach vorn oben über die Wange, neben der Nase entlang und tritt im medialen Bereich der Augenhöhle wieder in den Schädel ein. Von ihr gehen mehrere kleine Äste ab, die die Blutversorgung der Gesichtsweichteile, insbesondere der Unterlippe und der Oberlippe, sicherstellen.

Die Zähne und die Mundhöhle werden aus der **A. maxillaris** versorgt, die etwa auf der Höhe des Oberkiefers aus der A. carotis externa austritt. Nach einem kurzen Verlauf zweigt zunächst die **A. alveolaris inferior** ab,

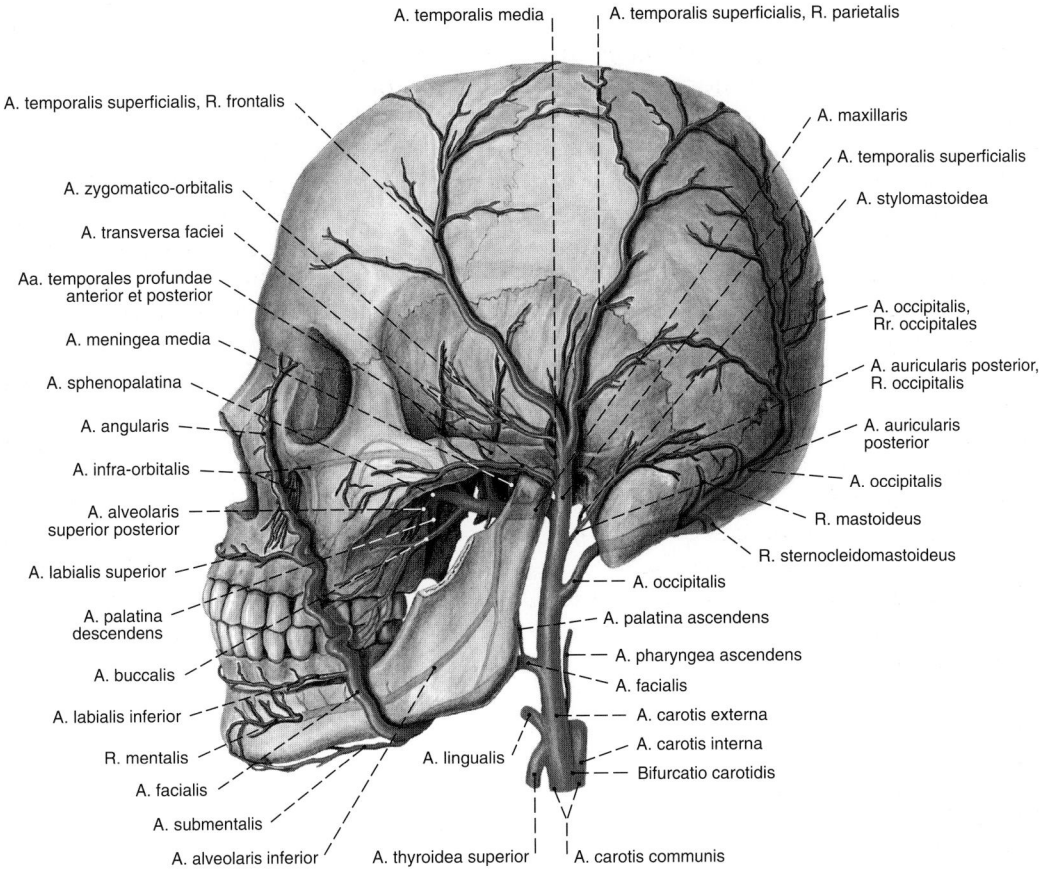

A. temporalis media | A. temporalis superficialis, R. parietalis

A. temporalis superficialis, R. frontalis

A. zygomatico-orbitalis

A. transversa faciei

Aa. temporales profundae anterior et posterior

A. meningea media

A. sphenopalatina

A. angularis

A. infra-orbitalis

A. alveolaris superior posterior

A. labialis superior

A. palatina descendens

A. buccalis

A. labialis inferior

R. mentalis

A. facialis

A. submentalis

A. alveolaris inferior

A. thyroidea superior

A. carotis communis

A. lingualis

A. maxillaris

A. temporalis superficialis

A. stylomastoidea

A. occipitalis, Rr. occipitales

A. auricularis posterior, R. occipitalis

A. auricularis posterior

A. occipitalis

R. mastoideus

R. sternocleidomastoideus

A. occipitalis

A. palatina ascendens

A. pharyngea ascendens

A. facialis

A. carotis externa

A. carotis interna

Bifurcatio carotidis

Abb. 1-18 Arterielle Blutversorgung des Kauorgans. Die feineren Endverzweigungen sind nicht dargestellt.

die genau wie der gleichnamige Nerv am Foramen mandibulae, das sich an der Innenseite des aufsteigenden Astes befindet, in den Unterkiefer eintritt. Während ihres Verlaufs im Canalis mandibulae gibt sie feine Äste zu den Zähnen und ihrer Umgebung ab und tritt am Foramen mentale wieder aus. Ab hier heißt sie **A. mentalis,** verzweigt sich weiter und versorgt die Weichteile am Kinn.

Für die Versorgung der Kaumuskeln gehen von der A. maxillaris weitere Abzweigungen kurz vor ihrem Eintritt in den Oberkiefer aus. Ebenfalls kurz vor ihrem Eindringen in den Oberkiefer zweigen kleinere Äste ab, die ihrerseits jeder für sich etwas tiefer in den Knochen eintreten. Sie versorgen den Alveolarknochen und die Seitenzähne des Oberkiefers.

Sobald die A. maxillaris in den Oberkieferkörper eingetreten ist, wird sie als **A. infraorbitalis** bezeichnet. Von ihr gehen weitere Äste ab, die die Oberkieferzähne versorgen. Durch das Foramen infraorbitale tritt diese Arterie aus und verzweigt sich zur Versorgung der dort liegenden Gesichtsweichteile.

Die Gaumenschleimhaut wird von den **Aa. palatinae minor** und **major** versorgt, die über die A. palatina descendens ebenfalls der A. maxillaris entspringen.

1.9.2 Venen

Der venöse Abfluß (Abb. 1-19) aus dem Oberkiefer sammelt sich in einem Venengeflecht hinter dem Oberkiefer, dem **Plexus pterygoideus.**

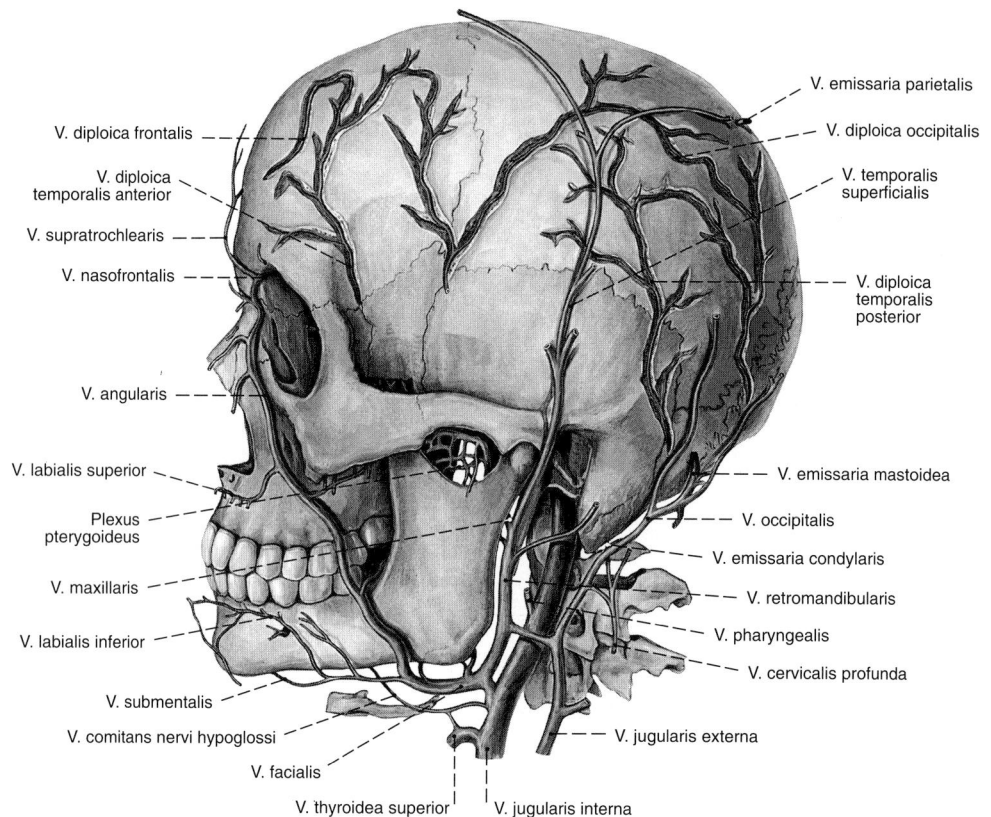

V. emissaria parietalis

V. diploica frontalis

V. diploica occipitalis

V. diploica temporalis anterior

V. temporalis superficialis

V. supratrochlearis

V. nasofrontalis

V. diploica temporalis posterior

V. angularis

V. labialis superior

V. emissaria mastoidea

Plexus pterygoideus

V. occipitalis

V. emissaria condylaris

V. maxillaris

V. retromandibularis

V. labialis inferior

V. pharyngealis

V. cervicalis profunda

V. submentalis

V. comitans nervi hypoglossi

V. jugularis externa

V. facialis

V. thyroidea superior

V. jugularis interna

Abb. 1-19 Venöser Blutabfluß des Kauorgans. Die feineren Endverzweigungen sind nicht dargestellt.

Von hier aus gelangt das venöse Blut in die hinter dem Unterkiefer gelegene **V. retromandibularis,** die am Unterrand des Unterkiefers mit der V. facialis zusammenfließt. Ebenfalls in die V. retromandibularis mündet die V. alveolaris inferior, die durch das F. mandibulae hinten aus dem Unterkiefer austritt.

Das Blut aus der Ober- und Unterlippe und den übrigen Gesichtsweichteilen sammelt sich in der **V. facialis,** die ähnlich wie die gleichnamige Arterie einen Verlauf schräg über die Gesichtsseite nimmt.

Die V. retromandibularis und die V. facialis fließen zusammen in die **V. jugularis interna,** nachdem auch ein Ast an die V. jugularis externa abgegeben worden ist. Beide Venen münden in die **obere Hohlvene (V. cava superior),** die sich direkt ins Herz, in den rechten Vorhof, ergießt.

1.10 Lymphabfluß

Das Venensystem ist allein nicht in der Lage, alle flüssigen und festen Stoffe, zu denen auch Zellreste gehören, die sich im Zwischenzellraum ansammeln, abzutransportieren. Hierfür steht ein eigenes Gefäßsystem, die Lymphgefäße, zur Verfügung (Abb. 1-20).

Die Lymphgefäße nehmen einen ähnlichen Verlauf wie die Venen. In bestimmten Abständen sind **Lymphknoten,** die als Filterstationen dienen, dazwischengeschaltet. Die Lymphe sammelt sich schließlich in einem dickeren Lymphgefäß, dem **Ductus thoracicus,** der im hinteren Bereich des Brustkorbs verläuft. Hier fließt der Inhalt der Lymphgefäße dann in das Venensystem hinein.

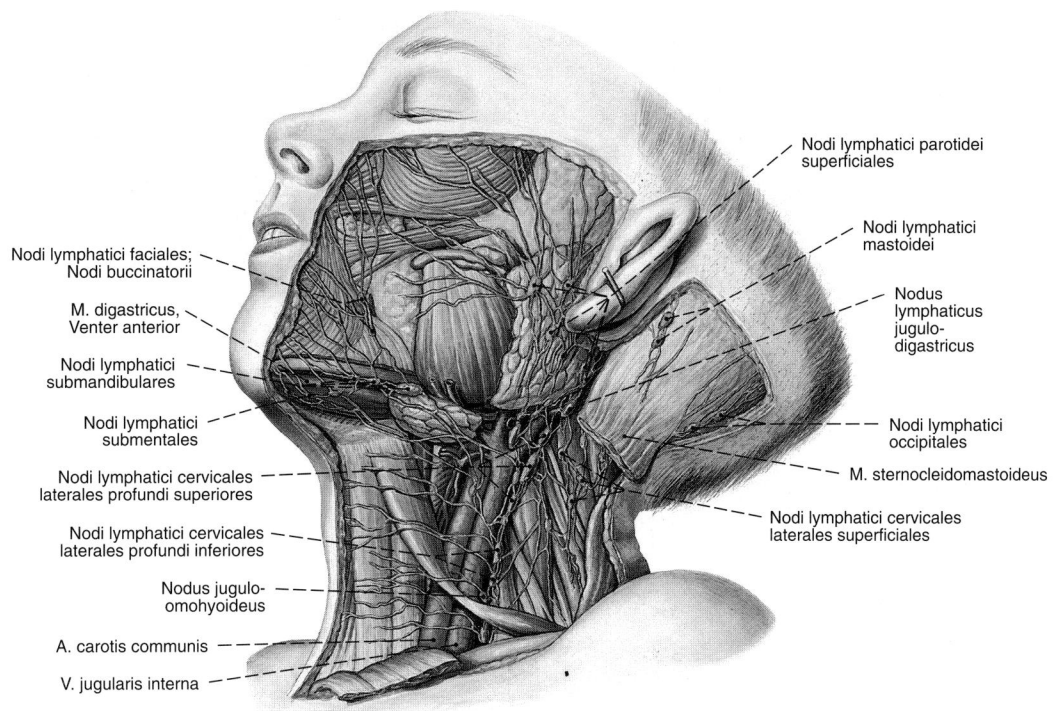

Nodi lymphatici parotidei superficiales

Nodi lymphatici mastoidei

Nodus lymphaticus jugulo- digastricus

Nodi lymphatici faciales; Nodi buccinatorii

M. digastricus, Venter anterior

Nodi lymphatici submandibulares

Nodi lymphatici submentales

Nodi lymphatici cervicales laterales profundi superiores

Nodi lymphatici cervicales laterales profundi inferiores

Nodus jugulo- omohyoideus

A. carotis communis

V. jugularis interna

Nodi lymphatici occipitales

M. sternocleidomastoideus

Nodi lymphatici cervicales laterales superficiales

Abb. 1-20 Lymphabfluß des Kauorgans.

Bei Entzündungen im Zahn-, Mund- und Rachenbereich sind die Lymphknoten im Unterzungen- und Kieferwinkelbereich geschwollen und tastempfindlich. Dies bedeutet, daß besonders bei dem durch Entzündungsvorgänge gesteigerten Flüssigkeits-, Zell- und Stofftransport das Lymphsystem stark in Anspruch genommen wird.

1.11 Speicheldrüsen

Es existieren beim Menschen paarig angelegt jeweils drei große Speicheldrüsen. Eine Vielzahl weiterer, kleiner Speicheldrüsen befindet sich direkt unter der Mundschleimhaut in unterschiedlicher Dichte im gesamten Raum der Mundhöhle (s. Abb. 1-6), mit Ausnahme der Zunge.

Die **Ohrspeicheldrüse (Gl. parotis)** ist die größte Speicheldrüse (s. Abb. 1-15). Sie befindet sich im Raum hinter dem M. masseter, unter dem Jochbogen, vor dem Ohr, direkt unterhalb der Gesichtshaut. Ihr Ausführungsgang überkreuzt den M. masseter, durchbohrt den M. buccinator und tritt an einem Schleimhautzipfel gegenüber dem ersten Molaren des Oberkiefers in den Mund ein.

Die **Unterkiefer-** und **Unterzungenspeicheldrüse (Gl. submandibularis** und **Gl. sublingualis)** befinden sich im Raum unter und neben der Zunge (s. Abb. 1-13). Ihre genaue Lage ist in Kap. 1.3.5 ausführlich im Zusammenhang beschrieben.

2 Zähne

Ralf Johannes Radlanski

2.1 Zahnzahl und Zahnbezeichnungen

2.1.1 Bleibendes Gebiß

Normalerweise hat jeder Mensch im bleibenden Gebiß **32 Zähne**, die auf die beiden Zahnbögen im Ober- und Unterkiefer verteilt sind. Während sich die Zähne des Oberkiefers hinsichtlich Größe und Form deutlich von denen des Unterkiefers unterscheiden,

entsprechen sie sich in beiden Zahnbogenhälften spiegelbildlich.

Man teilt die Zahnbögen – und dabei gleichzeitig auch die Mundhöhle – in **vier Quadranten** ein. Rechts oben am Patienten befindet sich der I. Quadrant, der II. links oben, der III. links unten und der IV. rechts unten.

> In jedem Quadranten hat der Mensch zwei Schneidezähne, einen Eckzahn, zwei Prämolaren und drei Molaren (Abb. 2-3b).

Bei einigen Menschen sind manche Zähne nicht angelegt; am häufigsten sind davon die Weisheitszähne und die Prämolaren betroffen.

2.1.2 Milchgebiß und Zahnwechsel

Im **Milchgebiß** sind die Zähne kleiner als im bleibenden Gebiß. Auch hier gibt es pro Quadrant zwei Schneidezähne und einen

---

1. Dentition (Milchgebiß)

Oberkiefer rechts									I. Quadrant links
55	54	53	52	51	61	62	63	64	65
85	84	83	82	81	71	72	73	74	75

rechts — links
IV. Qaudrant — III. Quadrant
Unterkiefer

---

2. Dentition (Bleibendes Gebiß)

Oberkiefer
I. Quadrant
rechts   II. Quadrant
                                                    links

18	17	16	15	14	13	12	11	21	22	23	24	25	26	27	28
48	47	46	45	44	43	42	41	31	32	33	34	35	36	37	38

rechts   links
IV. Qaudrant   III. Quadrant
Unterkiefer

Abb. 2-1 FDI-Schema zur Bezeichnung der Zähne der ersten und zweiten Dentition.

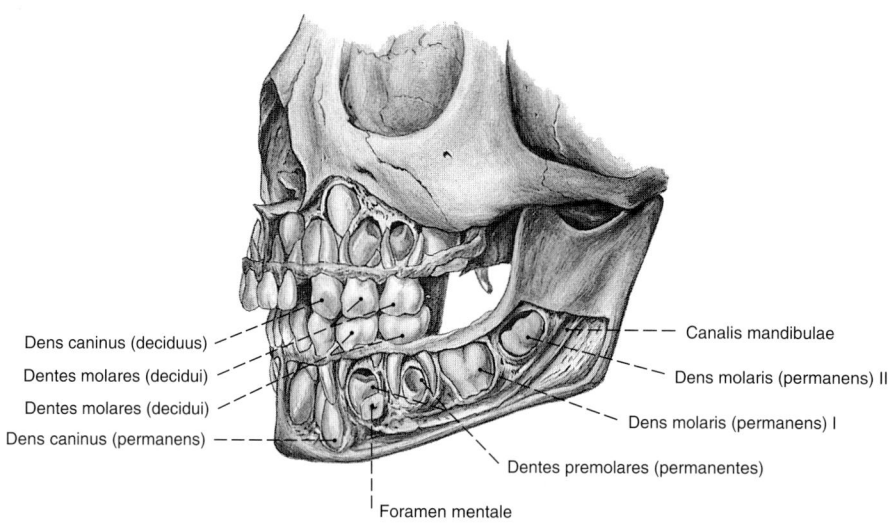

Dens caninus (deciduus)

Dentes molares (decidui)

Dentes molares (decidui)

Dens caninus (permanens)

Foramen mentale

Canalis mandibulae

Dens molaris (permanens) II

Dens molaris (permanens) I

Dentes premolares (permanentes)

Abb. 2-2 Die Zähne der ersten Dentition (Milchgebiß) und der zweiten Dentition (bleibendes Gebiß) bei einem 5jährigen Kind. Der Kieferknochen ist seitlich geöffnet, um die Zahnanlagen der bleibenden Zähne sichtbar zu machen.

Eckzahn. Daran schließen sich gleich die beiden Milchmolaren an. Prämolaren gibt es im Milchgebiß nicht (s. Abb. 2-3a; Abb. 2-2).

Als erste Zähne des Milchgebisses werden meist die unteren Schneidezähne im Alter von etwa sechs Monaten sichtbar. Dann durchbrechen die oberen Schneidezähne die Gingiva, und im Alter von etwa zwölf Monaten ist der Durchbruch der ersten Milchmolaren zu erwarten. Komplett ist das Milchgebiß ungefähr im Alter von 30 Monaten.

Wenn mit etwa sechs Jahren der **Zahnwechsel** beginnt, werden zunächst die Schneidezähne des Milchgebisses durch die bleibenden Zähne ersetzt. Gleichzeitig brechen hinter den Milchmolaren die ersten Molaren (Sechsjahrmolaren) des bleibenden Gebisses durch.

Danach, im Alter zwischen neun und zwölf Jahren, werden die Eckzähne und die Milchmolaren durch bleibende Eckzähne und Prämolaren ersetzt. Mit zwölf Jahren brechen die zweiten Molaren durch und erst im Alter von etwa 20 Jahren werden die Weis-

heitszähne erwartet, die auch ganz fehlen können.

Die Schneidezähne, Eckzähne und Prämolaren des bleibenden Gebisses (zweite Dentition) werden als **Ersatzzähne** bezeichnet, die ersten, zweiten und dritten Molaren als **Zuwachszähne**, weil sie keinen Vorläufer im Milchgebiß (erste Dentition) haben (Abb. 2-3b).

2.2 Allgemeine Anatomie der Zähne

2.2.1 Aufbau der Zähne

Der normalerweise sichtbare Teil der Zähne wird als **Zahnkrone** (Corona dentis) bezeichnet, mit ihrer Wurzel sind die Zähne im Alveolarknochen verankert. Als **Zahnhals** (Cervix dentis) bezeichnet man den Übergangsbereich zwischen Krone und Wurzel.

Die Krone ist mit dem **Zahnschmelz** (Enamelum) überzogen, der im Höckerbereich bis zu 3 mm dick sein kann und zum Zahnhals hin immer dünner ausläuft. Die **Zahnwurzel** (Radix dentis) ist mit einer dünnen Schicht **Zahnzement** (Cementum) überzogen. In das Zement strahlen eine Vielzahl von Haltefasern ein, mit denen der Zahn in seinem Knochenfach, der **Alveole**, verankert ist.

Die Hauptmasse des Zahns besteht aus **Dentin** (Dentinum), das normalerweise von Zahnschmelz und Zement vollständig

bedeckt ist. Im Inneren des Zahns, von Dentin umgeben, befindet sich die **Pulpa.** Sie besteht vor allem aus dem Nervengeflecht, Arterien und Venen, sowie Zellen zur Infektabwehr und Reservezellen.

An jeder Wurzelspitze befindet sich eine Öffnung, **Foramen apicale,** durch das die Nerven und Gefäße in den Zahn eintreten. Es können daneben auch mehrere kleine Öffnungen liegen (Abb. 2-4).

Die äußere Form eines jeden Zahns ist unterschiedlich, doch kann man die Zähne in Gruppen zusammenfassen:

- Schneidezähne weisen eine Schneidekante auf,
- Eckzähne sind einhöckerig,
- Prämolaren haben zwei Höcker,
- Molaren tragen ein Kaurelief aus meist fünf oder vier Höckern.

Milchzähne ähneln den bleibenden Zähnen in der allgemeinen Form, doch kann man sie leicht wegen ihrer Größe, ihrer meist helleren Schmelzfarbe und aufgrund ihrer speziellen Form leicht von diesen unterscheiden.

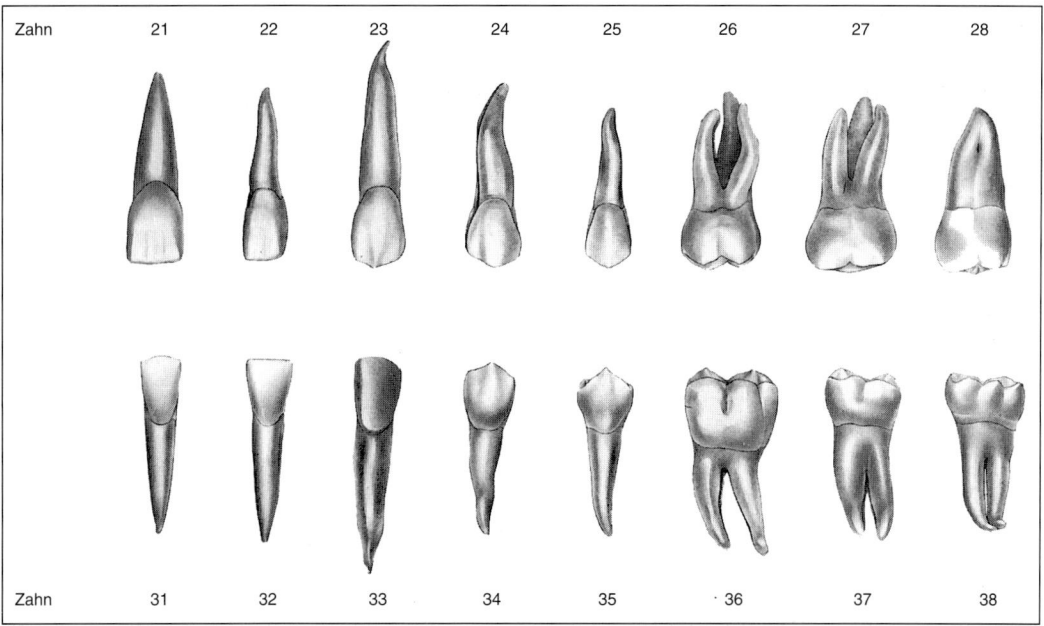

Abb. 2-3 Zähne der ersten Dentition (Milchgebiß) **(a)** und der zweiten Dentition (bleibendes Gebiß) **(b).**

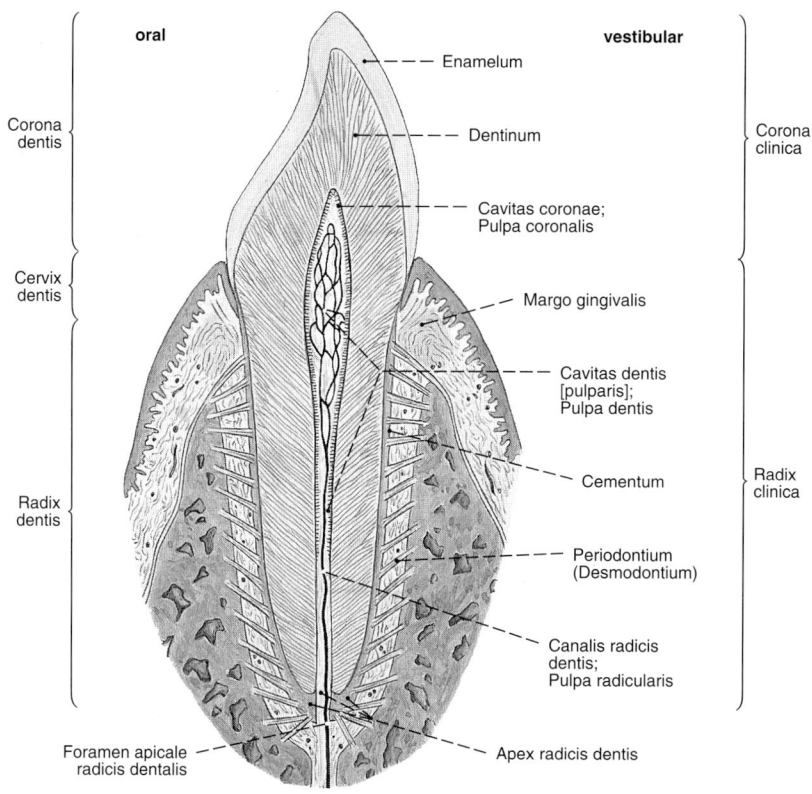

oral   vestibular

Enamelum

Corona
dentis   Dentinum   Corona
                                                                           clinica

Cavitas coronae;
Pulpa coronalis

Cervix
dentis

Margo gingivalis

Cavitas dentis
[pulparis];
Pulpa dentis

Cementum   Radix
                                   clinica
Radix
dentis

Periodontium
(Desmodontium)

Canalis radicis
dentis;
Pulpa radicularis

Foramen apicale   Apex radicis dentis
radicis dentalis

Abb. 2-4 Schematischer Längsschnitt durch einen Schneidezahn mit Alveole und Halteapparat.

2.2.2 Orts- und Richtungsbezeichnungen

Am Zahn wird der **koronale** vom **zervikalen** und **apikalen** Bereich unterschieden.

- Die Kaufläche wird bei Molaren, Prämolaren und Eckzähnen mit **okklusal** bezeichnet, bei Schneidezähnen wird dieser Bereich wegen der Schneidekante **inzisal** genannt.
- Die Fläche der Zahnkrone, die zur Wange hin zeigt, ist die **bukkale** oder **vestibuläre** Seite des Zahns.
- Im Frontzahnbereich, wo nicht die Wange, sondern die Lippe der Zahnfläche anliegt, wird diese Fläche als **labial** bezeichnet.
- Die gegenüberliegende Zahnfläche liegt der Zunge an und wird deshalb als **lingual** bezeichnet, im Oberkiefer wählt man meist die Bezeichnung **palatinal**.

- Die Seite, die benachbarte Zähne einander zuwenden, nennt man **approximal.**
- Dort, wo die Zahnkronen tatsächlich miteinander in Kontakt stehen, findet man meist kleine Schliffflächen im Zahnschmelz, dies ist der **Bereich des Approximalkontaktes.**
- Der Bereich zwischen zwei Zähnen ist der **Interdentalbereich.**
- Die Region der Wurzel wird als **radikulärer Bereich** bezeichnet.
- Der Bereich zwischen zwei Wurzeln ist der **interradikuläre Bereich.**
- Die Wurzelspitze nennt man Apex, die Wurzelspitzenregion liegt demnach **apikal.**
- Schließlich wird die Richtung entlang des Zahnbogens zur Zahnbogenmitte hin mit **mesial** und zu den Zahnbogenenden hin mit **distal** angegeben.

2.3 Spezielle Anatomie der Zähne

2.3.1 Bleibendes Gebiß

Zähne des Oberkiefers

Mittlerer Schneidezahn. Der mittlere obere Schneidezahn besitzt eine breite Schneidkante, die bei neu durchgebrochenen Zähnen noch einige Schmelzhöckerchen aufweisen kann. Durch den Gebrauch werden diese jedoch abgeschliffen. Die Labialfläche ist leicht gewölbt und wird zum Zahnhalsbereich schmaler. An der Palatinalseite der Zahnkrone sind Randwülste zu finden, die von der mesialen und distalen Ecke der Schneidekante ausgehen und im Bogen nach zervikal laufen, wo sie meistens ein kleines Höckerchen, das **Tuberkulum** bilden. Es kann etwas zerklüftet sein, manchmal findet man hier auch tiefere Kerben, die versiegelt oder gar gefüllt werden müssen **(Foramen caecum)**.

Die Zahnwurzel hat im Gegensatz zur Krone einen eher runden Querschnitt. Zur Spitze hin wird sie dünner, die Wurzelspitze ist in den meisten Fällen nach distal abgebogen. Dies gilt in unterschiedlicher Ausprägung für jeden Zahn.

Seitlicher Schneidezahn. Die Formmerkmale des seitlichen oberen Schneidezahns sind ähnlich wie beim mittleren, doch ist er insgesamt kleiner.

Eckzahn. Die Krone des Eckzahns läuft zu einer Höckerspitze zusammen, palatinal wird meist ein Tuberkulum vorgefunden. Auch hier kommen häufig seitliche Randwülste vor, zusätzlich gibt es oft auch einen Randwulst, der von der Höckerspitze auf der Palatinalfläche bis zum Tuberkulum zieht.

Die Wurzel des oberen Eckzahns ist die längste im Zahnbogen.

Prämolaren. Die Prämolaren im Oberkiefer haben je einen bukkalen und einen palatinalen Höcker.

Als **Fissur** wird die Kerbe bezeichnet, die sich bildet, wenn die Höckerabhänge in der Mitte der Kaufläche aneinanderstoßen

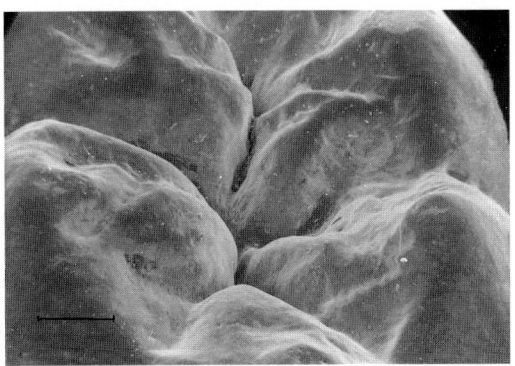

Abb. 2-5 Fissurenrelief eines Molaren (rasterelektronenmikroskopische Aufnahme).

(Abb. 2-5). Mesial und distal wird diese Fissur meist durch einen dünnen Schmelzwulst begrenzt, der als Randleiste bezeichnet wird. Die ersten und zweiten Prämolaren unterscheiden sich hinsichtlich ihrer Form und Größe geringfügig.

Der erste Prämolar kann zwei Wurzeln haben.

Erster Molar. Der erste obere Molar hat den größten Umfang der Zähne des Oberkiefers. Seine Krone trägt vier Höcker, wovon der mesiopalatinale Höcker der größte ist. An seiner palatinalen Seite kann sich eine weitere Schmelzfalte, das **Tuberculum Carabelli** gebildet haben.

Das Fissurenmuster wird durch die Anzahl und Lage der Höcker gebildet, bei vielen Menschen kommen außerdem auf den einzelnen Höckerabhängen noch zusätzliche **Parafissuren** vor. Während die Kaufläche dieses Zahns nach mesial und nach distal durch die Randleisten abgeschlossen ist, können sich die Fissuren bukkal und palatinal zwischen den Höckern hindurch auf die Zahnseitenflächen weiter ausdehnen.

Der erste obere Molar hat drei Wurzeln, und zwar eine kräftige palatinale, eine mesiobukkale sowie eine distobukkale.

Zweiter Molar. Der zweite obere Molar entspricht in wesentlichen Gestaltmerkmalen dem ersten Molaren, doch ist er kleiner und trägt fast nie ein Tuberculum Carabelli.

Dritter Molar (Weisheitszahn). Der dritte obere Molar, der Weisheitszahn, hat eine variable Anzahl von Höckern, meist drei. Wenn dieser Zahn besonders klein ist, können auch nur zwei Höcker vorkommen, sein okklusales Relief ist aber meist sehr zerklüftet.

Auch seine Wurzeln können sehr bizarr verlaufen, es gibt aber auch Weisheitszähne mit einfachen **Pfahlwurzeln.**

Zähne des Unterkiefers

Schneidezahn. Die Schneidezähne des Unterkiefers ähneln in ihrer Grundform denen des Oberkiefers, doch sind sie wesentlich kleiner, vor allem schmaler. Außerdem ist zwischen dem mittleren und dem seitlichen Schneidezahn kaum ein Größenunterschied vorhanden. Oft ist sogar der zweite Schneidezahn geringfügig größer als der erste.

Eckzahn. Die Eckzähne im Unterkiefer sind denen des Oberkiefers ebenfalls ähnlich, allerdings sind sie kleiner und schmaler.

Prämolaren. Beide Prämolaren im Unterkiefer haben einen ausgeprägten vestibulären Höcker. Lingual finden wir beim ersten Prämolaren einen kleinen Höcker, der manchmal so klein sein kann, daß der erste Prämolar dem Eckzahn sehr ähnlich sieht. Beim zweiten Prämolaren werden lingual oft nicht nur ein Höcker, sondern meistens zwei kleine Höcker vorgefunden. Mesial und distal verlaufen schmale Randleisten. Besonders deutlich ist bei den Prämolaren des Unterkiefers die Kronenflucht, das heißt die Neigung der Kronen nach lingual, erkennbar. Die Prämolaren haben im Unterkiefer immer eine Wurzel.

Erster Molar. Der erste untere Molar trägt fünf Höcker, wobei der distobukkale Höcker deutlich kleiner ist als die übrigen vier. Auch hier bilden Randleisten mesial und distal einen Abschluß des Fissurenreliefs, nach lingual und nach bukkal zieht je eine Querfissur bis zu den Seitenflächen des Zahns. Mit jeweils einer kräftigen mesialen und distalen Wurzel ist der erste Molar im Knochen verankert.

Zweiter Molar. Der zweite untere Molar unterscheidet sich vom ersten darin, daß der fünfte, der distobukkale Höcker häufig fehlt, außerdem ist der Zahn insgesamt kleiner.

Dritter Molar (Weisheitszahn). Der Weisheitszahn im Unterkiefer ähnelt meist dem zweiten unteren Molaren, doch sind sein Fissurenrelief und die Form seiner Wurzeln äußerst variabel.

2.3.2 Milchgebiß

Im Unterschied zu den bleibenden Zähnen sind die Milchzähne generell kleiner und die Farbe des Zahnschmelzes heller. Die Zahnkronen der Molaren werden zur Kaufläche hin schmaler und ihre Wurzeln sind weiter auseinandergespreizt, da sich im Raum dazwischen später die Kronen der nachrückenden Prämolaren befinden.

Die **Frontzähne** und die **Eckzähne** im Ober- und im Unterkiefer sind im Vergleich zu den bleibenden Zähnen von ähnlicher Gestalt.

Der **erste Milchmolar im Oberkiefer** hat eine typische Form: er trägt zwei Höcker und ähnelt damit einem Prämolaren. Er ist jedoch in mesiodistaler Richung länger gestreckt und besitzt drei Wurzeln.

Eine besondere Form hat auch der **erste Milchmolar im Unterkiefer:** Er ist in mesiodistaler Richtung sehr langgestreckt, außerdem mesial deutlich schmaler als distal. Seine vier Höcker fallen durch ihre spezielle Form und ihre Anordnung auf. Bukkal trägt der Zahn zwei längliche Höcker, lingual steht der mesiale Höcker weiter zur Kauflächenmitte hin versetzt und hat eine runde kegelige Gestalt. Der distolinguale Höcker schließlich ist wieder länglich und steht etwas zur Randleiste hin versetzt. Der Zahnfleischsaum reicht am ersten Milchmolaren mesiobukkal deutlich weiter hinab als distal. Dieser Zahn besitzt mesial und distal je eine weit abgespreizte Wurzel.

Die beiden **zweiten Milchmolaren** im Ober- und im Unterkiefer ähneln in ihrer Grundgestalt den jeweils ersten bleibenden Molaren, sie sind lediglich insgesamt kleiner.

2.3.3 Spezielle Anatomie der Fissuren

Die Anatomie der Fissuren ist von besonderer Bedeutung, weil die Karies an solchen Orten beginnt, an denen sich Zahnbeläge schlecht entfernen lassen (s. Abb. 2-5).

> Neben dem Approximalraum zwischen zwei Zähnen sind es gerade die unzugänglichen, zerklüfteten Tiefen der Fissuren, in denen sich am ehesten eine Karies entwickelt.

Die Ausdehnung und der Verlauf der Fissuren auf der Okklusalfläche ergibt sich aus der Form und der Anordnung der Höcker und ihrer Abhänge.

Von Mensch zu Mensch unterschiedlich ist die **Form der Fissuren** im Querschnitt:

- Klinisch günstig ist der Fall, wenn die Höckerabhänge im stumpfen Winkel aufeinandertreffen **(flache Fissur).** Diese Fissur läßt sich mit der Zahnbürste gut reinigen.
- Es kommen aber auch sehr **enge Fissuren** vor, die sich außerdem noch weit in die Tiefe erstrecken, bevor der Fissurenboden erreicht ist. Hier kann keine Borste der Zahnbürste eindringen.
- Schließlich gibt es auch die sog. **ampullenförmigen Fissuren,** deren Eingang zunächst schmal ist, aber unterhalb des Eingangs weitet sich der Fissurenraum noch einmal. Dieser Raum ist einer Reinigung überhaupt nicht zugänglich (Abb. 2-6).

> Für enge und ampullenförmige Fissurenformen müssen zur Verhinderung von Karies geeignete Prophylaxemaßnahmen (z.B. Fissurenversiegelung) ergriffen werden.

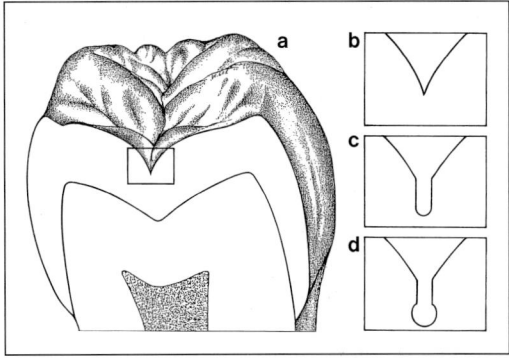

Abb. 2-6 Fissurenformen (schematische Darstellung): **a)** Übersicht, **b)** flache Fissur, **c)** trichterförmige Fissur, **d)** ampullenförmige Fissur.

2.4 Zahnentwicklung

Viele Form- und Strukturbesonderheiten der Zähne sind besser verständlich, wenn die Embryonalentwicklung der Zähne bekannt ist. Aus diesem Grund soll die Zahnentwicklung hier kurz beschrieben werden (Abb. 2-7).

Die Zahnentwicklung beginnt mit einer Verdickung des **embryonalen Mundhöhlenepithels** (Zellschicht, die die Mundhöhle auskleidet) etwa in dem Bereich, in dem später auch die Zähne stehen werden. Aufgrund der rapiden Zellvermehrung wächst dieser Zellwulst in die Tiefe und teilt sich in eine **Vestibularleiste** und eine **Zahnleiste.**

Aus der Vestibularleiste entsteht später der **Mundvorhof.** In der Zahnleiste bildet sich als erstes für jeden Milchzahn je eine runde Verdickung, eine **Zahnknospe.** Diese besteht aus einer Ansammlung von Epithelzellen, die sich kräftig vermehren. Mit zunehmender Größe dellt sich die Zahnanlage an ihrer Unterseite ein und wächst an ihren Rändern **(Kappenstadium),** bis die Form der **Zahnglocke** entstanden ist. Jede Zahnglocke entspricht bereits der Form des Zahns, der später aus ihr hervorgehen wird.

Die Zellen an der Innenseite der Zahnglocke wandeln sich um in **Adamantoblasten,** die den Zahnschmelz bilden. Hierzu nehmen sie längliche Gestalt an und werden in ihrem

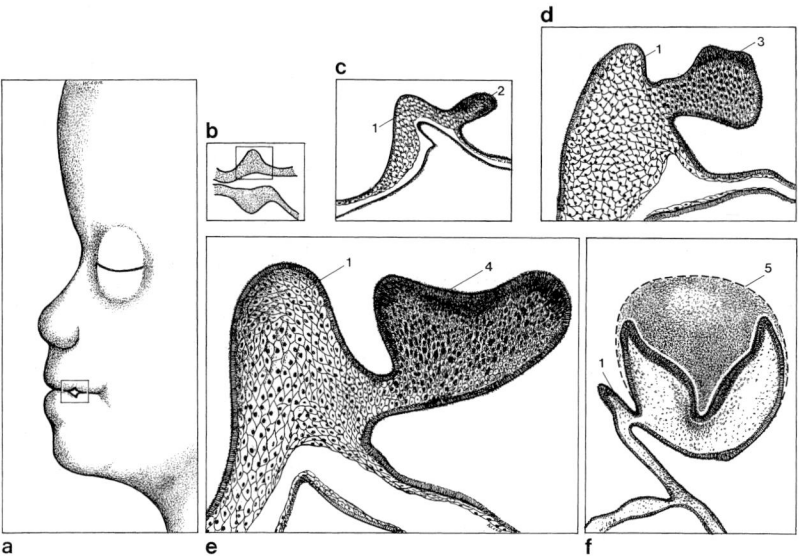

Abb. 2-7 Zahnentwicklung (schematische Darstellung; (1) Vestibularleiste, (2) Zahnleiste, (3) Zahnknospe (4) Zahnkappe, (5) Zahnglocke): **a)** Übersicht, **b)** erste Einsenkungen von Vestibular- und Zahnleiste, **c)** getrennte Anlagen von Vestibular- und Zahnleiste, **d)** Zahnanlage im Knospenstadium, **e)** Zahnanlage im Kappenstadium, **f)** Zahnanlage im Glockenstadium mit Zahnsäckchen.

Zusammenhang als **inneres Schmelzepithel** bezeichnet. Zunächst produzieren die Adamantoblasten eine weiche Vorsubstanz (Schmelzmatrix), die später verkalkt.

Die Zellen im Inneren der Zahnglocke bilden ein lockeres Netzwerk, in dessen Zwischenräumen sich eine für die Schmelzbildung wichtige Nährflüssigkeit befindet. An den Rändern der Zahnglocke bilden sich durch Zellteilung immer mehr Zellen, die einerseits Nachschub für die Adamantoblasten sind, andererseits in die Tiefe wachsen und so die Ränder verlängern **(Hertwig-Epithelscheide).** Auf diese Weise wird die Form für die Wurzelbildung der Zähne vorgegeben.

Der Bereich des embryonalen Bindegewebes (Mesenchym), der von der Zahnglocke umgriffen wird, verdichtet sich und wird von da an als **Zahnpapille** bezeichnet. Die äußersten Zellen der Zahnpapille wandeln sich in **Odontoblasten** um, die Dentin produzieren. Sie liegen am Anfang den schmelzbildenen Zellen (Adamantoblasten) gegenüber. Ins Innere der Zahnpapille ziehen Gefäße und Nerven, und es bildet sich die **Pulpa.**

Die Zellen rund um die Zahnanlage herum bilden ein festes Geflecht, das die wachsende Zahnanlage einhüllt und als **Zahnsäckchen** bezeichnet wird. Später entstehen hier die **Zahnhaltefasern.**

Im sechsten Fetalmonat beginnt die Bildung des Zahnschmelzes und des Dentins. So, wie die Zahnglocke wächst, schichtet sich Zahnschmelz von innen nach außen auf, und Dentin von außen nach innen, so daß die Pulpahöhle nach und nach kleiner wird.

Nachdem die Zahnentwicklung für die Milchzähne so weit fortgeschritten ist, bilden sich für die bleibenden Zähne an den entsprechenden Stellen **Ersatzzahnglocken,** die sich im Prinzip ähnlich entwickeln wie die hier ausführlicher beschriebenen Milchzähne. Am distalen Ende der Milchzahnleiste entstehen die Zahnanlagen für die bleibenden Molaren, die keinen Milchzahnvorgänger haben.

Wenn man die Zahndurchbruchszeiten bedenkt, dann wird klar, daß der Prozeß der Zahnentwicklung sich keineswegs nur auf die Zeit der menschlichen Fetalentwicklung beschränkt, sondern bis zur Fertigstellung der Weisheitszähne während der ersten beiden Lebensjahrzehnte andauert.

Vor diesem Hintergrund wird auch verständlich, warum die entsprechend hoch dosierte Fluoridgabe in Form von Fluoridtabletten während der Zeit der Zahnschmelzbildung bis etwa zum 14. Lebensjahr sinnvoll ist, bis auch die Kronen der bleibenden Zähne vollständig mineralisiert sind.

2.5 Zahnschmelz: Entstehung und Struktur

Zahnschmelz ist das außerordentlich hart verkalkte Produkt der **Adamantoblasten**. Er besteht zu 95% aus mineralischen Bestandteilen (insbesondere Kalzium und Phosphat in Form von Hydroxylapatit), nur zu 1% aus organischer Substanz und zu etwa 4% aus Wasser.

Die Schmelzbildung beginnt im Bereich der Höckerspitzen an der Schmelz-Dentin-Grenze. Zunächst produzieren die Zellen des inneren Schmelzepithels eine relativ weiche eiweißreiche Substanz **(Schmelzmatrix)**. Dabei bewegen sie sich ein Stück (ca. 4 µm/Tag) von der Schmelz-Dentin-Grenze in Richtung der zukünftigen Schmelzoberfläche.

> Die schmelzbildenden Zellen entziehen der Vorsubstanz die meisten wäßrigen und organischen Bestandteile und lagern statt dessen hauptsächlich Kalzium, Phosphat und Fluorid ein. Auf diese Weise wird Zahnschmelz zur härtesten Substanz, die der menschliche Körper herstellen kann.

Im Schmelzmantel können die Wanderungswege der Adamantoblasten von Anfang bis Ende der Schmelzbildung verfolgt werden. Auch die Oberflächenform der Zahnkrone mit ihrem sehr individuellen Höckerrelief, den unterschiedlichen Fissurenformen und den stellenweise vorkommenden Dellen und Grübchen wird verständlich, wenn man sich dessen bewußt ist, daß dies zurückgeht auf

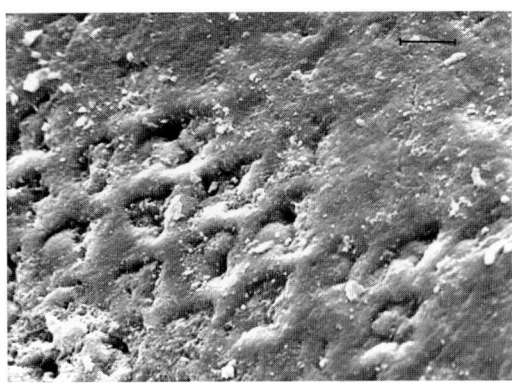

Abb. 2-8 Oberfläche des Zahnschmelzes. In der linken Hälfte des Bildes sind Prismen erkennbar, die bis an die Schmelzoberfläche heranreichen, in der rechten Bildhälfte befindet sich prismenfreier Schmelz (rasterelektronenmikroskopische Aufnahme, Maßstabsmarke: 4 µm).

die Wachstumsbewegungen eines Zellteppichs aus Adamantoblasten.

Fast überall auf der Schmelzoberfläche ist eine Vielzahl von dicht nebeneinanderliegenden Eindellungen sichtbar (Abb. 2-8). Dies sind die letzten Spuren, die die schmelzbildenden Zellen hinterlassen haben, bevor sie zugrunde gegangen sind. Zu jedem dieser Abdrücke an der Schmelzoberfläche gehört eine Spur, die sich ins Innere des Schmelzmantels zurückverfolgen läßt (Abb. 2-9).

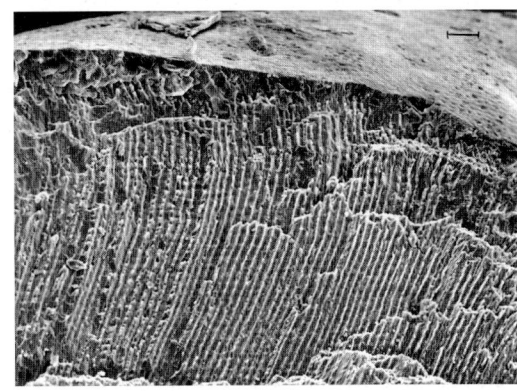

Abb. 2-9 Prismenstruktur des Zahnschmelzes im Bruchpräparat. Am oberen Bildrand ist die Schmelzoberfläche zu sehen (rasterelektronenmikroskopische Aufnahme, Maßstabsmarke: 20 µm).

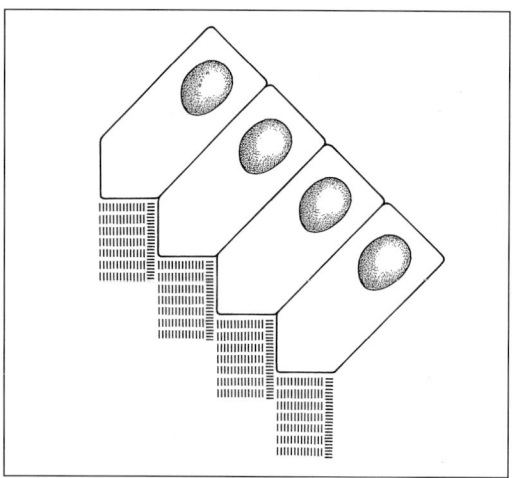

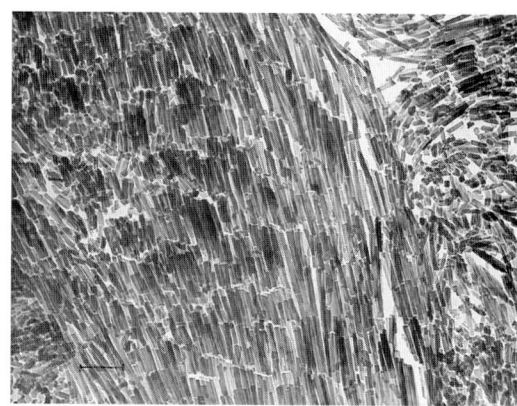

Abb. 2-11 Anordnung der Schmelzkristallite (transmissionselektronenmikroskopische Aufnahme, Maßstabsmarke: 0,1 μm).

Abb. 2-10 Schematische Darstellung der schmelzbildenden Zellen (Adamantoblasten, Ameloblasten) und die Anordnung der Kristallite im Zahnschmelz. Durch die unterschiedliche Anordnung der Kristallite in Gruppen kommt die Prismenstruktur des Zahnschmelzes zustande.

Diese Strukturen werden als **Schmelzprismen** bezeichnet und enstehen, weil die sekretorischen Enden der Adamantoblasten in der Schmelzmatrix die Anordnung vorgeben, nach der sich die feinen Schmelzkristalle ausrichten (Abb. 2-10, Abb. 2-11).

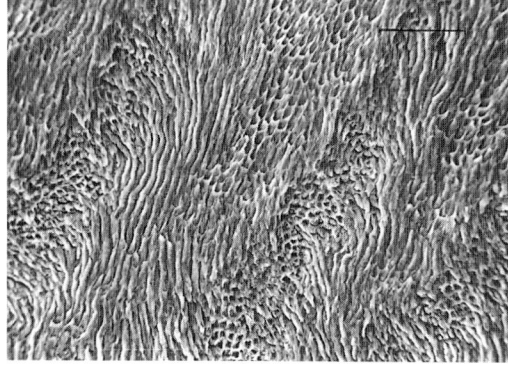

Abb. 2-12 Unterschiedliche Anordnung der Prismen. Die abwechselnd längs und quer getroffenen Prismenbündel führen zur Ausbildung der Hunter-Schreger-Streifung (rasterelektronenmikroskopische Aufnahme, Maßstabsmarke: 50 μm).

Aufgrund ihrer optischen Effekte sind die Prismen unter dem Mikroskop erkennbar. Sie ziehen nebeneinander dicht an dicht von der Schmelz-Dentin-Grenze bis an die Schmelzoberfläche. Sie behalten eine gleiche Dicke von etwa 7 μm bei und verzweigen sich nicht auf ihrem Weg an die Schmelzoberfläche, da sich die Adamantoblasten auch nicht teilen. Ihr Verlauf ist vor allem im dicken Schmelz der Höcker hin und her gewellt, zumeist ordnen sich die Prismen gruppenweise verflochten an. Im Schliffpräparat ist die Wellung der Prismen und die gruppenweise Verflechtung unter dem Mikroskop gut sichtbar und wird als **Hunter-Schreger-Streifung** bezeichnet (Abb. 2-12).

Die Oberfläche wird von den Prismen größtenteils schräg erreicht. Nur im dünnen Schmelz des Zahnhalsbereiches wird ein direkter Weg und ein senkrechtes Auftreffen an der Oberfläche vorgezogen. Unterhalb der Fissuren ist die Richtung der Prismen sehr variabel (Abb. 2-13). Es gibt auch kleinere Regionen der Schmelzoberfläche, in denen Abdrücke der Prismen nicht vorgefunden werden (s. Abb. 2-8). Hier hat der Zahnschmelz in der obersten, 10 μm dicken Schicht keine prismenartige Struktur. Kleinere Flächen solchen prismenfreien Schmelzes kommen inselartig auf der gesamten Zahnkrone vor.

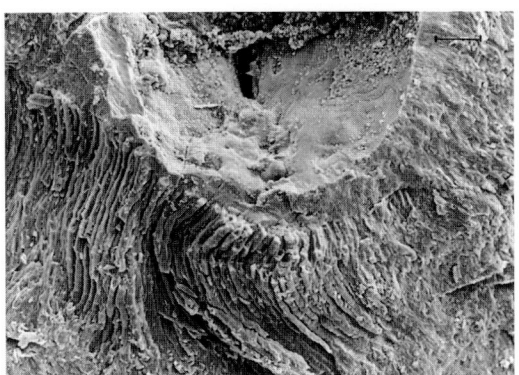

Abb. 2-13 Boden einer Fissur im rasterelektronen-mikroskopischen Bild. Am unteren Bildrand ist die Prismenstruktur im Bruch zu sehen (Maßstabsmarke: 20 μm).

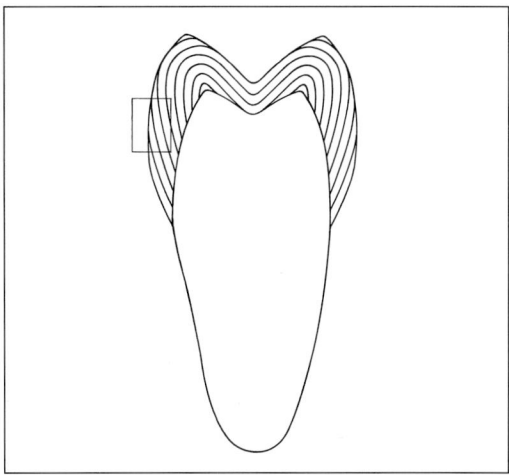

a

b

Abb. 2-14 a) Zuwachslinien im Zahnschmelz (schematische Darstellung), **b)** Perikymatien (rasterelektronenmikroskopische Aufnahme, Maßstabsmarke: 100 μm; Ort der Abb.: Rahmen in Abb. 2-14a).

Zahnschmelz wird schichtweise abgelagert, und wenn der Schmelz im Höckerbereich bereits seine äußere Form erreicht hat, schreitet die Schmelzbildung in der Zahnhalsregion noch eine Weile fort. Die schichtweise Ablagerung des Zahnschmelzes ist in Form von Zuwachslinien **(Retziusstreifen)** im Zahnschliff mikroskopisch erkennbar. Diese Zuwachslinien erreichen im zahnhalsnahen Drittel der Zahnkrone die Oberfläche und werden dort bei geeignetem Licht mit bloßem Auge als schuppig übereinanderliegende **Perikymatien** sichtbar (Abb. 2-14).

Nach Abschluß der Schmelzbildung gehen die Adamantoblasten zugrunde. Deshalb besteht keine Möglichkeit des nachträglichen Anbaus von Schmelz.

Beim Durchbruch der Zähne in die Mundhöhle ist der Zahnschmelz noch nicht endgültig mineralisiert. Dies wird nachgeholt durch den ständigen Kontakt mit dem Speichel, der wesentlich zur Schmelzreifung in den oberflächlichen Schichten beiträgt. Voraussetzung ist allerdings, daß der Zahn sauber ist; sonst verkalkt die Plaque und es bildet sich Zahnstein.

Die Anwendung der **Schmelzätztechnik** macht sich die Prismenstruktur des Zahn-schmelzes zunutze, denn bei einer Ätzung mit 35%iger Phosphorsäure für 30 s entsteht ein rauhes Muster, in dem Kunststoff gut haftet. Im prismenfreien Schmelz gelingt dies nicht. Die Umrißform der Prismen wird im Querschnitt zwar häufig als hufeisen- oder schlüssellochförmig bezeichnet, doch es kommt eine Vielzahl weiterer Formen vor.

Während des Gebrauchs der Zähne kommt es überall, besonders aber an den Kontaktstellen der Zahnkronen okklusal und approximal meist zu Abrasionen und Schlifffacetten, also einem geringen Verlust von Schmelz. Auch wenn das Dentin altert und die Pulpa sich weiter zurückzieht, kann der Schmelz Altersveränderungen aufweisen, die sich neben dem allgemeinen Nachdunkeln der Zähne durch Schmelzsprünge und vermehrte Sprödigkeit zeigen.

2.6 Dentin: Entstehung und Struktur

Dentin ist das verkalkte Sekretionsprodukt der **Odontoblasten.** Es besteht zu 70% aus mineralisierter Substanz, zu 20% aus organischen Bestandteilen und zu 10% aus Wasser. Die frühesten Dentinablagerungen sind gegenüber den ersten Schmelzablagerungen zu finden. So entsteht die **Schmelz-Dentin-Grenze.** Während der Zahnschmelz von innen nach außen aufgeschichtet wird, ist es beim Dentin umgekehrt, denn die Odontoblasten ziehen sich schrittweise ins Innere des Zahns zurück.

Odontoblasten sind besonders differenzierte Zellen, die sich an der Außenschicht des Pulpengewebes befinden. Sie besitzen einen langen, dünnen Zellfortsatz, der in das Dentin hineinzieht und bis an die Schmelz-Dentin-Grenze reicht. Mit zunehmendem Dickenwachstum des Dentins wird er entsprechend länger.

> Im Gegensatz zu den Adamantoblasten, die ihre Fähigkeit zur Schmelzbildung nach dessen Fertigstellung verlieren, können die Odontoblasten zeitlebens Dentin bilden.

Odontoblasten sondern immer erst eine Schicht **Prädentin** ab, eine Vorstufe, die danach noch weiter verkalken muß, um reifes Dentin zu werden. So schreitet die Bildung des Dentins schrittweise von außen beginnend weiter ins Innere des Zahns fort. Im Zahnschliff sind unter dem Mikroskop entsprechende Wachstumslinien (Abb. 2-15) zu sehen.

Eine Besonderheit des Dentins ist sein **Röhrensystem** (Abb. 2-16). Es kommt dadurch

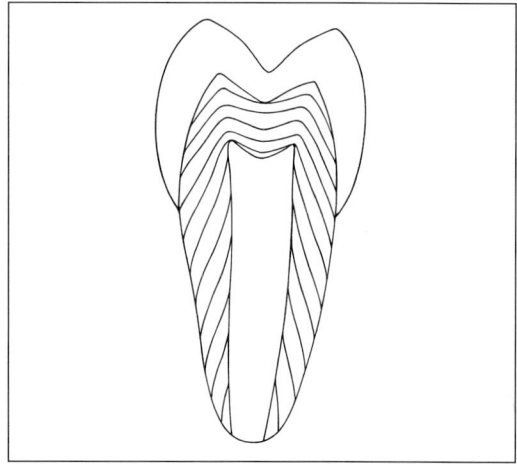

Abb. 2-15 Schematische Darstellung der Zuwachslinien im Dentin.

zustande, daß nur der Bereich zwischen den Odontoblastenfortsätzen (Abb. 2-17) verkalken kann. So bleiben entsprechend dem Verlauf der Odontoblastenfortsätze die Dentinkanälchen erhalten, die von der Schmelz-Dentin-Grenze in leicht geschwungenem Verlauf nebeneinanderliegend zur Pulpa ziehen.

Durch diese **Dentinkanälchen** können Temperatur, Druck- und Schmerzempfindungen durch das Dentin hindurch direkt zur Pulpa weitergeleitet werden. Genauso, wie das Dentin zur Pulpa hin ständigen Zuwachs erhält, wird auch der Hohlraum der Dentin-

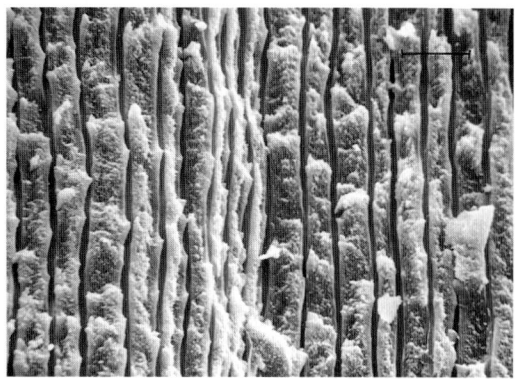

Abb. 2-16 Dentinkanälchen (rasterelektronenmikroskopische Aufnahme, Maßstabsmarke: 20 µm).

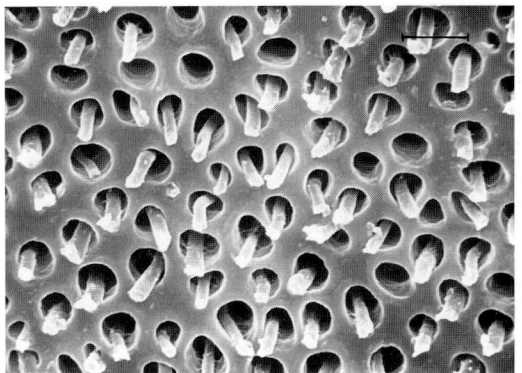

Abb. 2-17 Odontoblastenfortsätze, die aus den Dentinkanälchen herausragen (rasterelektronenmikroskopische Aufnahme, Maßstabsmarke: 5 µm).

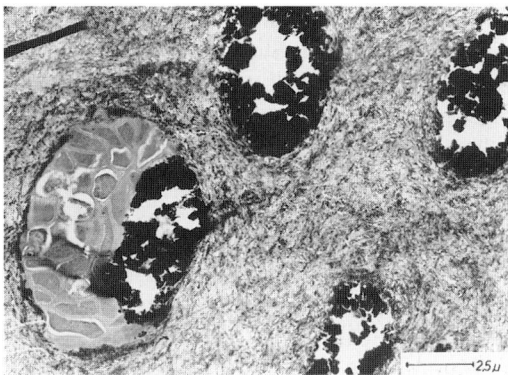

Abb. 2-18 Bakterienbesiedlung und Karies im Dentinkanal (transmissionselektronenmikroskopische Aufnahme, Maßstabsmarke: 2,5 µm).

kanäle im Alter enger. Es entsteht das **peritubuläre Dentin**, das stellenweise den gesamten Kanal verschließen kann.

> Wenn die kariöse Zerstörung des Schmelzes, die meist in den Tiefen der Fissuren und im Approximalraum beginnt, erst einmal die Außenschicht des Dentins erreicht hat, dann kann sie sich im Dentin viel schneller ausbreiten: Der Röhrenbau ebnet der Zerstörung den Weg direkt bis in die Pulpa (Abb. 2-18).

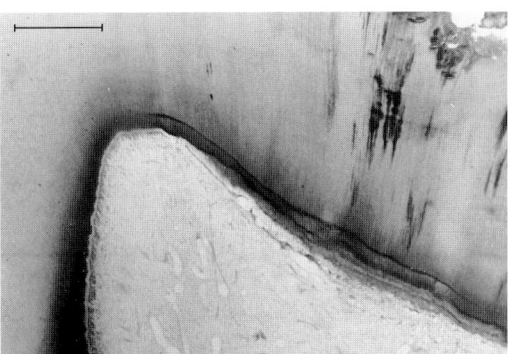

Abb. 2-19 Zahnschliff zur Darstellung der Pulpa und des umgebenden Dentins. Reizdentinbildung unterhalb des kariösen Defekts im Bild rechts oben (Maßstabsmarke: 1 mm)

Da die Odontoblasten zeitlebens Dentin produzieren können, werden sie auch bei einem kariösen Angriff besonders aktiviert. Sie produzieren dann, am Ende der von Karies befallenen Kanäle, besonders schnell das sog. **Reizdentin** (Abb. 2-19). Wenn hier nicht zahnärztlich eingegriffen und die Karies beseitigt wird, bietet das Reizdentin keinen Schutz: die Karies ist schneller und setzt ihre Zerstörung in der Pulpa fort.

2.7 Pulpa: Entstehung und Struktur

Die reife Zahnglocke hat das unter ihr liegende mesenchymale Gewebe zur **Zahnpapille** geformt. Die Zellen an ihrer Außenschicht haben sich zu Odontoblasten differenziert, die das Dentin bilden.

Die Zahnpapille wird vom wachsenden Dentin zunehmend eingeschlossen und entwickelt sich zur bindegewebigen Pulpa. Durch das spätere Foramen apicale an der Spitze der Zahnwurzel ziehen **Arterien**, **Venen** und **Nerven** in die Pulpa, die sich dort weiter aufteilen und fein verzweigen. Außerdem befinden sich in der Pulpa eine Vielzahl von **Ersatzzellen** und **Abwehrzellen**. Besonders unterhalb der Odontoblastenschicht entlang des Dentins verflechten sich die Nerven und Gefäße, die der empfindlichen Reizaufnahme und dem Stoffwechsel für die dauernde Dentinneubildung dienen.

Die Form der Kronenpulpa entspricht grob dem Höckerrelief des jeweiligen Zahns, denn unter jedem Höcker befindet sich ein sog. **Pulpenhorn.** Die Dentinbildung setzt sich auch im Bereich der Wurzel fort, so daß es **für jede Wurzel eine eigene Wurzelpulpa** gibt.

Durch die andauernde Dentinneubildung wird die Pulpahöhle im Laufe der Jahre kleiner und enger. Deshalb empfiehlt es sich meist, diesen Verkleinerungsprozeß bei Verletzungen der Zahnkrone im Kindes- und Jugendalter (Eckenaufbau nach Schneidekantenfraktur, ausgedehnte Kronenpräparationen) abzuwarten, bevor endgültige restaurative Maßnahmen getroffen werden. Erst wenn die Dentinschicht dick genug und die Pulpa weit genug entfernt ist, fügen ihr die Präparation und die eingesetzten Materialien keinen dauerhaften Schaden mehr zu.

2.8 Zement: Entstehung und Struktur

Die Zahnwurzel ist an ihrer Außenseite vollständig mit einer dünnen Zementschicht überzogen, die dünner als 0,5 mm ist.

Gebildet wird das Zement von den **Zementoblasten,** die aus dem Zahnsäckchen entstammen. Sie produzieren eine Grundsubstanz, die verkalkt. Wenn die zementbildenden Zellen vom Zement eingemauert sind, werden sie **Zementozyten** genannt. In diese Zementschicht strahlen die **Haltefasern** ein (Abb. 2-20), die sich zwischen Zahn und Knochen ausspannen, und so dem Zahn seinen festen, aber elastischen Halt im Alveolarknochen verleihen.

> Das Zement bleibt lebenslang erhalten, es findet sogar ein andauernder Zuwachs in sehr dünnen Schichten statt.

Aufgrund des Gehalts an Zellen und Fasern werden verschiedene Arten von Zement beschrieben, die sich nur mikroskopisch voneinander unterscheiden lassen.

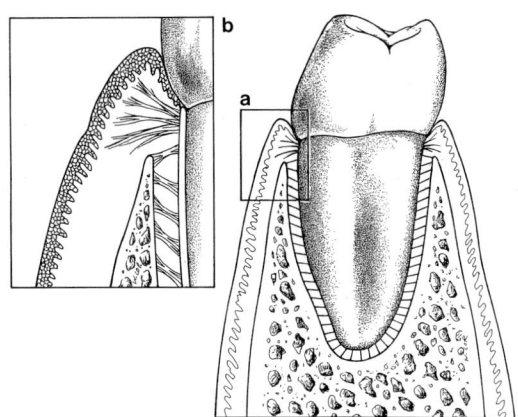

Abb. 2-20 Haltefasern der Zähne (schematische Darstellung): **a)** Übersicht, **b)** Ausschnitt.

Im Zahnhalsbereich grenzt die Zementschicht meist direkt an den dünn auslaufenden Zahnschmelz. Stellenweise kann das Zement den Schmelz auch etwas überlappen, an anderen Stellen kann der Zementüberzug etwas zurückgezogen sein, so daß Dentin freiliegt. Normalerweise wird dieser Bereich durch den Abschluß der Gingiva am Zahn gut geschützt. Doch bereits nach geringem Zurückweichen der Gingiva werden diese dünnen Zement-Schmelz-Schichten freigelegt und den Angriffen durch Plaque und Zahnbürste ausgesetzt. Außerdem kann es bei hohen Kraftbelastungen des Zahns, wie sie z.B. beim Knirschen und Pressen entstehen, zum Abplatzen der dünnen Schmelzschicht kommen. Viele Faktoren, die im einzelnen noch nicht alle bekannt sind, tragen zu dem Problem des empfindlichen Zahnhalses bei.

2.9 Entwicklungsstörungen

Wie allgemein im menschlichen Körper, kommen auch im Bereich der Mundhöhle Entwicklungsstörungen und Fehlbildungen vor. So gibt es beispielsweise Abweichungen von der normalen Zahnzahl, wobei zuviel oder zuwenig Zähne angelegt sein können. Am häufigsten sind einzelne Weisheitszähne,

Prämolaren und obere seitliche Schneidezähne nicht angelegt.

Es gibt auch fehlgebildete Zahnformen. Der Schmelz und das Dentin können allgemein in ihrer Struktur gestört sein, und durch zu hoch dosierte Fluoridgaben kann der Zahnschmelz fleckig weiß, dunkelgelb bis braun verfärbt werden.

2.10 Parodont

Unter dem Begriff Parodont (übersetzt: „neben dem Zahn gelegen") faßt man die Gingiva (Zahnfleisch) und das Desmodont (Geflecht der Haltefasern, mit dem der Zahn in der knöchernen Alveole aufgehängt ist) zusammen.

2.10.1 Gingiva

Wenn ein Zahn in die Mundhöhle durchbricht, durchdringt er die Zellschicht, die die Mundhöhle auskleidet. Die Zellen, die dem Zahn rundherum anliegen, kleben mit ihrer Oberfläche am zervikalen Zahnschmelz. Auf diese Weise entsteht ein kragenförmiger, dichter Abschluß zwischen der Mundhöhle und den Strukturen des Zahnhalteapparates, die unter dem Zahnfleischsaum liegen. Aufgrund ihrer Lage und ihrer Struktur unterscheidet man zwischen einer marginalen freien, einer befestigten und einer interdentalen Gingiva.

• Die **marginale freie Gingiva** ist der Bereich, der als etwa 1–2 mm dünner Saum wellenförmig den Zahnhälsen folgt.
• Daran schließt sich die **befestigte Gingiva** an. Manchmal ist sie durch eine seichte gingivale Furche von dem wellenförmigen Saum abgetrennt. Sie unterscheidet sich vor allem dadurch, daß ihre Oberfläche durch viele kleine punktförmige Eindellungen gestippelt ist. Die **Stippelung** rührt daher, daß hier von innen Haltefasern befestigt sind. An diese Zone schließt sich vestibulär und oral schon die frei bewegliche Mundschleimhaut an.

• Im Raum zwischen den Zähnen befindet sich die **interdentale Gingiva.** Sie ist zur interdentalen Zahnfleischpapille geformt und füllt diesen Approximalraum normalerweise aus.

Durch die krempenförmige Umfassung des Zahns entsteht am Zahnhals eine Furche, die als **gingivaler Sulkus** bezeichnet wird (Abb. 2-21). Er ist nur etwa 0,5 mm tief. Die Gingivazellen darunter sind auf einer Höhe von ca. 2 mm am Schmelz des Zahnhalses oder Zement angeklebt und werden als **Saumepithel** bezeichnet. Wenn der Zahnarzt die Taschentiefe sondiert, wird mit der stumpfen Sonde der Bereich dieser angeklebten Saumepithelzellen durchdrungen.

Wegen seiner Bedeutung für die Gesunderhaltung des Gingivasaumes verdient das Saumepithel eine nähere Betrachtung. An der Stelle gelegen, wo der Zahn das orale Epithel durchdringt, also einen Spalt in der Auskleidung der Körperoberfläche schafft, durch den Bakterien möglicherweise ins Innere vordringen könnten, stellt es eine funktionelle Struktur dar, die ein solches Eindringen verhindern soll.

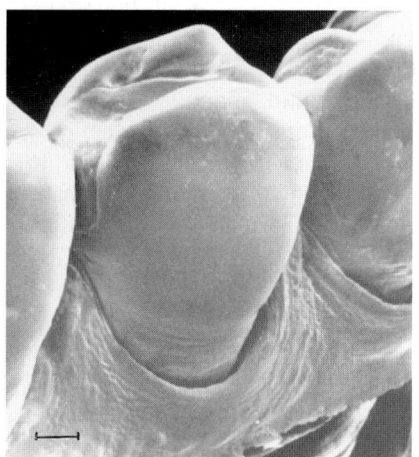

Abb. 2-21 Rasterelektronenmikroskopische Darstellung einer Abformung eines unteren Prämolaren mit umgebender Gingiva. Der Sulcus gingivae wurde vorher mit einem Retraktionsfaden etwas erweitert (Maßstabsmarke: 1 mm).

Der Aufbau des Saumepithels ist zwei-schichtig. Die dem Bindegewebe anliegende Zellschicht (Basalzellschicht) besteht aus teilungsfähigen Zellen, die eine sehr hohe Teilungsrate zeigen. Im Vergleich zum übri-gen oralen Epithel teilen sich diese Zellen ca. 20mal häufiger. In der zwischen Basal-zellschicht und Zahnoberfläche liegenden zweiten Schicht wandern die ständig ab-gegebenen Tochterzellen aus der Basalzell-schicht nach koronal zum Sulkusgrund (s. Kap. 5, Abb. 5-21). Dort sterben sie ab und werden vom Speichel fortgespült. Ins-gesamt entsteht so ein zum Sulkus gerich-teter Auswärtsstrom von Zellen, die Mikro-organismen oder deren Stoffwechselabfälle, die vom Zahnfleischsaum her einzudrin-gen drohen, zurückdrängen und in dem Bereich halten, wo die Spülwirkung des Speichels zum Tragen kommt. Der Auswärts-strom wird in seiner Abwehrfunktion kom-plettiert, indem mit diesem Strom auch stän-dig vereinzelte weiße Blutkörperchen (v.a. **Granulozyten**) mitwandern, die aus Blut-gefäßen ausgetreten sind, die im, dem Saum-epithel direkt benachbarten, Bindegewebe liegen (s. Abb. 5-21). Sie können Fremd-körper, die ihnen auf ihrem Weg begegnen, aktiv abbauen und bei Bedarf Botenstoffe absondern, die für Verstärkung der Abwehr sorgen.

Zusätzlich verfügen die direkt der Zahn-oberfläche anliegenden Zellen über eine Haftstruktur an ihrer Zellmembran, sog. **Halbdesmosomen,** mit deren Hilfe diese Zel-len an der Zahnhartsubstanz kleben. Beim Aufwärtswandern werden diese Halbdesmo-somen ständig gelöst und wieder angesetzt. Insgesamt haftet das Saumepithel also in seiner ganzen Länge am Zahn, wobei diese Haftung auch als **Epithelansatz** bezeichnet wird.

Diese Bau- und Funktionsmerkmale zu-sammengenommen versetzen das Saumepi-thel in die Lage, die an dieser Stelle not-wendige Abdicht- und Abwehrfunktion zu leisten, solange das Plaqueaufkommen am Gingivasaum ein bestimmtes Maß nicht überschreitet.

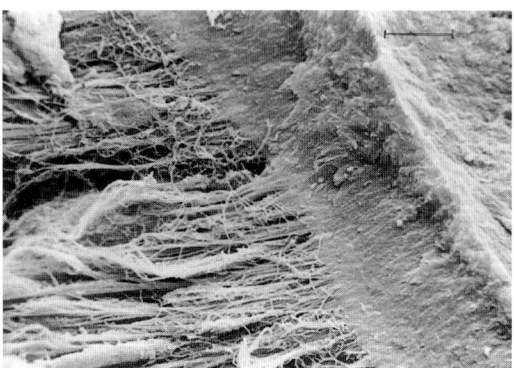

Abb. 2-22 Desmodontalfasern im rasterelektronen-mikroskopischen Bild. Am rechten Bildrand ist das Zahnzement zu erkennen, in das die Haltefasern einstrahlen (Maßstabsmarke: 5 µm).

2.10.2 Desmodont

Daran schließen sich weiter apikal die **Des-modontalfasern** an, die zwischen Alveolar-knochen und Zementoberfläche der Zahn-wurzel ausgespannt sind (s. Abb. 2-20).

Die Haltefasern werden als **Sharpey-Fasern** (Abb. 2-22) oder auch als **Wurzelhaut** bezeichnet. Sie werden von den Fibroblasten (fasernbildende Zellen) gebildet, die aus dem Zahnsäckchen kommen. Aufgrund ihrer Mikrostruktur sind sie gewellt und elastisch; sie verlaufen vom Knochen zum Zahn in ihrer Hauptrichtung schräg nach unten. Auf diese Weise ist der Zahn federnd aufgehängt.

Man darf sich den desmodontalen Halte-apparat des Zahns nicht als statisches Gebilde vorstellen, das nach seiner Entwicklung keine Veränderungen mehr erfährt. Vielmehr unter-liegen die Wurzelhaut und der Alveolarkno-chen ständigen Erneuerungs- und Umbau-prozessen, die durch die im Parodontalspalt beheimateten Zellen geleistet werden können (z.B. bei kieferorthopädischen Zahnbewegun-gen oder veränderten funktionellen Bedin-gungen nach Eingliederung von Zahnersatz oder Verlust des Antagonisten). Da im Lauf der Zeit auch ständig Sharpey-Fasern regene-riert werden müssen, muß auch immer neues Wurzelzement angetragen werden, um die neugebildeten Fasern an der Zahnwurzel zu befestigen. Die Wurzelzementschicht wird deshalb mit zunehmendem Alter dicker.

Zwischen den Fasern befindet sich eine Vielzahl von fein verästelten **Blutgefäßen,** die neben der Blutversorgung den Zahn zusätzlich in der Alveole dämpfen. Außerdem liegen in den Faserzwischenräumen Zellen für die Immunabwehr, und es verlaufen fein verästelt **Nervenfasern,** mit deren Hilfe wir mit den Zähnen Tastempfindungen aufnehmen können.

Von der Pulpa ziehen außer dem größeren Foramen apicale an der Wurzelspitze auch seitlich mehrere Kanäle in den Desmodontalraum. Durch diese Seitenkanäle laufen ebenfalls Nerven und Gefäße.

Im Falle einer entzündlichen Erkrankung der Pulpa kann sich diese Entzündung durch die Verbindungsgänge auch auf den Desmodontalspalt ausdehnen. Der Zahn schmerzt dann sehr bei Druck, und im Röntgenbild erscheint der Desmodontalspalt verdickt.

3 Speichel

Claudia R. Barthel

Speichel ist eine Flüssigkeit, die aus den Sekreten der Speicheldrüsen besteht, vermischt mit Speiseresten, abgeschilferten Epithelresten und Mikroorganismen. Die Speichelflüssigkeit wird an verschiedenen Orten im Mund, in den sog. **großen Speicheldrüsen,** produziert:

- Ohrspeicheldrüse (Glandula parotis),
- Unterkieferspeicheldrüse (Glandula submandibularis),
- Unterzungenspeicheldrüse (Glandula sublingualis).

Diese Drüsen bestehen aus zahlreichen kleineren Drüsen, die ihre Flüssigkeit in einen gemeinsamen Ausführungsgang abgeben. Zusätzlich existieren am Gaumen, in den Wangen und Lippen viele kleine Drüsen, die ihre Flüssigkeit direkt in die Mundhöhle abgeben.

3.1 Zusammensetzung

Neben Wasser enthält Speichel Eiweiße, Elektrolyte, Fette, Glykoproteine, Kohlenhydrate, Enzyme und Antikörper. Die Sekrete der verschiedenen Drüsen variieren in Menge und Zusammensetzung. So bilden die in der Schleimhaut verteilten Drüsen und die Unterkiefer- und Unterzungendrüsen ein eher muköses (schleimiges) Sekret, während die Ohrspeicheldrüsen einen serösen (wäßrigen) Speichel abgeben.

> Die Speichelzusammensetzung unterscheidet sich je nachdem, ob es sich um **Ruhespeichel** oder um **stimulierten Speichel** handelt. Bei stimuliertem Speichel werden mehr Ionen, z.B. Kalziumionen, abgegeben, was für Remineralisationsvorgänge an den Zahnoberflächen von großer Bedeutung ist.

3.2 Speichelbildung

Der Speichelfluß kann durch verschiedene **Reize** ausgelöst werden. Berührung, Geschmack, Geruch und Kaubewegung führen zu vermehrter Speichelsekretion, ebenso können aber auch Medikamente oder psychische Einflüsse den Speichelfluß verändern. Stellen Sie sich einmal intensiv vor, sie würden in eine Zitrone beißen! Normalerweise müßte sich jetzt Ihr Speichelfluß sprunghaft erhöhen. Allein die Vorstellungskraft vermag also, den Speichelfluß zu beeinflussen.

3.3 Speichelmenge

Die Oberflächen im Mund sind ständig mit einem Film von $1/1000$ bis $1/100$ mm Dicke überzogen. Normalerweise sind nie mehr als ca. 0,5 ml Speichel im Mund vorhanden, überschüssige Flüssigkeit läuft passiv in die Speiseröhre, wird aktiv geschluckt oder nach außen abgegeben (zum Vergleich: für eine Anästhesie im Mund werden 2-ml-Ampullen eingesetzt, 0,5 ml entsprechen also $1/4$ einer zahnärztlichen Anästhesie).

Die Speicheldrüsen sezernieren täglich etwa 0,75–1,5 l Speichel, in der Nacht wird nur ein Bruchteil dessen abgegeben, was tagsüber abgesondert wird. Die Sekretion bei Stimulation (z.B. durch Kauen) liegt pro Minute zwischen 1,5 und 10 ml, im Ruhezustand (z.B. nachts) zwischen 0,25 und 0,35 ml.

3.4 Funktion

Speichel ist zwar für die **Gesunderhaltung** der Zähne und der Schleimhäute unbedingt nötig, er ist jedoch auch das **Transportmittel**, das die Mikroorganismen an die Zahnoberfläche bringt und ihnen das Nährsubstrat anspült. Er hat im wesentlichen die Funktion, die Schleimhäute **vor Austrocknung zu bewahren,** sie für Muskelbewegungen und das Sprechen elastisch zu machen, die Nahrung einzuspeicheln und für den Schluckvorgang gleitfähig zu machen.

Durch seine **Spülfunktion** wird den Mikroorganismen die Anheftung an die Oberflächen im Mund erschwert, Essensreste, abgeschilferte Epithelzellen und Bakterien werden aus der Mundhöhle in den Magen-Darm-Trakt transportiert.

Gleichzeitig liefert der Speichel jedoch die Bausteine für die Bildung des sog. **Pellikel.** Dieses Pellikel ist eine dünne Schicht aus Glykoproteinen und Polysacchariden, die den Zahn bereits wenige Minuten nach vollständiger Reinigung überzieht und die Grundlage für die Anheftung kariogener Bakterien bildet.

Zusätzlich zeigt der Speichel durch seine verschiedenen Bestandteile eine Vielzahl wichtiger Funktionen:

- Das Epithel wird durch die Schleimkomponenten und durch **Immunglobuline (IgA),** die der spezifischen Abwehr dienen, gegen Mikroorganismen oder deren Bestandteile und Stoffwechselprodukte geschützt.
- Gleiches gilt für die Zahnhartsubstanzen, die durch Bereitstellung **remineralisierender Ionen,** wie z.B. Kalzium- , Phosphat- und Fluorionen und durch Puffersysteme Schutz erhalten.
- Zudem enthält der Speichel Komponenten, die gewisse Hemmfunktionen gegenüber oralen Mikroorganismen haben. Ein Beispiel hierfür ist das **Lysozym,** ein Enzym, das imstande ist, die Zellhüllen von Bakterien anzulösen und dadurch zu töten.
- Andere Enzyme, wie **Laktoferrin,** hemmen den Stoffwechsel der Bakterien und „hungern" sie dadurch aus.

- Ein weiteres Enzym, die **Amylase,** ist nicht nur nützlich: Sie hilft zwar dem Verdauungstrakt, indem sie langkettige Kohlenhydrate spaltet und damit eine gewisse Vorverdauung leistet, andererseits werden die Kohlenhydrate dadurch auch für die Mikroorganismen leichter vergärbar und können zu karieserzeugenden Säuren verstoffwechselt werden.

> Eine der wichtigsten Funktionen des Speichels ist darin zu sehen, daß er schädliche Nahrungsbestandteile schnell und effektiv verdünnen und wegspülen kann.

Neben dieser mechanischen Spülfunktion besitzt der Speichel ein extrem effektives System zur **Abpufferung von Säuren,** seien es durch die Nahrung zugeführte oder durch bakterielle Vergärung entstandene Säuren. Der wichtigste Puffer ist der sog. **Bikarbonat-Puffer.** Er besteht aus drei Komponenten: Bikarbonat, Kohlensäure und Kohlendioxid und ist imstande, Säuren zu neutralisieren.

Ein ähnliches Puffersystem existiert als sog. **Phosphatsystem.** Hierbei wird zur Pufferung der Hydroxylapatit der Zahnhartsubstanzen herangezogen. Dieses System zeigt zwar im sauren Bereich (pH < 7) nur eine geringe Wirkung, ist jedoch im basischen Milieu (pH > 7) von großer Bedeutung. Bei basischen pH-Werten kommt es zu einer Übersättigung durch Kalziumphosphate. Dadurch entsteht Zahnstein.

> Der Phosphatpuffer kann mithelfen, die Bildung von Zahnstein zu verhindern, indem er das basische Milieu beeinflußt.

Einen sehr wichtigen Faktor stellt die Tatsache dar, daß systemisch zugeführtes **Fluorid** über die Speicheldrüsen in die Mundhöhle abgegeben werden kann.

> Bereits geringste Mengen von Fluorid können eine wirksame kariesprophylaktische Wirkung entfalten (s. Kap. 9).

Wie wichtig Speichel für die Gesundheit von Zähnen und Schleimhäuten ist, zeigt sich bei Patienten, die an **Mundtrockenheit** leiden. Dies kann eine Folge der Einnahme bestimmter Medikamente oder einer Strahlentherapie im Bereich des Kopfes sein, die häufig zur Schädigung von Speicheldrüsen führt.

Solche Patienten haben bei entsprechend zuckerhaltiger Ernährung einen so rapiden Karieszuwachs, daß es nur durch besonders intensive prophylaktische Betreuung möglich ist, einen völligen Zusammenbruch des Gebisses zu verhindern.

> Der Speichel spielt für die Gesunderhaltung der oralen Strukturen eine wichtige Rolle. Seine Funktion als Säurepuffer und die remineralisierende Wirkung auf die Zahnhartsubstanzen sind dabei besonders hervorzuheben. Aus diesem Grunde ist auch das Kauen von zuckerfreiem Kaugummi zu befürworten, denn hierbei wird der Speichelfluß stimuliert, es wird ein überwiegend seröser und damit ionenreicher Speichel an die Mundhöhle abgegeben. Dadurch werden die Reparaturmechanismen an den Zahnhartsubstanzen unterstützt.

4 Zahnbeläge

Jean-François Roulet

4.1 Schmelzoberhäutchen (Pellikel)

4.1.1 Definition

Das Schmelzoberhäutchen ist ein erworbener dünner **Überzug der Zähne.** Es muß von den aus dem Zahnbildungsprozeß herrührenden Schmelzüberzügen, die allerdings sehr bald nach dem Durchbruch verschwinden, klar unterschieden werden. Das Pellikel wird auf einem gereinigten Zahn innerhalb von Sekunden gebildet, wenn dieser dem Speichel ausgesetzt ist. Es setzt sich vorwiegend aus Speichelglykoproteinen und Mukopolysacchariden zusammen.

4.1.2 Entstehung

Die durch positive und negative Ionen gekennzeichnete Schmelzoberfläche tendiert sofort dazu, sich beim Eintauchen in Speichel mit einer dünnen Schicht entgegengesetzt geladener Ionen aus dem Speichel zu überziehen. Die so gebildete Schicht wird **Hydratationsschicht** genannt und kann aufgrund ihrer Ladung mit weiteren geladenen Substanzen Verbindungen eingehen. Hierzu bieten sich verschiedene geladene Seitengruppen von Proteinen an, was dazu führt, daß diese Proteine mit dem Schmelz eine Verbindung eingehen. Es wird postuliert, daß die Pellikelbildung unmittelbar nach Reinigung der Zahnoberfläche einsetzt, das Pellikel aber seine endgültige Stärke erst im Laufe von etwa einer Stunde erreicht. Analysen haben ergeben, daß im Pellikel alle Aminosäuren zu finden sind, die auch als Bausteine für die Speichelproteine verwendet werden.

4.1.3 Funktion

Als Funktion des Pellikels werden mehrere Dinge diskutiert. Es soll eine **Schutzfunktion** ausüben, indem es bis zu einem gewissen Maß säureresistent ist. Ferner kann das Pellikel einen Schutz gegen Verschleiß des Schmelzes bieten, da es zäh an seiner Oberfläche haftet. Es könnte auch als Reservoir für Fluorionen dienen, die den Schmelz vor Karies schützen können.

Als eine unerwünschte Funktion des Pellikels ist zu nennen, daß es als **initialer Verankerungspunkt für Mikroorganismen** dienen kann.

4.2 Gefärbte Beläge

4.2.1 Eingelagerte körperfremde Farbstoffe

In das Pellikel können körperfremde (exogene) Farbstoffe (Pigmente) eingelagert werden, so daß die Zähne verfärbt erscheinen. Die Herkunft dieser Farbstoffe kann sehr verschieden sein:

- **Nahrung:** Früchte (z.B. Blaubeeren, Brombeeren, schwarze Kirschen), rote Bete, Lebensmittelfarbstoffe (in Joghurt, Bonbons, Eis usw.), Cola, Tee, Kaffee und Rotwein,
- **Teer** aus Tabakwaren,
- **Chemikalien,** vor allem geladene Moleküle, wie z.B. das Bisguanin-Chlorhexidin-Digluconat. Ferner Plaquerelevatoren (Abb. 4-1), Zinnfluorid, Eisensulfid (z.B. aus Arzneimitteln) usw.,
- **pigmentbildende Bakterien** können ebenfalls zu allerdings lokal begrenzten Verfärbungen (schwarze, grüne und orange Beläge) führen.

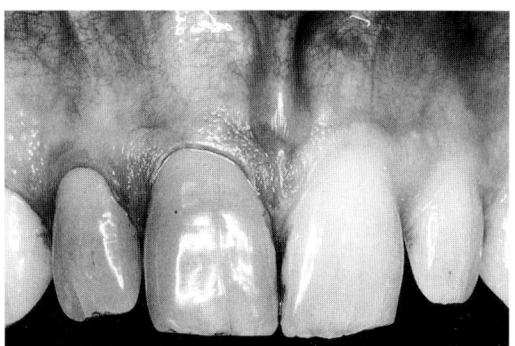

Abb. 4-1 An den Zähnen 11 und 12 wurde das Pellikel mit einem Plaquerelevator eingefärbt.

Die durch exogene Pigmente verursachten Verfärbungen betreffen oft die gesamte Zahnoberfläche mehrerer Zähne und sind manchmal sehr schwer entfernbar. So erscheinen die häßlichen Verfärbungen, z.B. durch Chlorhexidin, als gewichtiger Nachteil bei der chemischen Beeinflussung der Plaque. Dies sollte bei der Unterstützung der mechanischen Mundhygiene durch Chlorhexidinspülungen immer bedacht werden.

Bei Tabakwaren lagern sich die Farbstoffe entsprechend der Konzentrationsverteilung des Rauches in der Mundhöhle ab, z.B. bei Pfeifenrauchern vor allem lingual im Frontbereich.

Eher selten finden sich durch chromogene (pigmentbildende) Bakterien hervorgerufene Verfärbungen der Zähne. Sie werden als „black stain", „green stain" oder „orange stain" bezeichnet. Diese Verfärbungen kommen bevorzugt in geschützten Zonen (s. Kap. 4.3.4) vor und verschwinden meist mit dem Erreichen der Pubertät.

„Black stain"

Diese Beläge manifestieren sich als braunschwarze, 0,5–1 mm breite Linie, die **girlandenförmig parallel zum Gingivalsaum** verläuft und in der Regel an **allen Zähnen** zu sehen ist. „Black stain" ist schwer entfernbar und tritt bei 10–20% der 6- bis 15jährigen Kinder auf.

Bei diesem Belag handelt es sich um eine spezielle Form der Plaque (s. Kap. 4.3), da er aus dichtgepackten Bakterien (meist grampositive Stäbchen) und einer Matrix besteht. Die schwarze Farbe ist unlösliches Eisensulfid, das wahrscheinlich aus Schwefelwasserstoff (aus dem Stoffwechsel der Bakterien) und Eisen (aus dem Speichel) gebildet wird.

„Green stain"

Die grünen Beläge sind meist auf die **labialen Flächen der oberen Frontzähne** beschränkt. Sie treten bei 3–6% der Kinder auf, manifestieren sich als schmutzig-grüne, diffuse Beläge, die das **zervikale Drittel** der Zähne bedecken und schwer entfernbar sind.

Ihre Zusammensetzung ist unbekannt. Für die Farbe werden neben chromogenen Bakterien und Pilzen Chlorophylleinlagerungen oder Blutpigmente diskutiert.

„Orange stain"

Diese seltenen Beläge findet man im **zervikalen Drittel der Labial- und Lingualflächen** sowohl der Front- als auch der Seitenzähne. Die weichen hellroten bis orangefarbenen Beläge bestehen aus verschiedenen Bakterien, die nicht genau bekannt sind.

Weiche Beläge (materia alba)

Auf Zähnen findet man oft auch **lockere weißlich-gelbliche Beläge,** die als „materia alba" bezeichnet werden. Es handelt sich hierbei um ein Gemisch aus Bakterien, Speiseresten und abgeschilferten Epithelzellen. Im Gegensatz zur Plaque (s. Kap. 4.3) läßt sich „materia alba" mit einem **scharfen Wasserspray entfernen.**

4.3 Plaque

4.3.1 Definition

Plaque ist eigentlich schon sehr lange bekannt. Der Erfinder des Mikroskops,

Anthony van Leuvenhoeck, hat in seinem berühmten Brief an die Royal Society of London 1683 schon sehr genau mikrobielle Zahnbeläge beschrieben, die wir heute Plaque nennen. Er schrieb: „I noticed one of my back teeth up against the gum, was coated with ... matter ... and there were such an enormous number of living animalcules here, that I imagined I could see a good 1000 of them in a quantity of this material that was no bigger than a hundredth part of a sand grain." (Ich beobachtete, daß einer meiner Seitenzähne entlang des Zahnfleischrandes mit einem Material bedeckt war ..., und darin gab es eine so unglaubliche Anzahl von lebenden Tierchen, daß ich mir einbildete, gut tausend davon in einer Menge dieses Materials zu sehen, die nicht größer war als der hundertste Teil eines Sandkorns.)

Der Begriff Plaque geht auf *G.V. Black* zurück, der ihn 1898 erstmals erwähnte. Er beschrieb die Zahnbeläge als „gelatinous microbic plaques". Es folgten Versuche der genaueren Beschreibung, wobei *Mühlemann* Plaque deutlich von anderen Belägen abgrenzte, indem er sie als festhaftenden Bakterienbelag bezeichnete, der sich im Gegensatz zur „materia alba" nicht wegspülen läßt.

Riethe (1980) hat eine Definition formuliert, die in kurzer Form alles sagt:

> „Plaque: Festhaftender, histologisch strukturierter Belag von lebenden und toten Mikroorganismen in einer polysaccharid-glykoproteinreichen Matrix, der das Produkt mikrobieller Stoffwechselaktivität und Vermehrung darstellt."

4.3.2 Mikroorganismen in der Mundhöhle

Da Mikroorganismen einen wesentlichen Bestandteil der Plaque darstellen, muß man sich zum besseren Verständnis der Strukturen und der Funktionen der Plaque zuerst mit allgemeinen Fragen der Mikrobiologie auseinandersetzen.

Die Mundhöhle als großes Ökosystem wird bei der Geburt oder kurz danach von Mikroorganismen besiedelt. Diese Besiedelung ist sehr differenziert zu sehen, da die Bedingungen in der Mundhöhle lokal unterschiedlich sind und **jede Region als eigenes Ökosystem** betrachtet werden muß. In jedem dieser Ökosysteme herrschen andere Lebensbedingungen (z.B. „Störungen" durch die Zahnbürste, Entzündungsgrad einer Zahnfleischtasche, lokales Angebot an Zucker, schlechte Umspülung der Oberkiefer-Frontzähne mit Speichel beim Mundatmer usw.), die zu einer spezifischen Selektion von Mikroorganismen führen, da deren Leben oft an ganz spezielle Umweltbedingungen geknüpft ist.

Die Welt der Mikroorganismen kann nach verschiedenen Kriterien eingeteilt werden, deren Verständnis hilfreich ist. Bakterien lassen sich infolge ihrer Morphologie (Form) in folgende drei Grundtypen gliedern:

- **kugelförmige Bakterien** (Kokken, z.B. Streptokokken, Staphylokokken),
- **gerade Stäbchen** (Vibrionen, Bazillen) (z.B. Laktobazillen = Milchsäurebakterien, Aktinomyzeten, Bakteroides usw.),
- **gekrümmte Stäbchen** (Spirillen), auch Schrauben genannt.

Die bekannte Einteilung nach **grampositiv** und **gramnegativ** bezieht sich auf eine Färbereaktion im Laboratorium. Auf Grund der Zellwandstruktur der Bakterien können gramnegative Zellen bestimmte Farbstoffe in der Zellwand nicht festhalten und werden bei einer Gegenfärbung entfärbt. Für Kliniker hat diese Unterscheidung mehr als nur akademischen Wert. Man kann von der Einteilung nach dieser Färbemethode ableiten, auf welche Mikroorganismen bestimmte Antibiotika (z.B. Penicillin) wirken, da diese häufig an der Zellwand angreifen.

Eine weitere Unterteilung orientiert sich an den allgemeinen Lebensbedingungen bzw. dem Sauerstoffgehalt der Umgebung:

- **aerobe Keime** benötigen Sauerstoff für ihren Stoffwechsel,

- **fakultativ anaerobe Keime** kommen ohne Sauerstoff aus, können aber auch mit Sauerstoff leben,
- **anaerobe Keime** können nur in Abwesenheit von Sauerstoff existieren.

Diesbezügliche Veränderungen der Lebensbedingungen kommen in der Mundhöhle sehr oft vor. So werden in tiefen Taschen bevorzugt anaerobe Keime vorhanden sein, da Sauerstoff nur schwer bis in solche Regionen gelangen kann. Ebenso führt die Zunahme von Alter und Dicke der Plaque zu einer positiven Selektion von Anaerobiern, weil die Plaque selbst für Sauerstoff ein Diffusionshindernis darstellt.

4.3.3 Stoffwechsel der Mikroorganismen

Mikroorganismen produzieren aus einfachen organischen oder anorganischen Molekülen neues Zellmaterial und Energie. Beides wird für die Zellteilung (d.h. das Wachstum) der Mikroorganismen benötigt. In der Regel wird Zucker (im chemischen Sinne) als Nahrungsquelle benötigt, der mit Hilfe eines intrazellulären Enzymsatzes durch Glykolyse abgebaut wird. Endprodukte dieser Stoffwechselaktivität sind **organische Säuren,** die bei der Kariesentstehung eine wichtige Rolle spielen (Abb. 4-2).

Nebst Zucker benötigen Mikroorganismen zum Wachstum viele andere Nährstoffe, die im Speichel vorkommen. Unter optimalen Bedingungen, d.h. bei uneingeschränktem Nahrungsangebot, vermehren sich Mikroorganismen exponentiell. Wird aber das Nahrungsangebot gedrosselt, so verlangsamt sich das Wachstum, wobei die Konzentration der Nährstoffe der das Wachstum begrenzende Faktor ist. In der Mundhöhle existieren normalerweise Bedingungen, die einerseits durch eine niedrige Nährstoffkonzentration im Speichel und andererseits durch ein Überangebot an Zucker zuzeiten der Nahrungsaufnahme und unmittelbar danach gekennzeichnet sind.

Für die Entwicklung von Keimpopulationen spielt nicht nur die **Nährstoffkonzentra-**

tion als limitierender Faktor eine wichtige Rolle, sondern auch die Fähigkeit der Keime, noch mit geringeren Konzentrationen eine relativ hohe Wachstumsrate zu erzielen. Diese pegelt sich dann aber auf einem bestimmten, von weiterer Konzentrationserhöhungen der Nährstoffe unabhängigen Niveau ein. Solche Keime haben vor allem in Zeiten der „Hungersnot" Vorteile gegenüber anderen Keimen. Sie werden als **„Sammler"** bezeichnet, weil sie die letzten Nahrungsreste aufsammeln.

Umgekehrt gibt es andere Keime, die zwar eine geringere Affinität zum Substrat haben, dieses aber über weite Bereiche konzentrationsabhängig ausnutzen können. Solche Keime sind die **„Ausbeuter"** in guten Zeiten, weil sie das Substrat wesentlich effizienter verwerten können.

Ein weiterer Faktor kann das Wachstum der Mikroorganismen beeinflussen: der pH-Wert. In der Regel gedeihen Mikroorganis-

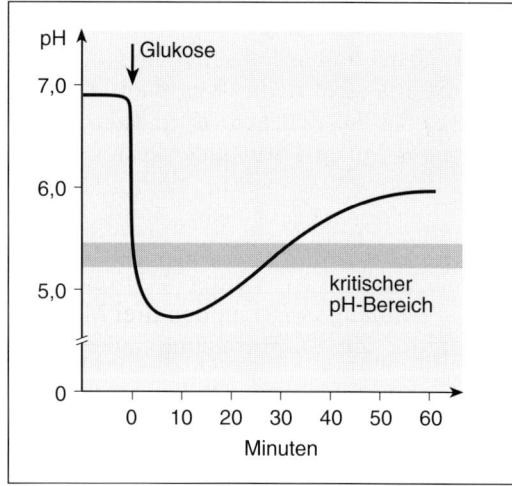

Abb. 4-2 Typischer pH-Verlauf in der Plaque nach Spülung mit einer 10%igen Glukoselösung. Wenige Minuten nach Applikation der Glukose sinkt der pH-Wert unter die kritische Schwelle und erreicht erst nach 30–60 min wieder den Ausgangswert (Stephan-Kurve; nach: *Hellwig, E., Klimek, J., Attin, T.:* Einführung in die Zahnerhaltung. Urban & Schwarzenberg, München–Wien–Baltimore 1995.

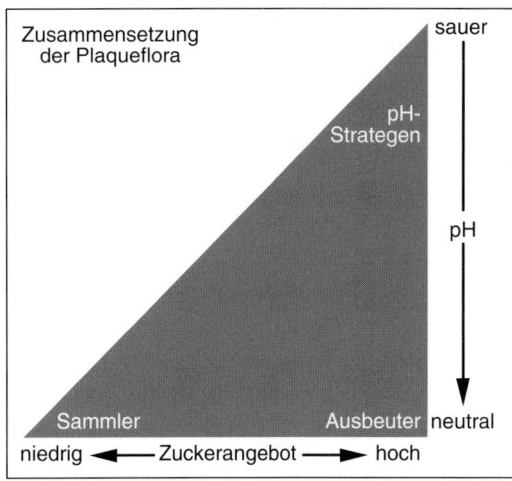

Abb. 4-3 Zusammensetzung mikrobieller Beläge in Abhängigkeit von Umweltbedingungen.

men nur in einem relativ engen Bereich zwischen pH 6 und 8. Werden in Zeiten eines Nahrungsüberangebotes große Mengen an Stoffwechselendprodukten (organische Säuren) angehäuft, so kommt es zu einer drastischen pH-Absenkung in den Bereich von pH 5. Hier können nur noch Keime existieren, die über Schutzmechanismen verfügen, um mit der Säure leben zu können. Diese Keime werden **„pH-Strategen"** genannt. Man trifft sie vor allem dann in Zahnbelägen an, wenn zuckerreiche Nahrung eingenommen wurde, die die Produktion von organischen Säuren fördert. Abbildung 4-3 zeigt den Zusammenhang zwischen den drei Möglichkeiten der Zusammensetzung mikrobieller Beläge.

Grundsätzlich besitzen Mikroorganismen die Fähigkeit, Glukose in die Zelle aufzunehmen und intrazellulär in der Regel über die Glykolyse abzubauen. Viele einzelne Spezies verfügen über Modifikationen und Spezialitäten im Umsetzen von Substrat, auf die im Detail nicht eingegangen werden soll. Es werden lediglich jene Punkte herausgearbeitet, die bezüglich der Kariesentstehung und Kariesprophylaxe von Bedeutung sind.

Enzyminduktion

Enzyme sind Biokatalysatoren, die benötigt werden, um die einzelnen Schritte in der Reaktionskette von der Glukose zur Säure zu ermöglichen. Sie beteiligen sich an den Reaktionen, werden dabei aber nicht aufgebraucht. Neben der Standardausstattung an Enzymen (für die Glykolyse) besitzen Mikroorganismen auch noch andere Enzymsysteme, mit denen sie in der Lage sind, außer Glukose andere Zucker oder Zuckeralkohole abzubauen und zu verwerten. Die Baupläne hierzu sind im Zellkern als sog. Strukturen vorhanden. Bei Bedarf werden nach diesen Plänen Enzyme synthetisiert. Aufgrund von sinnvollen Regulationsmechanismen erfolgt diese Synthese nur dann, wenn das übliche Substrat (Glukose) nicht vorhanden ist und wenn ein Generationswechsel stattfindet, d.h. die Bakterien sich vermehren.

Dies bedeutet, daß durchaus biochemisch abbaubare Zuckeralkohole (z.B. Sorbit) zum Süßen verwendet werden können, weil deren Abbau in den Mikroorganismen der Plaque so langsam erfolgt, daß keine relevanten Säuremengen, die zu Karies führen, entstehen.

Substrathemmung oder „Zuckertod"

Mikroorganismen, die auch bei geringem Substratangebot überleben können, haben einige Mechanismen zur besseren Ausnutzung des Zuckers entwickelt. Bei großem Substratangebot bzw. hoher Substratkonzentration diffundiert viel Substrat in die Zelle hinein. Der gesteigerte Abbau führt dann zu einer Anhäufung von Zwischenprodukten des Stoffwechsels. Bei Mikroorganismen in der Mundhöhle, die in der Regel „nahe am Hungertod" leben, sind plötzliche Änderungen in der Zuckerkonzentration, die sich um einen Faktor von bis zu 10 000 erhöhen kann, extrem gefährlich und können zum „Zuckertod" führen.

Einige Mikroorganismen haben deshalb Abwehrmechanismen entwickelt, die es erlauben, schnell viel Zucker abzubauen, ohne daß es zu gefährlichen Anhäufungen von Zwischenprodukten kommt. Diese als „lactate gate" bezeichneten Mechanismen helfen gegen den „Zuckertod", indem Glukose schnell abgebaut werden kann. Außerdem wird Glukose in Form von Glykogen in der Zelle gespeichert, wodurch ein Überangebot an Substrat verhindert werden kann. Das „lactate gate" besitzt bei manchen Mikroorganismen eine Schlüsselfunktion. Bei Streptokokken und Laktobazillen ist es besonders wirksam, weil die notwendigen Enzyme zur Grundausstattung dieser Mikroorganismen gehören.

> Das „lactate gate" spielt bei der Kariesentstehung eine wichtige Rolle, da es die Bildung großer Mengen von Laktat ermöglicht, die den Schmelz demineralisieren können.

In manchen Fällen können die Mikroorganismen dem „Zuckertod" jedoch nicht entrinnen, so z.B. bei der Aufnahme von **Xylit**. Dieser Zuckeralkohol wird in der Zelle zu einem Stoffwechselprodukt abgebaut, das nicht schnell genug weiterverarbeitet werden kann, was zum Zelltod führt und u.a. die **antikariogene Wirkung** von Xylit erklärt.

Synthese von intrazellulären Polysacchariden

Mikroorganismen benötigen Energie nicht nur zum Wachstum, sondern auch, um ihren Stoffwechsel zu unterhalten. Wenn keine Energie aus von außen kommendem Substrat produziert werden kann, muß die Zelle auf **interne Reserven** zurückgreifen. Hierzu bilden die Mikroorganismen bei einem Überangebot von Zucker lösliche Polysaccharide (Glykogen), die in Zeiten der Not schnell zur Energiegewinnung herangezogen werden können. Sie spielen bei der Kariesentstehung ebenfalls eine wichtige Rolle.

Synthese von extrazellulären Polysacchariden

Manche Bakterien in der Mundhöhle, wie z.B. Streptococcus mutans oder Streptococcus salivarius, können wasserunlösliche Polysaccharide bilden, die als Gerüstmaterial für eine Matrix verwendet werden, in die die Mikroorganismen eingelagert sind. S. mutans verfügt über extrazelluläre Enzyme, Glukosyltransferasen genannt, die die Verwendung von Saccharose zum Aufbau solcher Polysaccharide erlauben. Die **Spaltung der Saccharose** in jeweils ein Molekül Fruktose und Glukose setzt Energie frei, die dazu verwendet wird, aus den Glukose-Bestandteilen das unlösliche Polysaccharid **Mutan** aufzubauen, das eine steife, sich zu Fasern aggregierende Substanz ist.

Die Bedeutung der Saccharose für die Kariesentstehung ergibt sich also zum einen aus der Tatsache, daß die Plaque durch die Synthese der so wichtigen Matrixsubstanz sehr schnell große Volumina erreicht, die mehr Mikroorganismen Lebensraum bieten können. Zum anderen stellt die Saccharose auch das Hauptnahrungsmittel für die Plaquebakterien dar.

> Saccharose ist also Nahrung und Baustoff zugleich. Somit kann genügend Säure produziert werden, die zur Entkalkung des Schmelzes führt.

4.3.4 Entstehung und Struktur der Plaque

Die Mikroorganismen im Speichel kommen immer wieder mit den vom Pellikel überzogenen Zahnflächen in Berührung und bleiben dort vermutlich über sehr **spezifische Haftmechanismen** oder **Van-der-Waals-Kräfte** hängen. Gemäß dem ökologischen Konzept des Wachstums der Mikroorganismen in der Mundhöhle können sie dort haftenbleiben und sich vermehren, wo günstige Gegebenheiten vorgefunden werden (ökologische Nische).

Betrachtet man die Zahnmorphologie, so wird schnell klar, daß es Zonen gibt, in denen Wangen, Zunge und Speisen immer wieder einen scheuernden Effekt entfalten, der es den Mikroorganismen schwer macht, sich anzusiedeln (aus dieser Idee heraus wurde in früherer Zeit fälschlicherweise das Konzept der Zonen der Selbstreinigung entwickelt).

Vor diesen mechanischen Einflüssen geschützte Nischen finden sich längs des Zahnfleischsaumes (Abb. 4-4), im Approximalraum und in den Fissuren (vor allem bei Zähnen im Durchbruch ohne Antagonistenkontakt). Das sind alles auch Orte, an denen bevorzugt Karies gefunden wird (**Prädilektionsstellen der Karies**) (Abb. 4-5).

Es dauert Stunden, bis ein frisch gereinigter Zahn, der sich sofort mit einem Pellikel überzieht, von Mikroorganismen besiedelt wird. Man findet zuerst vereinzelte Kokken, die sich bevorzugt in Nischen oder Grübchen ansiedeln. Sie beginnen sich zu vermehren, und es gesellen sich Stäbchen dazu, so daß nach ca. **zwölf Stunden** die einzelnen Kolonien zu einem Bakterienrasen zusammenwach-

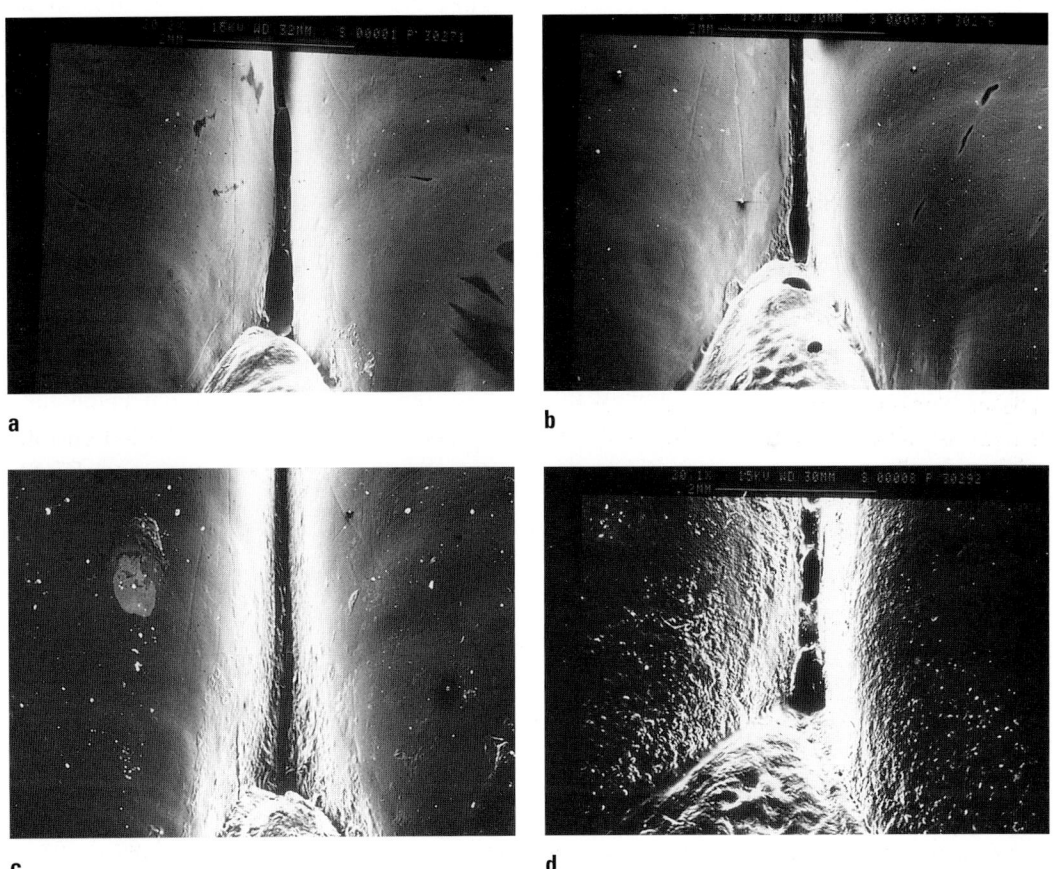

a   b

c   d

Abb. 4-4 Plaquewachstum am Zahnfleischsaum und im Interdentalraum der oberen Frontzähne (rasterelektronenmikroskopische Aufnahme). **a)** Die Zähne sind plaquefrei. **b)** Nach einem Tag sind im Interdentalraum und längs des Zahnfleischrandes einige Plaqueinseln zu sehen, die „geschützte Zone" konnte von Mikroorganismen besiedelt werden. **c)** Nach ca. drei Tagen ist das Plaquewachstum interdental nun deutlich zu sehen. **d)** Nach einer Woche ist deutlich eine dicke und ausgeprägte Plaquebildung zu erkennen.

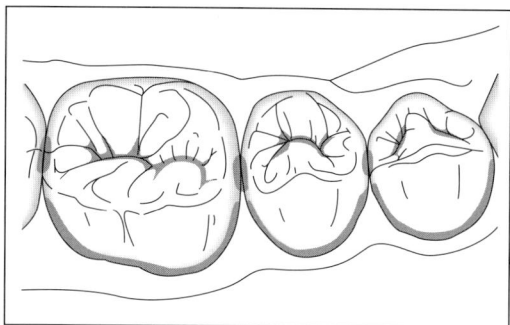

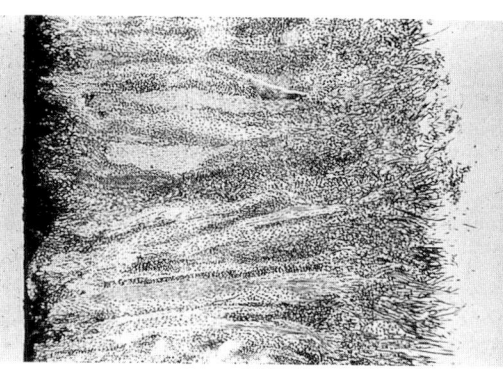

Abb. 4-5 Prädilektionsstellen der Karies, die identisch sind mit den für das Plaquewachstum günstigen „geschützten" Zonen.

Abb. 4-6 Zwei bis drei Tage alte Plaque (lichtmikroskopische Aufnahme (aus: *Rateitschak, K.H.* [Hrsg.]: Farbatlanten der Zahnmedizin. Bd. 1. Thieme, Stuttgart–New York 1984).

sen, der sich zunächst als eine einzelne Bakterienschicht darstellt. Nach weiteren Stunden nimmt dieser Bakterienrasen infolge der Vermehrung der Mikroorganismen an Dicke schnell zu und ist dadurch gekennzeichnet, daß er durch eine **extrazelluläre Matrix** zusammengehalten wird.

Nach etwa einem Tag setzt sich dieser noch gering organisierte Bakterienrasen vorwiegend aus grampositiven Kokken und Stäbchen zusammen, während Filamente nur vereinzelt gefunden werden. Erst im Laufe

des zweiten bis dritten Tages erscheinen in großer Zahl Filamente, die oft senkrecht zur Oberfläche stehen (Abb. 4-6).

In älterer Plaque (bis zu drei Wochen) nimmt der Organisationsgrad weiter zu (Abb. 4-7). Man findet an der Oberfläche vereinzelte dominierende Kolonien, die sich vom allgemeinen Bakterienrasen abheben. Ferner kann man sog. „Maiskolben"-Konfigurationen entdecken, die morphologisch als strukturierter Verbund zwischen Filamenten und Kokken imponieren (Abb. 4-8). Inwie-

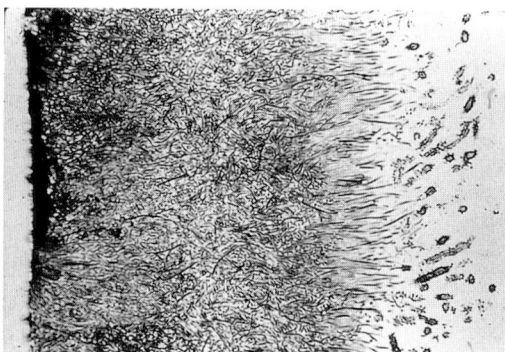

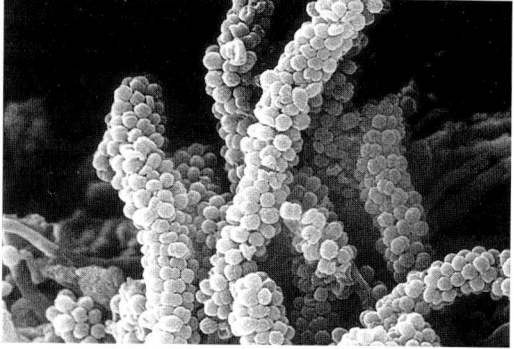

Abb. 4-7 Drei Wochen alte Plaque (lichtmikroskopische Aufnahme (aus: *Rateitschak, K.H.* [Hrsg.]: Farbatlanten der Zahnmedizin. Bd. 1. Thieme, Stuttgart–New York 1984).

Abb. 4-8 „Maiskolben"-Konfiguration in reifer Plaque: Kokken und Filamente stehen in enger geordneter Beziehung (Quelle: *Lennart Nielsen*).

weit diese Mikroorganismen symbiontische Beziehungen haben, ist unbekannt. Mit der Zeit fällt eine **vertikale Strukturierung** der Plaque auf, die in Schichten parallel zur Zahnoberfläche gegliedert werden kann. In Schmelznähe entwickelt sich eine sehr dichte Schicht, die durch einen hohen Gehalt an Matrixmaterial imponiert, während eine mittlere Schicht durch palisadenförmig angeordnete Filamente gekennzeichnet ist. In der oberflächlichen Schicht findet man Kokken im Verbund mit Filamenten eher locker angeordnet.

Es ist anzunehmen, daß jede dieser Schichten eigene Lebensbedingungen aufweist und somit unterschiedlichen Arten von Mikroorganismen Lebensvorteile bietet (O_2-Gehalt, pH-Wert, Nahrungsangebot). Es ist zu vermuten, daß das massive vertikale Wachstum in erster Linie aus Platzgründen geschieht, so etwa wie in Großstädten, wo Hochhäuser gebaut werden müssen, um alle Menschen aufzunehmen.

Im Laufe der Plaqueentwicklung verändern sich ständig die lokalen Lebensbedingungen. Während in sehr frühen Plaquestadien die Population von Streptokokken dominiert wird, wandelt sich im Laufe der Zeit die Zusammensetzung zugunsten von Aktinomyzeten.

Man nimmt an, daß zuerst eine Besiedelung durch Streptokokken erfolgen muß, damit sich die Aktinomyzeten ansiedeln können. Durch zunehmendes Dickenwachstum der Plaque verändert sich das O_2-Angebot, und es kommt zu Anhäufungen von Stoffwechselprodukten, wodurch weitere Keime positiv selektioniert werden.

In Abbildung 4-9 sind die Entwicklungen in der Plaquezusammensetzung als Folge des O_2-Angebots für die ersten neun Tage aufgeführt.

In reifer Plaque etabliert sich bezüglich der Zusammensetzung allmählich eine Gleichgewichtssituation, die aber als dynamisches Gleichgewicht aufzufassen ist, da die weiteren Parameter (z.B. Nahrungsangebot) es beeinflussen können.

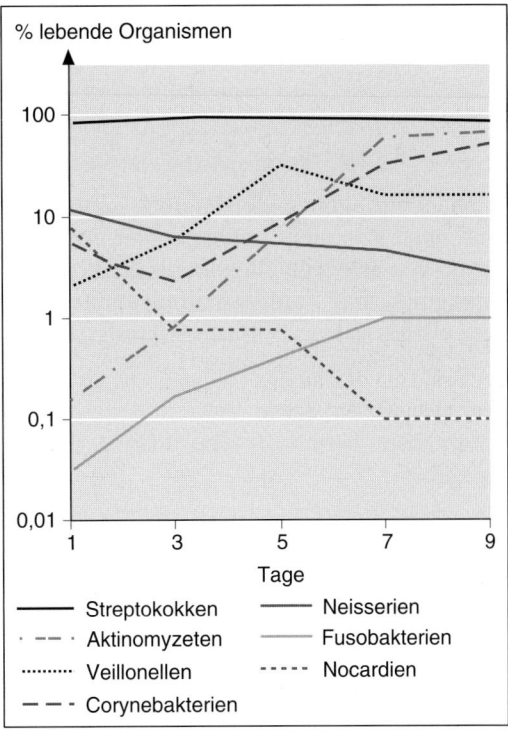

Abb. 4-9 Entwicklungen der Plaquezusammensetzung als Folge des O_2-Angebotes in den ersten neun Tagen.

Plaque in Fissuren

Jede Fissur muß als eigenes Ökosystem angesehen werden. Die Entwicklung der dort ansässigen Plaque wurde bisher weniger gut untersucht als auf Glattflächen, weil die Probengewinnung in Fissuren deutlich erschwert ist.

Aus den bekannten Daten ist aber ersichtlich, daß in Fissuren die Kokken und Stäbchen dominieren. Weiterhin ist bekannt, daß S. mutans im Speichel in hoher Konzentration vorhanden sein muß, um Fissuren besiedeln zu können.

Es zeigt sich weiterhin, daß die Plaque in Fissuren relativ früh verkalkt und es dort zu **Zahnsteinablagerungen** kommt. Neben verkalkten Arealen findet man aber auch aktive Plaque, in deren Nachbarschaft **kariöse Läsionen** auftreten.

4.4 Zahnstein

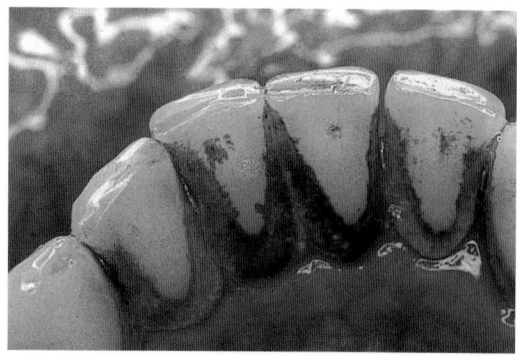

> Zahnstein ist verkalkte Plaque.

Je nachdem, woher die Kalzium- und Phosphationen stammen, unterscheidet man zwischen weicherem gelblichem bis hellbraunem supragingivalen Zahnstein und dunkelbraunem bis fast schwarzem subgingivalen Zahnstein, Konkrement genannt.

Abb. 4-10 Die Lingualflächen der unteren Frontzähne sind Prädilektionsstellen für Zahnstein.

> Zahnstein ist immer von Plaque überzogen.

Der **supragingivale Zahnstein** kann überall vorkommen, wo Plaque lange genug liegenbleibt, wobei die Zahnsteinbildungsgeschwindigkeit sehr unterschiedlich ist. In Plaque, die sieben Tage alt ist, wurden bereits deutliche Verkalkungen beschrieben. Entsprechend dem Speichelangebot (Kalzium- und Phosphationen) entsteht supragingivaler Zahnstein vorwiegend gegenüber den Ausführungsgängen der großen Speicheldrüsen.

> Prädilektionsstellen sind die lingualen Flächen der unteren Frontzähne (Abb. 4-10) und die bukkalen Flächen der oberen Molaren. Da supragingivaler Zahnstein recht schnell mineralisiert, ist er relativ weich und läßt sich verhältnismäßig gut entfernen.

Der **subgingivale Zahnstein** wird durch Mineralisation von subgingivaler Plaque in Zahnfleischtaschen (bei Vorliegen von Parodontitis) gebildet. Die hierzu notwendigen Mineralstoffe stammen aus der Sulkusflüssigkeit. Die viel langsamer verlaufende Mineralisation führt zu sehr hartem, fest anhaftendem Zahnstein, der nur **schwer entfernbar** ist.

Die Mineralisation geht von Kristallisationszentren aus, die entweder intrazellulär oder extrazellulär in der Matrix gefunden werden. Vier verschiedene Kalziumphosphatkristalle spielen eine Rolle:

- Brushit,
- Oktakalziumphosphat,
- Hydroxylapatit,
- Whitlokite.

5 Erkrankungen der Zähne und des Zahnhalteapparates

Stefan Zimmer, Claudia R. Barthel, Susanne Fath

5.1 Karies

Stefan Zimmer

Karies ist ein Prozeß der Entkalkung und Auflösung von Schmelz und Dentin, der unter Beteiligung von Bakterien bei entsprechender Substratzufuhr an der Zahnoberfläche beginnt und in die Tiefe fortschreitet (Abb. 5-1).

Wie aus dieser Definition hervorgeht, ist Karies ein Geschehen, das das Vorhandensein verschiedener ursächlicher Faktoren zur gleichen Zeit erfordert. Man spricht daher von einem multifaktoriellen oder **multikausalen System**. Die einzelnen Faktoren in diesem System heißen Bakterien, Substrat, Wirt und Zeit (Abb. 5-2).

Die als Plaque organisierten **Bakterien** verstoffwechseln das **Substrat** (vor allem Zucker) zu organischen Säuren (vor allem Milchsäure). Wenn dies lange und vor allem oft genug geschieht, entwickelt sich eine kariöse Läsion. Dieser Vorgang wird durch **Wirtsfaktoren** (z.B. Speichel) beeinflußt. Nur wenn alle genannten Faktoren gleichzeitig in Erscheinung treten, kann eine Karies entstehen.

Da Bakterien im menschlichen Mund jedoch immer vorhanden sind, ist im wesentlichen nur noch das Substrat als variable Größe anzusehen, weshalb ihm in der Kariesätiologie eine Schlüsselrolle zukommt. Diese Erkenntnis veranlaßte den Züricher

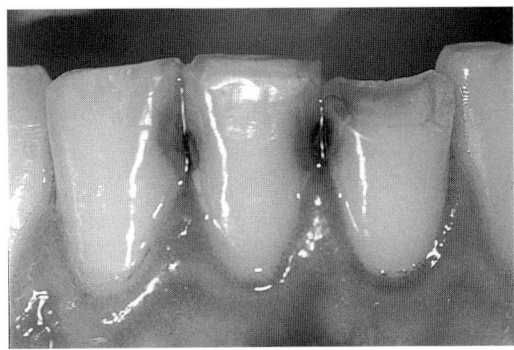

Abb. 5-1 Die im Approximalbereich der unteren Frontzähne entstandene Karies ist deutlich an der oberflächlich sichtbaren dunklen Verfärbung zu erkennen. Beim Austasten mit der zahnärztlichen Sonde läßt sich feststellen, daß es zu einer Kavitätenbildung gekommen ist.

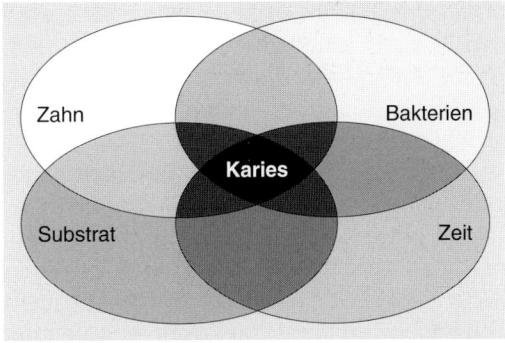

Abb. 5-2 Karies ist ein multikausales Geschehen. Nur durch das Zusammenspiel der vier Faktoren Wirt, Bakterien, Substrat und Zeit kann sie entstehen. Wenn auch nur einer dieser Faktoren fehlt, kommt es nicht zur Karies (Nach *K.G. König* 1971).

Präventivzahnmediziner *Thomas Marthaler* zu folgender Aussage: „Zahnzerfall ist immer eine Folge übermäßigen Zuckerkonsums. Er entsteht nicht durch Kalzium-, Phosphat- oder Vitaminmangel." Eine Mangelernährung, wie sie z.B. während der Kriegsjahre in Deutschland vorherrschte und die gerne als Entschuldigung für schlechte Zähne gebraucht wird, hat also keinen Einfluß auf die Entstehung von Karies.

Dagegen kann **Vererbung** durchaus einen Einfluß auf die Zahngesundheit haben. Wahrscheinlich spielen dabei vor allem Faktoren der **Immunabwehr,** die im Speichel lokalisiert sind, eine Rolle. Ob diese angeborenen Faktoren tatsächlich eine Rolle spielen und wie groß diese ggf. ist, ist wissenschaftlich noch nicht abschließend geklärt.

5.1.1 Entstehung der Karies

Wenn die Plaque nicht regelmäßig von der Zahnoberfläche entfernt wird, kommt es bei Zufuhr von Substrat (im wesentlichen Zucker) zu einer Ansäuerung und dadurch zur Auflösung von Zahnhartsubstanz. Dieses Phänomen läßt sich ganz einfach an einem Beispiel aus dem „täglichen Leben" nachvollziehen: Wenn es in einem Topf durch das häufige Erhitzen von „hartem" (= kalkhaltigem) Wasser zur Bildung von sogenanntem Kesselstein gekommen ist, kann man diesen durch Zugabe von Essig leicht wieder entfernen. Essig ist eine Säure und der Kesselstein ist ein Mineralsalz, das in etwa mit dem anorganischen Anteil der Zahnhartsubstanz vergleichbar ist.

Die Fähigkeit einer Säure, Festkörper aufzulösen, ist von ihrem **pH-Wert** abhängig. Dieser bewegt sich zwischen 0 und 14. Ein pH von 7 bedeutet Neutralität. Wird dieser Wert überschritten, spricht man nicht mehr von Säuren, sondern von Basen. Je weiter der pH-Wert unter 7 abfällt, desto stärker (= saurer) ist die Säure. Inwieweit ein Stoff durch Säure aufgelöst wird, ist aber auch von seiner Löslichkeit abhängig. Dazu ein weiteres Beispiel aus dem „täglichen Leben": Wenn man einen Löffel Zucker in eine Tasse Kaffee gibt,

dann löst sich der Zucker sehr schnell auf. Er ist leicht löslich. Tut man dasselbe mit einem Kieselstein, dann passiert gar nichts. Der Stein ist schwer löslich. Die menschlichen Zahnhartsubstanzen liegen hinsichtlich ihrer Löslichkeit irgendwo zwischen Zucker und Kieselstein.

> Zahnschmelz wird bei einem pH-Wert von 5,7 aufgelöst, Dentin bei etwa 6,5. Der pH im menschlichen Mund liegt üblicherweise etwa im Neutralbereich, also bei pH 7.

Wenn es an der Zahnoberfläche nur gelegentlich zu einem Abfall des pH-Wertes unter den für ihre Auflösung kritischen Punkt kommt, sind die Selbstheilungskräfte des Körpers in der Lage, einen entstehenden kleinen Schaden zu reparieren. Diese **Selbstheilungskräfte** sind vor allem im Speichel lokalisiert und wurden bereits besprochen (s. Kap. 3).

Man muß sich darüber im klaren sein, daß es bei jedem Abfall des pH unter den kritischen Wert an der Zahnoberfläche zu einem Herauslösen von Schmelzkristallen kommt. Man spricht von einer **Demineralisation.** Diese ist jedoch unter gesunden Bedingungen so geringfügig, daß sie nicht einmal unter dem Mikroskop erkennbar ist und kann bei einem Wiederanstieg des pH über den kritischen Wert remineralisiert werden.

> An der Zahnoberfläche findet ein ständiger Wechsel zwischen De- und Remineralisation statt (Abb. 5-3).

Diese Vorgänge sind jedoch mit dem Auge nicht wahrnehmbar. Für uns sieht es so aus, als würde ein gesunder Zahn immer unverändert in der Mundhöhle stehen.

Schmelzkaries

Wenn ein Zahn über einen längeren Zeitraum plaquebedeckt ist und es häufig zu einem pH-Abfall unter den für Schmelz kritischen Wert von 5,7 gekommen ist, wird als

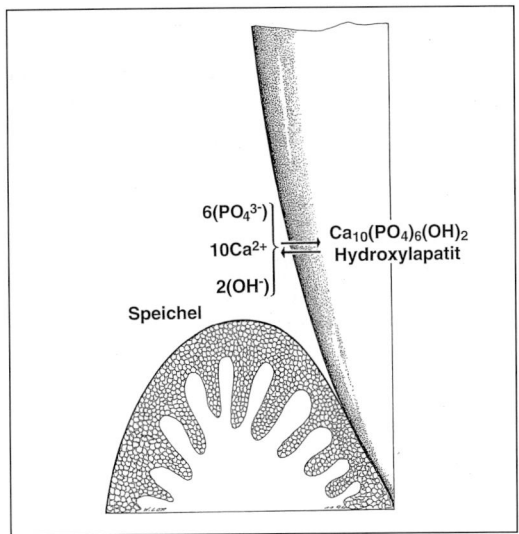

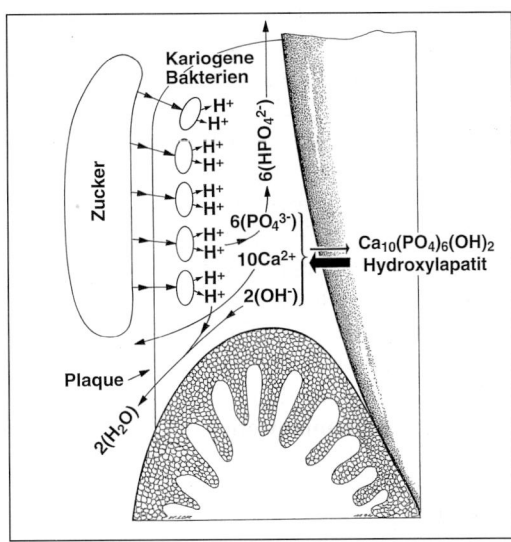

Abb. 5-3 Die Abbildung zeigt in vereinfachter schematischer Form die Lösungsverhältnisse an der Zahnoberfläche. Bei gesunden Verhältnissen, d.h. normalem Speichelfluß und zuckerarmer Ernährung, befinden sich De- und Remineralisation des Zahnhartgewebes in einem Gleichgewicht. Die aus der Zahnoberfläche herausgelösten Mineralien werden mit Hilfe der im Speichel gelösten Ionen ersetzt. Die äußere Gestalt des Zahns bleibt unverändert.

Abb. 5-4 Aus dem Gleichgewicht geratene Lösungsverhältnisse an der Zahnoberfläche. Aufgrund längerfristig vorhandener Plaque und häufiger Zufuhr von kariogenem Substrat (Zucker) gibt es nur noch kurze Phasen, in denen eine Remineralisation stattfinden kann. Die Reparaturmechanismen des Speichels können deshalb die aus der Zahnoberfläche herausgelösten Mineralien nicht mehr ersetzen.

erstes Zeichen einer beginnenden Karies ein weißer Fleck auf der Zahnoberfläche sichtbar. Dieser wird als **„Initialläsion"**, „Kreidefleck" oder **„white spot"** bezeichnet. Beim vorsichtigen Austasten einer solchen Läsion mit der Sonde stellt man fest, daß ihre Oberfläche glatt ist und noch **keine Kavitation** vorliegt. Die „Initialläsion" ist das Ergebnis des aus dem Gleichgewicht geratenen Wechselspiels von De- und Remineralisation. Aufgrund längerfristig vorhandener Plaque und häufiger Zufuhr von kariogenem Substrat (Zucker) gibt es nur noch kurze Phasen, in denen eine Remineralisation stattfinden kann. Das unter gesunden Verhältnissen bestehende Gleichgewicht existiert also nicht mehr. Es kommt zur langsamen Ausbildung einer Karies (Abb. 5-4).

Wenn eine Initialläsion über einen längeren Zeitraum stabil bleibt und sich nicht zu einer Kavität weiterentwickelt, können exogene Farbstoffe in den geschädigten Schmelz eingelagert werden und dessen Farbe verändern. Man spricht dann von einem **„brown spot"** (Abb. 5-5).

Bei histologischer Betrachtung einer Initialläsion erkennt man, daß sich unter einer noch sehr gut mineralisierten Oberfläche ein Areal befindet, das bereits einen hohen Verlust an anorganischer Substanz (Apatit) aufweist. Dieses Gebiet nennt man das Zentrum der Läsion. Die darüberliegende Schicht wird Oberflächenzone genannt. Sie ist nur ca. 30 µm (= 3 Hundertstel mm) dick. Bei Betrachtung mit bloßem Auge sieht sie vollkommen unversehrt aus. Diese Tatsache führte dazu, daß man früher bei einer Initialläsion davon ausging, daß der kariöse Schaden lediglich unterhalb der Schmelzoberfläche liegt. Diese Ansicht gab ihr im

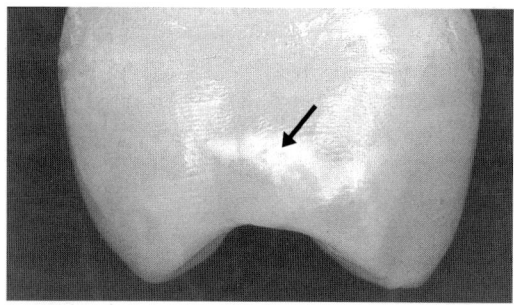

a

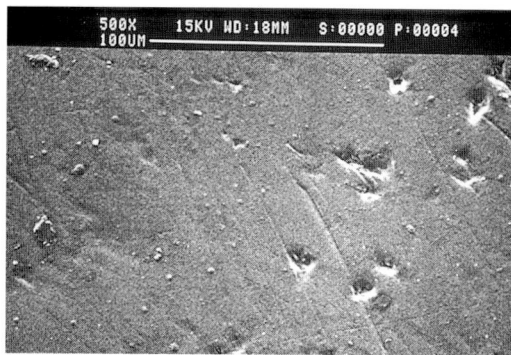

Abb. 5-6 Gesunde Schmelzoberfläche (rasterelektronenmikroskopische Aufnahme, 500fache Vergrößerung).

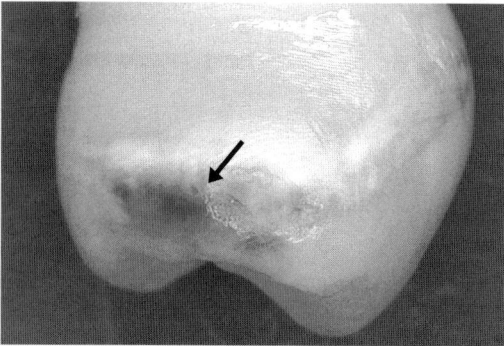

b

Abb. 5-5 Das Initialstadium einer Karies wird Kreidefleck oder „white spot" genannt **(a)** (Pfeil). Wenn diese über einen längeren Zeitraum fortbesteht, ohne sich zur Kavität weiterzuentwickeln, können exogene Farbstoffe in den geschädigten Schmelz eindringen und dessen Farbe verändern. Man spricht dann von einem „brown spot" **(b)** (Pfeil).

Warum sich über einem stärker demineralisierten Schmelzbereich, dem Zentrum der Läsion, eine Zone mit nur sehr geringem Mineralverlust hält, ist bis heute nicht endgültig geklärt. Ursprünglich ging man davon aus, daß diese Erscheinung die Folge des natürlicherweise höheren Mineralisationsgrades an der Schmelzoberfläche sei, die zudem stärker mit Fluorid angereichert ist. Laborversuche mit der Erzeugung künstlicher Karies haben jedoch gezeigt, daß sich dieselbe Erscheinungsform auch dann bildet, wenn die hoch mineralisierte oberflächliche

angloamerikanischen Sprachgebrauch den Namen **„subsurface lesion"**.

Rasterelektronenmikroskopische Untersuchungen zeigen allerdings, daß auch die Oberflächenzone zahlreiche Poren aufweist und tief zerklüftet ist (Abb. 5-6, 5-7). Die Oberfläche erscheint also nur intakt, weil die kariösen Schäden so geringfügig sind, daß sie mit dem bloßen Auge nicht erkennbar und mit der zahnärztlichen Sonde nicht tastbar sind. Man spricht von einer **„pseudointakten"** **Oberfläche.** Es muß nach heutigen Erkenntnissen davon ausgegangen werden, daß die Porositäten in dieser nur scheinbar intakten Oberfläche groß genug sind, um Bakterien in die Läsion eindringen zu lassen.

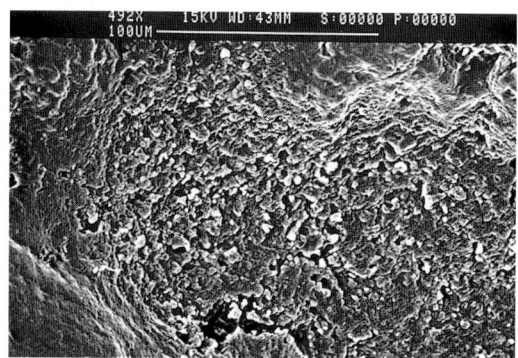

Abb. 5-7 Oberfläche einer Initialläsion (rasterelektronenmikroskopische Aufnahme, 492fache Vergrößerung). Eine tief zerklüftete Oberfläche mit zahlreichen Poren ist zu sehen, die Oberfläche ist also nur scheinbar intakt.

Schicht des Schmelzes vor Versuchsbeginn abgetragen wurde. Heute geht man davon aus, daß sich die Oberflächenzone bildet, weil sich dort Kalzium- und Phosphationen niederschlagen, die aus der darunterliegenden, sich auflösenden Schicht oder aus der mit den entsprechenden Ionen gesättigten Plaque stammen. Das in der oberflächlichen Schicht in besonders hoher Konzentration vorhandene Fluorid könnte diese Reaktion fördern.

Initialläsionen können durch konsequente Anwendung von Fluorid geheilt werden (s. Kap. 9). Sie sind das einzige Stadium einer Karies, in dem das möglich ist. Wenn es erst einmal zur Bildung einer Kavität gekommen ist, ist eine Wiederherstellung des ursprünglichen Zustandes nicht mehr möglich.

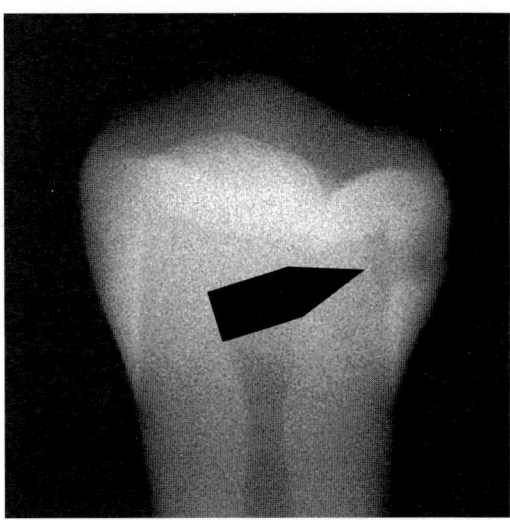

Abb. 5-8 Röntgenaufnahme des Zahns von Abbildung 5-5b. Trotz klinisch noch intakter Oberfläche ist die Karies bereits bis weit ins Dentin vorgedrungen (Pfeil).

Deshalb muß unbedingt vermieden werden, daß eine Initialläsion durch zu kräftiges Abtasten mit einer zahnärztlichen Sonde in eine etablierte Läsion mit Kavitätenbildung überführt wird. Beim forcierten Sondieren kann aufgrund der sehr dünnen Sondenspitze leicht eine Kraft von ca. 500 000 N/cm² an der Zahnoberfläche auftreten. Das ist ungefähr so, als würde das gesamte Gewicht eines Mittelklasse-Autos auf Ihrer Fußspitze stehen. Die nur 30 µm dicke, gut mineralisierte Schicht, die über dem Zentrum der Läsion liegt, kann bei einem solchen Vorgehen schnell durchbrochen werden, und die Initialläsion wird zu einer etablierten Läsion. Um dies zu vermeiden, muß darauf geachtet werden, eine Initialläsion **immer drucklos zu sondieren**.

Dentinkaries

Auch wenn die Oberfläche einer kariösen Läsion makroskopisch noch intakt ist, kann die Karies bereits bis ins Dentin fortgeschritten sein (Abb. 5-8). Da der kritische pH-Wert für Dentin höher als für Schmelz liegt und es außerdem wesentlich poröser ist, breitet sich eine Karies nach dem Erreichen des Dentins wesentlich **schneller** aus. Ihre Ausbreitungsrichtung verläuft dabei unterminierend entlang der **Schmelz-Dentin-Grenze** (Abb. 5-9).

Nachdem die Karies das Dentin auf breiter Front erfaßt hat, breitet sie sich entlang

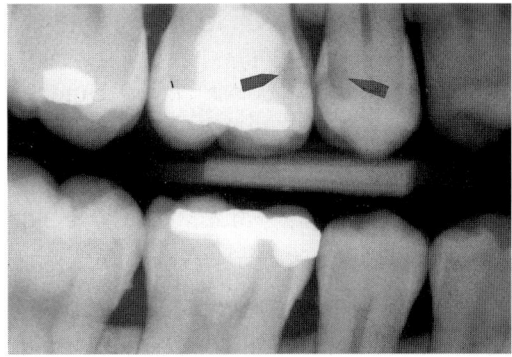

Abb. 5-9 Nach dem Erreichen des Dentins breitet sich die Karies unterminierend entlang der Schmelz-Dentin-Grenze aus. Im Röntgenbild zeigt sich ein charakteristisches Dreieck, dessen Basis an der Schmelz-Dentin-Grenze liegt (Pfeile).

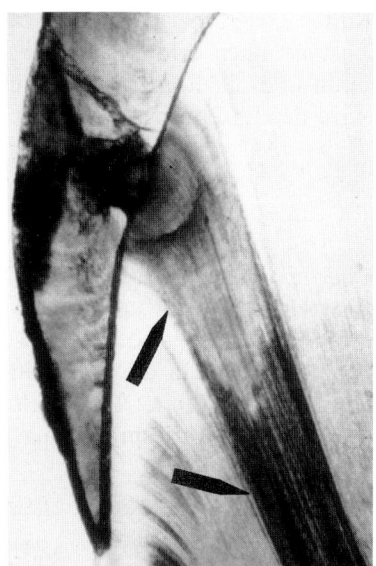

Abb. 5-10 Das histologische Präparat (Schnitt durch eine kariöse Läsion mit anschließender Anfärbung) zeigt, daß sich die Karies nach Erreichen der Schmelz-Dentin-Grenze unterminierend und entlang der Dentintubuli (Pfeile) in Richtung Pulpa ausbreitet.

der Dentintubuli in Richtung Pulpa aus (Abb. 5-10).

Eine Dentinkaries ist immer bakteriell infiziert. Röntgenologisch stellt sie sich weniger weit fortgeschritten dar als sie es nach histologischen Untersuchungen tatsächlich ist. Das heißt, daß eine Karies in Wirklichkeit immer größer ist als es das Röntgenbild anzeigt.

Auch die Front der bakteriellen Invasion reicht immer über die röntgenologisch sichtbare Karies hinaus. Während die von den kariogenen Bakterien produzierten Säuren den anorganischen Anteil des Dentins auflösen, sorgen die Bakterien selbst mit ihrer proteolytischen (d.h. Eiweiß-zerstörenden) Aktivität dafür, daß sein organisches Grundgerüst, das aus Kollagenfasern besteht, irreversibel zerstört wird.

Das Dentin steht allerdings dem kariösen Angriff nicht völlig hilflos gegenüber. Im Gegensatz zu Schmelz, der fast ausschließlich aus anorganischen Bestandteilen besteht und keine Zellen enthält, ist Dentin zu einer **vitalen Reaktion auf den Reiz** fähig. Es sei noch einmal daran erinnert, daß das Dentin kleine Kanälchen, die sogenannten Tubuli, enthält, die die Zytoplasmafortsätze der dentinbildenden Zellen beherbergen. Diese Zellen heißen Odontoblasten (s. Kap. 2.6). Ihr Zellkörper mit dem Zellkern sitzt in der Pulpa an der Grenze zum Dentin. Über ihre Fortsätze, die sie weit in das Dentin hineinstrecken, bekommen sie Kenntnis von einem dort ablaufenden kariösen Geschehen und können entsprechend reagieren. Diese Reaktion äußert sich in der Produktion von sog. **Sekundärdentin,** das an der Pulpa-Dentin-Grenze abgelagert wird. Die Odontoblasten ziehen sich während dieser Sekundärdentinbildung immer weiter in Richtung Pulpa zurück und „mauern" sich regelrecht ein (Abb. 5-11).

Nicht immer sind allerdings Dentin und Pulpa zu dieser Abwehrreaktion fähig. Wenn die Karies zu schnell fortschreitet, ist manchmal die Reaktionszeit für Abwehrmaßnah-

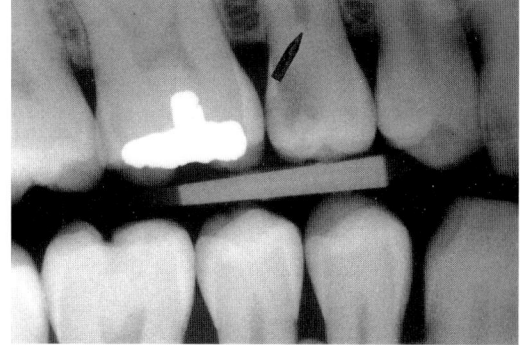

Abb. 5-11 Eine gesunde Pulpa kann auf eine voranschreitende Karies mit Sekundärdentinbildung reagieren. Das Röntgenbild zeigt eine massive Einengung des Pulpenkavums, die durch den Anbau von Sekundärdentin an der dem kariösen Reiz zugewandten Pulpa-Dentin-Grenze entstanden ist (Pfeil).

men zu kurz. Eine aufgrund von Vorschädigungen nicht mehr leistungsfähige Pulpa kann ebenfalls ein Grund für fehlende Abwehrreaktionen sein. Die Sekundärdentinbildung kann zwar das Vordringen einer Karies bis zur Pulpa verzögern, verhindern kann sie es jedoch nicht.

> Im Gegensatz zur reinen Schmelzkaries ist die Dentinkaries nicht reversibel. Sie verlangsamt zwar in Zeiten fehlender Substratzufuhr ihre Ausbreitungsgeschwindigkeit, bildet sich jedoch nie zurück.

5.1.2 Behandlung der Karies

Abgesehen von der initialen Schmelzläsion, die durch Behandlung mit Fluorid geheilt werden kann (s. Kap. 9.6.4), stellt die Karies einen irreversiblen Schaden dar. Dieser kann nur durch das Entfernen der erkrankten Zahnhartsubstanz und ihren Ersatz durch ein geeignetes Füllungsmaterial behoben werden.

> Man muß sich darüber im klaren sein, daß eine Kavität nur der sichtbare Ausdruck der Krankheit Karies ist. Die Krankheit selbst kann nicht durch Füllungen, sondern nur durch dauerhafte Beseitigung des kariogenen Milieus geheilt werden.

Während bereits vorhandene Defekte mit Prothesenmaterial (nichts anderes ist eine Füllung) versorgt werden, muß durch prophylaktische Maßnahmen dafür gesorgt werden, daß keine neue Karies entsteht. Erst wenn das dauerhaft gelingt, kann davon gesprochen werden, daß die Krankheit Karies zumindest gestoppt wurde.

5.1.3 Kariesprophylaxe

Die zahnmedizinische Prophylaxe verfolgt neben der eigentlichen Verhütung der Krankheiten Karies und Parodontitis auch das Ziel, einen Zustand nach erfolgter Sanierung zu stabilisieren und ein Rezidiv zu verhindern. Damit wird der Erkenntnis Rechnung getragen, daß die traditionelle Therapie im Sinne einer Versorgung bereits eingetretener Schäden (z.B. Füllungen, Wurzelbehandlungen, Kronen, Brücken usw.) auf Dauer keine gesunden Verhältnisse schaffen und erhalten kann. Eine Heilung der Krankheiten Karies und Parodontitis ist nur durch dauerhafte Prophylaxe möglich. Da die Parodontitis in einem gesonderten Kapitel behandelt wird, soll hier nur auf die Kariesprophylaxe eingegangen werden.

Für die Kariesprophylaxe gibt es grundsätzlich zwei Ansatzpunkte:

- **Bekämpfung ätiologischer Faktoren,**
- **Stärkung der Wirtsabwehr.**

Wie bereits weiter oben dargestellt, ist die Plaque der wichtigste ätiologische Faktor für die Entstehung einer Karies. Deshalb bedeutet Prophylaxe in erster Linie **„Plaquekontrolle"**. Dieser etwas mißverständliche Begriff hat sich im zahnmedizinischen Sprachgebrauch eingebürgert und soll deswegen auch hier Verwendung finden. „Plaquekontrolle" bedeutet jedoch nicht, daß die Plaque nur „kontrolliert" und ansonsten in Ruhe gelassen wird. Vielmehr ist unter dem Begriff zu verstehen, daß die Plaque aktiv „kontrolliert" im Sinne von „in Schach gehalten" wird. Es ist damit gemeint, daß die bakteriellen Beläge regelmäßig entfernt werden.

Während früher die Plaqueentfernung als einzige Möglichkeit angesehen wurde, kariogene Zahnbeläge zu bekämpfen, gibt es mittlerweile Ansätze, die darauf abzielen, die Besiedelung des menschlichen Mundes mit kariogenen Keimen zu verhindern oder zumindest hinauszuzögern.

Die Mundhöhle von Neugeborenen ist frei von diesen Keimen. Da der Initiator der Karies, **Streptococcus mutans,** zur Koloniebildung Hartsubstanz-Oberflächen benötigt, kann es erst mit Durchbruch des ersten Zahns zur Besiedelung des kindlichen Mundes mit diesem Keim kommen. Die Übertragung findet durch soziale Kontakte zwischen Eltern und Kind statt. Moderne Formen der Prophylaxe setzen an diesen Übertragungswegen an.

Neben der Bekämpfung der kariogenen Flora bietet sich noch die Möglichkeit der Stärkung der Wirtsabwehr durch **Fluoride** (s. Kap. 9).

Die Möglichkeiten, Prophylaxe praktisch umzusetzen, spiegeln sich in ihren unterschiedlichen **Organisationsformen** wider. Sie sind mit einer Pyramide vergleichbar und haben unterschiedliche Bevölkerungsgruppierungen zum Ziel:

- die Bevölkerung als ganzes (Pyramidenbasis = **Kollektivprophylaxe**),
- bestimmte Teile der Bevölkerung (Mittelteil = **Gruppenprophylaxe**),
- das Individuum (Spitze = **Individualprophylaxe**) (Abb. 5-12).

Neben dieser Einteilung der Prophylaxe nach ihren Organisationsformen gibt es eine zweite Gliederung, die sich an der **Chronologie der Krankheit** orientiert. Man unterscheidet:

- **Primärprophylaxe** (= Krankheitsvorsorge beim Gesunden),

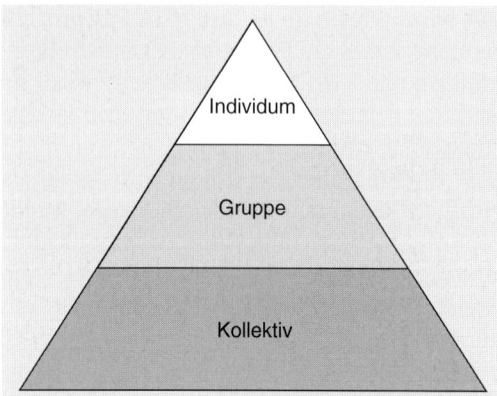

Abb. 5-12 Die Organisationsstufen der Prophylaxe sind mit einer Pyramide vergleichbar. Sie sprechen entweder die Bevölkerung als ganzes (Pyramidenbasis = Kollektivprophylaxe), bestimmte Teile der Bevölkerung (Mittelteil = Gruppenprophylaxe) oder das Individuum (Spitze = Individualprophylaxe) an.

- **Sekundärprophylaxe** (Krankheitsfrüherkennung und Behandlung),
- **Tertiärprophylaxe** (= Vermeidung eines Krankheitsrückfalles nach erfolgter Therapie).

Zunächst soll auf die verschiedenen Organisationsformen der Prophylaxe eingegangen werden.

Kollektivprophylaxe

Die kollektive Prophylaxe richtet sich an alle Mitglieder eines Staatsgebildes und existiert allein in Form von **Fluoridprophylaxe.**

Sie arbeitet nach dem Gießkannenprinzip und betreut damit jeden, unabhängig von persönlichen Risikofaktoren, mit den gleichen Maßnahmen. Die Kollektivprophylaxe ist also extrem undifferenziert, was allerdings angesichts einer Kariesmorbidität (= Erkrankungsrate) von 99% in Deutschland so falsch nicht ist, denn jeder, der Karies hat, braucht auch Prophylaxe.

Trinkwasserfluoridierung. Die Trinkwasserfluoridierung ist die älteste Form der Kollektivprophylaxe und beruht auf den Erkenntnissen von *Dean* und *McKay* aus den Jahren 1938 bis 1942. Die Amerikaner stellten damals fest, daß ein Zusammenhang zwischen natürlichem Fluoridgehalt des Trinkwassers und dem Auftreten von Karies besteht.

In den USA trinken etwa 110 Millionen Menschen fluoridiertes Trinkwasser und weitere 10 Millionen natürlich fluoridreiches Wasser mit einem Gehalt zwischen 0,8 und 2,5 ppm F^- (ppm = parts per million). 1 ppm entspricht einer Konzentration von 1 mg/l. In Europa hat die Trinkwasserfluoridierung nie richtig Fuß fassen können. Es gibt sie nur im Schweizer Kanton Basel-Stadt und in Irland. In Deutschland funktionierte eine Trinkwasserfluoridierung in einigen Städten der ehemaligen DDR (z.B. Chemnitz) bis zur Wiedervereinigung im Jahre 1990.

Mit der Trinkwasserfluoridierung läßt sich eine Hemmung des Karieszuwachses von bis zu 50% erreichen.

Fluoridierung von Speisesalz. Eine Alternative ist die Fluoridierung von Speisesalz, die im Vergleich zur Trinkwasserfluoridierung gewisse Vorteile, aber auch Nachteile aufweist.

Ihr größter **Nachteil** liegt darin, daß sie nicht automatisch alle Menschen erreicht. Wenn fluoridiertes Speisesalz eine kariesprophylaktische Wirkung entfalten soll, muß es gekauft und regelmäßig verwendet werden. Dazu ist viel Aufklärungs- und Überzeugungsarbeit erforderlich. Fluoridiertes Speisesalz ist in Deutschland seit 1991 erhältlich (Abb. 5-13). Es enthält 250 ppm Fluorid (= 250 mg F⁻/kg Salz).

Leider ist die Fluoridierung bisher auf das Haushaltssalz beschränkt. Das sogenannte Sacksalz, das von Bäckern, Metzgern sowie den Herstellern von Fertiggerichten und Gewürzen verarbeitet wird, ist aufgrund lebensmittelrechtlicher Vorschriften bisher nicht fluoridiert. Das Haushaltssalz trägt jedoch nur mit ca. 2 g zu unserer täglichen Salzaufnahme von insgesamt ca. 10 g bei. Etwa 30% des Salzverzehrs stammen aus Backwaren, die in einigen Kantonen der Schweiz ebenfalls mit fluoridiertem Speisesalz hergestellt werden. Da die dem Salz zugegebene Menge von 250 mg Fluorid/kg sich an dem Schweizer Vorbild orientiert, ist in Deutschland – gemessen an dem, was möglich wäre – derzeit keine optimale kariespräventive Wirkung zu erwarten. Deshalb ist es als wichtiges Ziel in der Kariesprophylaxe anzusehen, den „Vollausbau" der Salzfluoridierung, d.h. ihre Ausweitung auf das Bäckersalz, zu erreichen.

Vorteile der Salz- gegenüber der Trinkwasserfluoridierung sind die geringere Umweltbelastung (weil nicht das komplette Trinkwasser fluoridiert werden muß), niedrigere Kosten und die Freiwilligkeit der Verwendung. Im Vollausbau haben beide Maßnahmen etwa dieselbe kariesprophylaktische Wirksamkeit.

Fluoridhaltige Zahnpasten. Ergänzend sei darauf hingewiesen, daß auch die fluoridhaltigen Zahnpasten wegen ihrer weiten Verbreitung als Element der Kollektivprophylaxe angesehen werden. Sie haben im wesentlichen den Kariesrückgang bewirkt, der in den letzten zwei Jahrzehnten in allen industrialisierten Staaten zu beobachten war.

Gruppenprophylaxe

Die Gruppenprophylaxe richtet sich an Kinder und Jugendliche und wird in **Schulen** und **Kindergärten** durchgeführt. Ausübende sind die Zahnärztlichen Dienste des Öffentlichen Gesundheitsdienstes, die Landesarbeitsgemeinschaften zur Verhütung von Zahnkrankheiten (LAGs) und Patenschaftszahnärzte.

Da Zähne während ihres Durchbruches und in den ersten Jahren danach einem besonders hohen Kariesrisiko ausgesetzt sind, ist in der Kariesprophylaxe bei Kindern und Jugendlichen eine hohe Effizienz möglich.

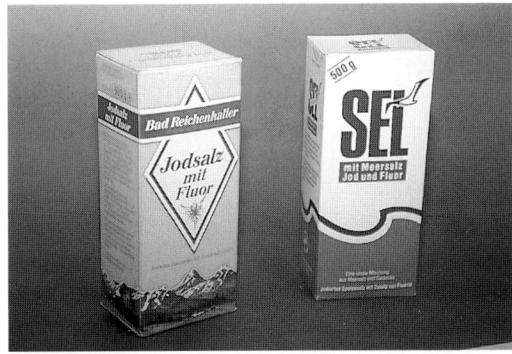

Abb. 5-13 Seit 1991 ist in Deutschland fluoridiertes Speisesalz erhältlich. Es enthält 250 mg Fluorid/kg Salz und ist ein wichtiger Bestandteil der Kollektivprophylaxe.

Maßnahmen der Gruppenprophylaxe sind Motivierung und Instruktion zur häuslichen Mundhygiene, Ernährungsberatung, Fluoridierung und überwachtes Zähneputzen.

Motivierung und Instruktion zur häuslichen Mundhygiene dienen vor allem der Förderung des Gesundheitsbewußtseins und der Gingivitisprophylaxe. Eine unmittelbare kariesprophylaktische Wirkung dieser Maßnahmen ist zwar theoretisch zu erwarten, konnte aber in entsprechenden wissenschaftlichen Studien bisher nicht zweifelsfrei nachgewiesen werden.

Der Grund für die **mangelnde Wirksamkeit** liegt darin, daß es kaum möglich ist, Kinder und Jugendliche durch gelegentliches Motivieren und Instruieren zu einer dauerhaften Verbesserung ihrer Mundhygiene zu bewegen. Man muß sich vor Augen führen, daß das Ziel einer wirkungsvollen Kariesprophylaxe nur erreicht ist, wenn Zähneputzen auch wirklich zu Plaquefreiheit führt. Die Realität lehrt jedoch, daß auch durch regelmäßiges Zähneputzen nur selten Plaquefreiheit erreicht wird. Dieses Ziel ist schon bei Erwachsenen schwierig genug zu erreichen. Fast unmöglich ist es bei Kindern, deren Handeln im wesentlichen an unmittelbaren Folgen ausgerichtet ist. Die Aussicht, in ein paar Jahren keine Zahnschmerzen zu haben, wenn es sich jetzt die Zähne putzt, ist für ein Kind nicht motivierend. Das Zähneputzen ist jetzt unangenehm und wird deshalb unterlassen, und Bonbons schmecken sofort und werden deshalb einer späteren Kariesfreiheit vorgezogen.

In diesem Zusammenhang ist allerdings anzumerken, daß häusliches Zähneputzen trotz allem eine kariesprophylaktische Wirkung haben kann, obwohl es als Maßnahme der Plaquekontrolle zumindest bei Kindern nicht sehr effektiv ist. Dies ist dann der Fall, wenn eine fluoridhaltige Zahnpasta verwendet wird. Der daraus resultierende Gesundheitsgewinn ist allerdings eine Folge des Fluorids und nicht des Putzens.

Aus dem Dargelegten wird klar, warum auch mit der Ernährungsberatung nur Minimalziele verfolgt werden können. Es ist eine Utopie, ein Kind dazu bringen zu wollen, vollständig auf Süßigkeiten zu verzichten. Ein realistisches Ziel ist dagegen, süße zuckerhaltige Zwischenmahlzeiten durch **süße zuckerfreie Zwischenmahlzeiten** (mit dem Zahnmännchen mit Schirm) zu ersetzen.

Die wirkungsvollste Maßnahme im Rahmen der Gruppenprophylaxe ist die Fluoridierung mit **Lack** oder **Fluorid-Gelee**. Lack muß mindestens zweimal jährlich appliziert werden, das alternative Einbürsten mit Fluorid-Gelee sollte mindestens alle 14 Tage stattfinden. Die Hemmung des Karieszuwachses, die mit diesen Maßnahmen erreichbar ist, liegt etwa bei 30–50%.

Tägliches überwachtes Zähneputzen mit einer **fluoridhaltigen Zahnpasta** kann im Gegensatz zur nicht kontrollierten häuslichen Zahnpflege zu einer Hemmung des Karieszuwachses von etwa 20–40% führen. In deutschen Schulen und Kindergärten ist dies aus strukturellen Gründen jedoch kaum möglich. Erzieher/Erzieherinnen bzw. Lehrer/Lehrerinnen müßten das Zähneputzen täglich überwachen, außerdem müßten Zahnputzzeilen in ausreichender Menge vorhanden sein. Beides erscheint derzeit nicht realisierbar.

Neben der eigentlichen Vorsorge hat die Gruppenprophylaxe auch das Ziel, Kinder mit einem besonders hohen Kariesrisiko zu erkennen und einer Intensivprophylaxe zuzuführen. Wie letztgenanntes erreicht werden kann, wird im Kapitel 10 besprochen.

Individualprophylaxe

Die Individualprophylaxe ergänzt im Kinder- und Jugendbereich die Gruppenprophylaxe und ersetzt sie im Erwachsenenbereich vollständig. Die Gründe hierfür sind sowohl soziologischer als auch medizinischer Natur. Im Erwachsenenalter existieren keine Gruppenstrukturen mehr, die für einen zahnmedizinisch-prophylaktischen Ansatz geeignet wären. Darüber hinaus spielt bei Erwachsenen Individualität eine dominante Rolle und es wird somit auch im zahnmedizinischen Bereich eine individuelle Zuwendung erwartet. Diese individuelle Zuwendung wird für Erwachsene auch durch medizinische Gegebenheiten gefordert.

Mit zunehmendem Alter tritt die koronale Primärkaries mehr und mehr in den Hintergrund und andere Formen der Karies (Sekundärkaries nach konservierender oder prothetischer Versorgung, Wurzelkaries) sowie parodontale Erkrankungen nehmen an Gewicht zu.

Dies erfordert eine individuelle Prophylaxe. Jeder Erwachsene und jedes Kind mit einem erhöhten Risiko – darunter ist z.B. auch eine kieferorthopädische Behandlung zu verstehen – braucht Individualprophylaxe, allerdings in unterschiedlichem Ausmaß. Wieviel Prophylaxe jemand braucht, muß individuell im Rahmen einer Risikodiagnostik ermittelt werden.

Aus wirtschaftlichen Erwägungen ist es nicht sinnvoll, daß Individualprophylaxe-Sitzungen von einem Zahnarzt abgehalten werden. Er ist darüber hinaus für eine solche Tätigkeit überqualifiziert. Deshalb braucht man auf Prophylaxe spezialisiertes zahnmedizinisches Fachpersonal.

Aus den bisherigen Ausführungen ergibt sich folgende Definition: „Individualprophylaxe ist das bedarfsorientierte Bemühen einer zahnmedizinischen Fachkraft um den einzelnen Patienten mit dem Ziel, pathogene Faktoren auszuschalten und die Wirtsabwehr zu stärken." Die Bausteine der Individualprophylaxe sind aus kariesprophylaktischer Sicht in der Reihenfolge ihrer Bedeutung:

- **professionelle Zahnreinigung,**
- **Fluoridierung,**
- **Motivierung und Instruktion,**
- **Ernährungsberatung,**
- **Karies-Risiko-Diagnostik**

Die Individualprophylaxe ist die wirkungsvollste Form der Kariesprävention.

Von *Axelsson* durchgeführte Langzeitstudien haben die Effektivität der Individualprophylaxe eindrucksvoll bewiesen. Erwachsene Patienten, die in einem Abstand von zunächst zwei und später drei Monaten zur Individualprophylaxe mit professioneller Zahnreinigung bestellt wurden, entwickelten in einem Zeitraum von sechs Jahren durchschnittlich nur 0,2 neue kariöse Läsionen. Das bedeutet, daß nur jeder fünfte Patient in dieser Zeit eine neue Karies bekam. Eine Vergleichsgruppe, die währenddessen eine traditionelle zahnmedizinische Behandlung mit jährlicher Kontrolle und Füllungstherapie erfuhr, entwickelte hingegen im gleichen Zeitraum 14 neue kariöse Läsionen (Abb. 5-14).

Axelsson hat die Effektivität der Individualprophylaxe auch bei Kindern nachgewiesen, allerdings in einem Programm mit insgesamt 20 Sitzungen pro Jahr. Während eine prophylaktisch betreute Gruppe (Testgruppe) nach zwei Jahren durchschnittlich nur 0,19 neue kariöse Läsionen entwickelt hatte, waren es bei der Kontrollgruppe 6,07 neue

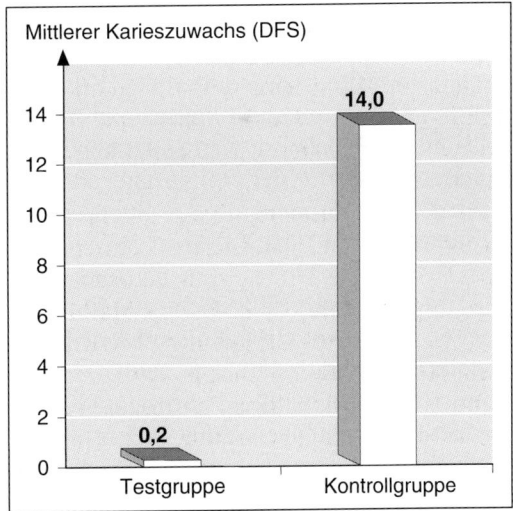

Abb. 5-14 In den von *Axelsson* durchgeführten Studien konnte nachgewiesen werden, daß Karies durch Individualprophylaxe vollständig verhindert werden kann. Der DFS-Index gibt die Summe der im Untersuchungszeitraum hinzugekommenen kariösen und gefüllten Zahnflächen für die Testgruppe und die Kontrollgruppe an.

Kavitäten. Zusammengerechnet hatten die 101 Kinder der Testgruppe nach zwei Jahren nur 19 neue Kavitäten entwickelt, die 91 Angehörigen der Kontrollgruppe dagegen 575. Die beiden Gruppen waren folgenden Programmen unterzogen worden:

- **Testgruppe:**
  - Anfärben aller Zähne,
  - professionelle Zahnreinigung mit Gummikelch und Zahnseide,
  - nach Bedarf Mundhygieneunterweisung,
- Dauer einer Sitzung ca. 10 Minuten.
- **Kontrollgruppe:**
  - monatliches überwachtes Zähneputzen,
  - jährliche Beratung über Mundhygiene und Ernährung,
  - jährliche zahnärztliche Behandlung.

Jedes Kind der Kontrollgruppe war durchschnittlich 2,3 Stunden im Jahr zur Füllungstherapie beim Zahnarzt, die Angehörigen der Testgruppe mußten hingegen im Durchschnitt überhaupt nicht zum Zahnarzt, sondern lediglich drei Stunden im Jahr zur Prophylaxehelferin.

Abgesehen von dem enormen Gesundheitsgewinn, den die Kinder der Testgruppe nach zwei Jahren gegenüber der Kontrollgruppe zu verzeichnen hatten, dürfte es unstreitig sein, daß sich die Kinder lieber drei Stunden im Jahr in der Obhut einer Prophylaxehelferin befanden als 2,3 Stunden zur Füllungstherapie beim Zahnarzt.

Zusammenfassend läßt sich zu den drei Ebenen Kollektiv-, Gruppen- und Individualprophylaxe sagen, daß die beiden erstgenannten Formen die Basis bilden, auf der die letztgenannte aufbauen kann. Während Kollektiv- und Gruppenprophylaxe im wesentlichen nach dem „Gießkannenprinzip" arbeiten, ist die Individualprophylaxe in der Lage, dem persönlichen Risiko des Patienten Rechnung zu tragen und ihm ein an diesem Risiko orientiertes maßgeschneidertes Programm zu offerieren. Man spricht daher auch von der **„bedarfsorientierten Individualprophylaxe"**.

Was die Wirksamkeit der drei Prophylaxeformen anbelangt, so ist die Individualprophylaxe mit regelmäßiger professioneller Zahnreinigung die bei weitem effektivste. Sie ist als einzige imstande, Karies nahezu vollständig zu verhindern. Die Möglichkeiten der beiden anderen Formen erschöpfen sich bei etwa 50%iger Karieshemmung.

Klassifizierung der Prophylaxe nach der Chronologie der Erkrankung

Die Prophylaxe läßt sich außer in den drei Ebenen (Kollektiv-, Gruppen- und Individualprophylaxe) auch chronologisch klassifizieren. Es wird zwischen Primär-, Sekundär- und Tertiärprophylaxe unterschieden.

Die **Primärprophylaxe** setzt beim Gesunden an und hat zum Ziel, die Karies zu vermeiden. Eine Form der Primärprophylaxe ist beispielsweise die Vermeidung der Übertragung kariogener Keime von den Eltern auf das Kind.

Wie bereits eingangs erwähnt, ist die Mundhöhle des Neugeborenen frei von diesen Mikroorganismen. Ihre Besiedelung beginnt frühestens mit dem Durchbruch des ersten Zahns im Alter von etwa sechs bis acht Monaten, meistens jedoch findet sie zwischen dem ersten und vierten Lebensjahr statt.

Studien haben gezeigt, daß Zeitpunkt und Umfang der Infektion der kindlichen Mundhöhle mit kariogenen Keimen verantwortlich sind für das spätere Ausmaß der Karies. Wenn die Besiedelung der Mundhöhle spät erfolgt und außerdem keine großen Mengen von Bakterien übertragen werden, ist die Chance des Kindes, gesunde Zähne zu behalten, weit größer als wenn das Gegenteil der Fall ist.

Wenn es gelingt, den Zeitpunkt der Infektion hinauszuzögern, haben vermutlich andere

Bakterien, die keine Karies erzeugen, die ökologische Nische, auf die auch die kariogenen Keime Anspruch erheben, bereits besetzt. Den später eintreffenden Mikroorganismen gelingt es daher nicht mehr ohne weiteres, die Mundhöhle zu besiedeln. In diesem Zusammenhang scheint es auch eine Rolle zu spielen, in welchen Mengen die kariogenen Bakterien in die kindliche Mundhöhle eindringen. Wenn ihre Zahl sehr groß ist, haben sie eine bessere Chance, die bereits etablierte Flora zu verdrängen und sich ihrerseits festzusetzen. Aus diesen Gegebenheiten resultiert folgende **Prophylaxe-Strategie:**

- Vermeidung einer frühen Infektion der kindlichen Mundhöhle mit kariogenen Mikroorganismen,
- Reduktion der Menge übertragener Keime.

Zur Übertragung der kariogenen Keime von den Eltern auf das Kind ist nach heutigem Kenntnisstand ein **Speichelkontakt** erforderlich. Aus dieser Tatsache wird klar, daß Infektionsprophylaxe der Karies nicht bedeutet, daß Eltern ihre Kinder nicht mehr küssen dürfen. Es bedeutet aber, daß ein Ablecken von Schnullern, Löffeln und ähnlichem sowie ein „Vorkosten" von Speisen mit demselben Besteck zu vermeiden ist.

Die Menge übertragener Keime ist einerseits von der Frequenz der Infektion, vor allem aber davon abhängig, in welchem Umfang die Mundhöhle des Überträgers infiziert ist. Aus diesem Grunde ist neben der Vermeidung von Speichelkontakt vor allem wichtig, daß die Eltern ihre Mundhöhle „sanieren" lassen. Das bedeutet, daß sie alle kariösen Läsionen, die ja besonders große Mengen kariogener Keime beherbergen, behandeln lassen und durch gute häusliche Mundhygiene und Individualprophylaxe das Ausmaß der bakteriellen Besiedelung ihrer Mundhöhle reduzieren. Da diese Maßnahmen schon während der Schwangerschaft einsetzen, also bevor die eigentliche Zielperson der Prophylaxe geboren ist, spricht man gelegentlich auch von einer Primär-Primärprophylaxe.

Jede Form der Kollektiv-, Gruppen- und Individualprophylaxe, die beim Gesunden einsetzt, wird als **Primärprophylaxe** bezeichnet. Wenn erst einmal eine Karies vorliegt, kann nur noch von einer **Sekundärprophylaxe** gesprochen werden. Diese hat das Ziel, die Karies möglichst frühzeitig zu entdecken und sowenig invasiv wie möglich zu behandeln. Die Erhaltung eines durch restaurative Behandlung hergestellten Zustandes nennt man **Tertiärprophylaxe.**

5.2 Erkrankungen der Pulpa

Claudia R. Barthel

> Im Gegensatz zu den Zahnhartsubstanzen liegt in der Pulpa ein Gewebe vor, das ähnlich wie andere Körpergewebe auf schädigende Reize reagiert.

Die Auslöser für eine Pulpaschädigung können entweder **iatrogen,** das heißt vom Zahnarzt verursacht, oder nicht-iatrogen sein. Der Zahnarzt kann beim Präparieren einen schädigenden Reiz ausüben, z.B. durch ein versehentliches Eröffnen der Pulpa, durch hochtouriges Präparieren mit unzureichender Wasserkühlung oder durch zu hohen Druck. Er kann aber auch durch giftige Reinigungs- oder Füllungsmaterialien oder einfach durch das Legen von undichten Füllungen, die eine Einwanderung von Bakterien erlauben, eine Pulpaschädigung hervorrufen.

Die Hauptursachen für **nicht-iatrogene Schädigungen** sind Karies oder traumatische Einwirkungen auf den Zahn, wie zum Beispiel durch einen Schlag oder einen Unfall, oder aber durch sogenannte osmotische Vorgänge (Beispiel: Wenn eine Gurke, die ja in ihren Zellen kaum salzig ist und zum größten Teil aus Wasser besteht, gesalzen wird, dann zieht dieses außerhalb der Zellen gelegene Salz das Wasser aus den Zellen heraus; hierbei handelt es sich um einen osmotischen Vorgang.).

> Die Pulpa kann durch chemische, mechanische, thermische, osmotische und bakterielle Reize gestört werden.

Die Pulpa reagiert darauf zunächst mit einer verstärkten Durchblutung. Damit soll zum einen versucht werden, den Reiz „wegzuspülen", zum anderen ist das Blut ein gutes Transportmittel für die Abwehrzellen des Körpers, die so an den Ort des Geschehens gebracht werden können. Bei Geweben, die nicht von Zahnhartsubstanz umgeben sind, äußert sich dieser Zustand optisch als Rötung, einem der klassischen Entzündungszeichen.

Kann der Reiz durch diese Maßnahme nicht eliminiert werden, so wird im entzündeten Gebiet der Blutdurchfluß zum Stillstand gebracht und es tritt zunächst die in den Gefäßen stehende Flüssigkeit (später auch Blut- und Abwehrzellen) ins Gewebe über. Dies führt normalerweise zu einer **Schwellung**, einem weiteren Entzündungszeichen. Durch die erhöhte Stoffwechseltätigkeit im Entzündungsgebiet kommt es auch zu einem lokalen **Temperaturanstieg**, das Gewebe wird wärmer.

Damit der Körper weiß, wo der Entzündungsherd liegt, werden bestimmte Lockstoffe abgegeben, sogenannte Entzündungsmediatoren, die beim Zusammentreffen mit Nervenzellen zu einer **Schmerzauslösung** führen.

> Die Entzündung äußert sich durch Rötung, Schwellung, Wärme, Schmerz und außerdem durch eine eingeschränkte Funktionstüchtigkeit des entsprechenden Gewebeabschnittes.

Da die Pulpa von einem unnachgiebigen und undurchsichtigen Hartsubstanzmantel umgeben ist, kann im Fall einer Entzündung weder die Rötung noch eine Schwellung, noch eine Erwärmung von außen erkannt werden. Das einzige Indiz für das Vorliegen einer Entzündung ist der **Schmerz**.

Im nicht-pulpalen Gewebe ist der Flüssigkeitsübertritt aus den Gefäßen ins Gewebe kein großes Problem, die dadurch entstehende Druckerhöhung äußert sich in einer Gewebeausdehnung bzw. Schwellung in Richtung des geringsten Widerstandes. Die Pulpa nimmt hier eine Sonderstellung ein: Sie hat keine Möglichkeit, sich in irgendeine Richtung auszudehnen.

Bislang wurde daher vermutet, daß es durch diese Druckerhöhung zu einem Abklemmen der Gefäße kommt, die durch das kleine Foramen apikale (s. Kap. 2.2.1) eintreten (Theorie der Selbststrangulation). Inzwischen wurde jedoch herausgefunden, daß die Pulpa **Lymphgefäße** besitzt, über die die überschüssige Gewebeflüssigkeit abgeleitet werden kann, und daß die gesamte Druckregulierung für das Pulpengewebe von dem Gewebe übernommen wird, das die Wurzelspitze außen umgibt.

5.2.1 Akute Entzündung der Pulpa

Der weitere Verlauf der Entzündung hängt von der Dauer und der Stärke des einwirkenden Reizes ab. Handelt es sich um einen **starken** und **dauerhaften Reiz,** so kommt es zu einer akuten Entzündung: Die Abwehr ist irgendwann überfordert, das Gewebe stirbt ab und zerfällt.

Auch hierbei stellt die Pulpa einen Sonderfall dar: Die abgestorbenen Gewebeanteile können nicht wie üblich vom noch gesunden Gewebe abtransportiert und durch Narbengewebe ersetzt werden, da sie in einer unzugänglichen Höhle liegen. Sind zudem noch Bakterien im Spiel, so setzt ein **Fäulnisprozeß** ein, die Bakterien können sich hemmungslos vermehren und irgendwann auch über die Wurzelspitze hinaus ins umliegende Gewebe gelangen. Dies führt dort ebenfalls zu einer Entzündungsreaktion, die mit einer **Auflösung des umgebenden Knochens** einhergeht (Abb. 5-15).

Wenn der Entzündungsreiz nicht allzu stark ist und der Körper über eine gute Abwehr verfügt, kann dieser Entzündungsherd bindegewebig abgekapselt werden. Gelingt das nicht, dann breitet sich die Entzündung weiter aus und führt letzten Endes zu dem Phänomen der „dicken Backe".

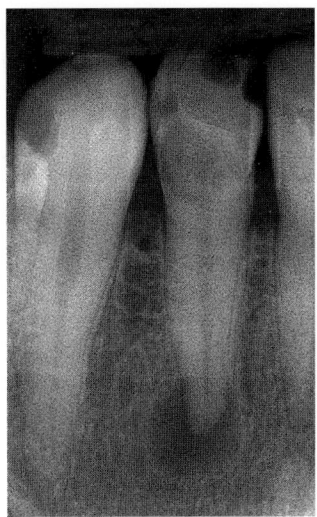

Abb. 5-15 Apikale Aufhellung.

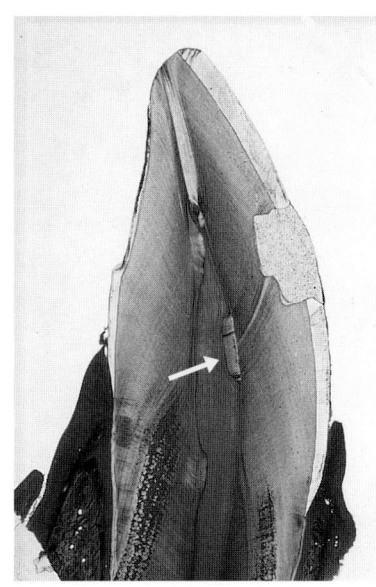

Abb. 5-16 Sekundärdentinbildung.

Therapie. Üblicherweise hat der Körper die Möglichkeit, Keime durch verschiedene Abwehrmechanismen zu eliminieren. Aber in diesem Fall besteht das Problem darin, daß das abwehrfähige Gewebe an die Keime in der Pulpahöhle gar nicht herankommt. Deshalb muß der Zahnarzt intervenieren. Er kann die Ursache der Entzündung auf zweierlei Weise ausschalten: Entweder durch **Extraktion** des betreffenden Zahnes oder durch eine **Wurzelkanalbehandlung,** in deren Verlauf durch die eröffnete Zahnkrone alle Bakterien herausgeholt werden können.

5.2.2 Chronische Entzündung der Pulpa

Wirkt auf die Pulpa nur ein **schwacher Reiz** ein, so hat das Gewebe genügend Zeit, bereits zerstörte Anteile zu reparieren bzw. um den Herd des Geschehens herum einen Wall zu bilden und ihn gegen das gesunde Gewebe abzugrenzen. Es handelt sich dann um eine chronische Entzündung, die neben dem entzündlichen Geschehen immer von reparativen Maßnahmen begleitet ist.

Oft findet sich in solch chronisch entzündeten Pulpen eine verstärkte Dentinbildung, d.h. die Pulpa versucht sich gegen den von außen kommenden Reiz durch innere Hartgewebsbildung abzugrenzen **(Sekundärdentinbildung)**. Dabei zieht sie sich immer weiter in das Zahninnere zurück und „mauert" sich regelrecht ein (Abb. 5-16; s. auch Abb. 5-11). Bisweilen findet diese Hartgewebsbildung jedoch relativ unstrukturiert und überstürzt statt, so daß irgendwo im Pulpenraum versprengte Dentinklümpchen gefunden werden, die sogenannten Dentikel.

Da reparative Mechanismen meist mit einem Gewebeumbau einhergehen, finden sich hier nicht nur neubildende, sondern auch auflösende Komponenten. Bisweilen kommt es sogar zu einer überschießenden Auflösungsreaktion, die auch die Zahnhartsubstanzen betreffen kann, man spricht dann von einem **internen Granulom** (Abb. 5-17).

Ist der Pulpenraum eröffnet und die Pulpa in einer guten Abwehrlage, so kann es zu einem Auswuchern des reparativen Gewebes kommen. Werden nun außerdem von der Mundschleimhaut abgeschilferte Epithelzellen durch den Speichel herangetragen, so kann sich dieses Gewebe mit einer Epithelschicht überziehen, man spricht dann von einem **Pulpapolypen.**

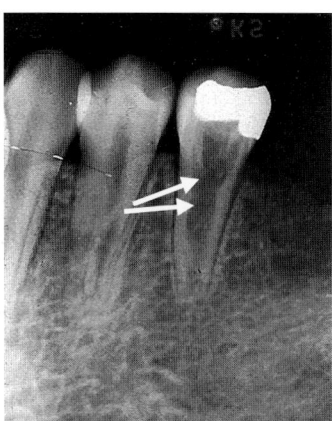

Abb. 5-17 Internes Granulom.

Pulpapolypen werden hauptsächlich bei eröffneten Milchzähnen beobachtet.

Therapie. Die Pulpa ist also durchaus in der Lage, sich gegen gewisse Reize zu wehren, und hat auch die Fähigkeit, sich zu regenerieren. Dazu muß jedoch der Reiz ausgeschaltet werden. Der Zahnarzt kann dies tun, indem er z.B. Karies exkaviert und die Dentinwunde oder die eröffnete Pulpa mit einem Medikament **(Kalziumhydroxid)** und mit einer dichten Füllung versorgt.

War die Pulpa bis zu diesem Zeitpunkt noch nicht zu stark vorgeschädigt – maximal bis zur Phase des Flüssigkeitsaustrittes aus den Blutgefäßen ins Gewebe –, so kann es durchaus zu einer Heilung kommen. Man spricht in diesem Stadium von einer **reversiblen Pulpaentzündung.**

Ist die Entzündung jedoch bereits weiter fortgeschritten, so kann der Zahn nur noch durch Entfernung der Pulpa gerettet werden. Ist diese noch vital, so wird die entsprechende Behandlung **Vitalexstirpation** genannt. Ist die Pulpa jedoch kurz vor dem Absterben oder bereits devital, so wird eine sog. **Gangränbehandlung** durchgeführt. Nach dem Absterben des Pulpagewebes besteht für den Körper keine Möglichkeit, die abgestorbenen Zellen abzutransportieren und durch Narbengewebe zu ersetzen.

5.3 Entzündungen der Gingiva und des Parodontiums

Susanne Fath

Liegt die bakterielle Plaque direkt dem Weichgewebe der Gingiva auf, kann sich unter bestimmten Voraussetzungen eine Entzündung dieses Gewebes entwickeln.

Eine solche **Gingivitis** kann in mehr oder weniger ausgeprägter Form in beinahe jeder Mundhöhle beobachtet werden. Nach neueren epidemiologischen Untersuchungen leiden in Deutschland bereits über 70% der Jugendlichen im Alter zwischen 15 und 19 Jahren an einer Gingivitis.

Im Verlauf von Jahren kann die anfänglich rein auf den Gingivasaum beschränkte Entzündung auf tiefere Anteile des Parodontiums übergreifen und es entsteht eine **Parodontitis,** die meist irreversible Verluste des Zahnhalteapparates zur Folge hat und – bleibt sie unbehandelt – zur Zahnlockerung und schließlich zum Zahnverlust führt. Auch hier ist die Erkrankungsrate der Bevölkerung hoch: Bereits bei über 50% der jüngeren Erwachsenen (35–44 Jahre) kann eine behandlungsbedürftige Parodontitis festgestellt werden, bei ca. einem Viertel davon sogar die fortgeschrittene Form mit tiefen Zahnfleischtaschen, die eine komplexe Therapie erfordern. In höheren Altersgruppen ist der Anteil der Erkrankten noch größer, da die Krankheit über die Jahre voranschreitet und bei vielen Patienten erst in fortgeschrittenerem Alter offenbar wird.

Die Ursachen der parodontalen Entzündung sind heute weitgehend geklärt. Auch für die Prävention und Behandlung dieser so weit verbreiteten Erkrankung stehen ausreichend Kenntnisse zur Verfügung, so daß seit langem schon erfolgreiche Therapiekonzepte entwickelt werden konnten. Die auch in Fachkreisen weit verbreitete Meinung, eine „Parodontose" sei schicksalsbedingt und kaum behandelbar, ist also falsch. Es wird im Gegenteil eine der wichtigsten und umfangreichsten Aufgaben der zukünftigen Zahnmedizin sein, diese Erkrankung zu verhüten und den großen Kreis der bereits Erkrankten vor weiterem Verlust an Zahnhalteapparat und damit vor Zahnverlust zu schützen.

Die Kenntnis der Erkrankungsursachen und des Krankheitsverlaufs, der Therapiemöglichkeiten und vor allem der Voraussetzungen für einen langfristigen Behandlungserfolg sind besonders für die Prophylaxehelferin von Bedeutung, da sie im Rahmen eines umfassenden Behandlungskonzeptes hier wichtige Aufgaben übernehmen muß.

5.3.1 Ursachen der Gingivitis und Parodontitis

Mikroorganismen

1964 wies *Harald Löe*, ein schwedischer Parodontologe, in einem bahnbrechenden Versuch nach, daß eine Gingivitis durch die Ansammlung von bakterieller Plaque am Zahnfleischsaum entsteht und wieder verschwindet, wenn man diese Plaque beseitigt. Dieser Versuch veränderte das bis dahin verbreitete Verständnis von den Ursachen der parodontalen Entzündung und leitete eine Grundlagenforschung ein, die uns zu der heute gültigen Auffassung geführt hat. Er verdient aus diesem Grunde eine nähere Beschreibung.

Gingivitis-Versuch, Harald Löe u. Mitarb., 1964. Zwölf Studenten der Zahnmedizin erhielten eine sorgfältige Unterweisung in guter Mundhygiene und eine professionelle Zahnreinigung. Sobald Plaque- und Gingivitisfreiheit erreicht waren, stellten sie jegliche Mundhygiene ein. In der Folgezeit wurde das Plaqueaufkommen, der Entzündungsgrad der Gingiva und auch die Zusammensetzung der Plaque täglich mit geeigneten Indizes bzw. durch Probeentnahmen überprüft. Nach 21 Tagen nahmen die Probanden die Mundhygiene wieder auf, es wurde erneut professionell gereinigt und die Kontrollen bis zum 30. Tag fortgesetzt.

Ergebnis. Der Plaqueindex stieg ab dem ersten Tag nach Einstellung der Mundhygiene kontinuierlich an und erreichte nach ca. einer Woche seinen Maximalwert. Etwa zu diesem Zeitpunkt setzte auch der Anstieg des Gingivaindexes ein, der ebenfalls ca. eine Woche später bei der Maximalmarke angekommen war. Nach Wiederaufnahme der Mundhygiene und schnellem Absinken des Plaqueindexes sank auch der Gingivaindex innerhalb einer Woche auf den Nullwert zurück.

Schlußfolgerung. Mit der Plaqueansammlung und Plaquereifung wird im gingivalen Gewebe eine Entzündung in Gang gesetzt, die jedoch nach Beseitigung der Plaque wieder vollständig abklingt, also **reversibel** ist.

> Ursache der Gingivitis ist die Plaque und nicht etwa Ernährungsfehler oder Stoffwechselstörungen. Dies erlaubt den Rückschluß, daß Gingivitis durch Verhinderung von Plaqueansammlung vermieden werden kann.

Dieser klassische Versuch lieferte auch wertvolle Informationen über die **Zusammensetzung der Plaque**. Die Keime, die in diesem Geschehen eine Rolle spielen, unterscheiden sich ganz erheblich von den aus der Kariesätiologie bekannten Bakterienarten. Auch hier muß die Plaque aber erst einmal ausreifen, damit die Lebensbedingungen für die die Entzündung verursachenden Arten geschaffen werden. Erst wenn sie sich in ausreichender Zahl entwickelt haben, rufen sie eine Entzündungsreaktion hervor, erst dann ist die Plaque **pathogen** (krankheitsverursachend). Dies ist bei ungestörtem Plaquewachstum nach ca. **sieben Tagen** erreicht.

Zu Beginn enthält die Plaque vor allem aerobe, grampositive Kokken und Stäbchen. Wird sie älter und damit auch dicker, so finden in den tieferen Schichten zunehmend Anaerobier günstige Lebensbedingungen und vermehren sich. Auch hier handelt es sich überwiegend um Kokken und Stäbchen, jedoch nehmen jetzt auch gramnegative Arten zu. Schließlich, tief in ausgereifter Plaque, finden sich auch gramnegative Schraubenbakterien, sog. **Spirochäten.** Diese gramnegativen Keime, die ein sauerstoffarmes Milieu zum Wachstum benötigen, besitzen die zur Auslösung einer Entzündung nötige Pathogenität (s. Kap. 4.3.4).

Der Stoffwechsel dieser Bakterien ist vor allem proteolytisch, d.h. **eiweißspaltend.** Sie sind dadurch nicht schwerpunktmäßig auf ein bestimmtes Substrat angewiesen, wie die säurebildenden Bakterien der kariogenen

Plaque. Dagegen können sie eine Vielzahl von Substanzen aus vielen verschiedenen Quellen abbauen. So kann ihre Nahrung z.B. aus der Gewebeflüssigkeit oder dem Speichel kommen oder in den Ausscheidungen anderer Bakterien bestehen. Da in der ausgereiften Plaque eine große Vielzahl unterschiedlicher Spezies mit ganz verschiedenen Stoffwechselendprodukten nebeneinander existieren, ist immer ein ausreichendes Nahrungsangebot vorhanden.

> Die parodontal-pathogenen Bakterien-Arten in der Plaque lassen sich kaum über eine bestimmte Diät beeinflussen.

Die Stoffwechselprodukte dieser Bakterien sind es, die ihre Pathogenität ausmachen. Sie produzieren vor allem **Zellgifte**, wie z.B. Ammoniak oder Schwefelwasserstoff. Diese Substanzen schädigen körpereigene Zellen, wenn sie am Gingivarand freigesetzt werden. Die Mikroorganismen können aber auch Stoffe ausscheiden, die die Fähigkeit zur Zellteilung von Körperzellen stören (**Mitogene** und **Enzyme**), so daß die Regenerationsfähigkeit des Gewebes in Mitleidenschaft gezogen wird. Sie setzen z.B. auch gezielt sog. **Leukotoxine** frei, die die Funktion der gegen sie gerichteten Abwehrzellen lähmen. Manche Spezies haben die Fähigkeit, aktiv in das Gewebe einzudringen, andere setzen Giftstoffe frei, wenn sie absterben.

Bei all diesen Vorgängen ist es entscheidend, wie viele der pathogenen Bakterien in der Plaque enthalten sind. Sie alle sind natürliche Bewohner der Mundhöhle. In einer dünnen Plaque, die immer wieder durch Mundhygienemaßnahmen reduziert wird, können sich jedoch keine größeren Mengen dieser speziellen Keime entwickeln. Auch ihre Stoffwechselprodukte fallen also nur in geringem Ausmaß an und stellen so kein Problem für den Wirtsorganismus (also den Körper) dar. Vermehren sie sich jedoch übermäßig, wie es in dicker, lange ungestört wachsender Plaque der Fall ist, so muß der Körper Abwehrmaßnahmen einleiten, die

sich klinisch in Form einer Entzündung bemerkbar machen. Eine Gingivitis entwickelt sich.

Körpereigene Abwehr

Der menschliche Körper ist mit einem hochsensiblen Immunsystem ausgestattet, das die Aufgabe hat, die Unversehrtheit des Organismus zu bewahren. Diese Unversehrtheit besteht aber nur dann, wenn alle körpereigenen Gewebe von unserer belebten Umgebung abgegrenzt werden und alle Körperzellen ungestört ihre verschiedenen Stoffwechselleistungen erbringen können.

Zu diesem Zweck sind alle Grenzflächen unseres Körpers mit Haut bzw. Schleimhaut bedeckt, sei es nun die äußere Körperoberfläche oder die innere, z.B. im Atmungs- und Verdauungstrakt.

> Haut und Schleimhäute bilden schützende Barrieren gegenüber allen körperfremden Einflüssen.

Nun können aber bestimmte Einwirkungen diese Barrieren überwinden, z.B. bei Verletzungen, Vergiftungen oder Infektionen. Bei solchen Ereignissen werden in der Regel Körperzellen geschädigt. Der Untergang von Körperzellen wiederum aktiviert sofort das Immunsystem, das nun die Aufgabe hat, die Ursache des Schadens zu neutralisieren und die Zelltrümmer zu beseitigen, damit eine Regeneration bzw. Reparatur stattfinden kann. Gelingt die Beseitigung der schädlichen Einwirkung nicht, so hat das Immunsystem die Aufgabe, den Schaden örtlich zu begrenzen und eine Ausbreitung zu verhindern.

Die Situation am Zahnfleischsaum ist dadurch gekennzeichnet, daß hier ein Zahn die Schleimhautdecke der Mundhöhle durchbricht und dadurch den Mikroorganismen eine potentielle Eingangspforte zum Körperinneren bietet. Dieser Bereich ist zwar durch das **Saumepithel** abgedichtet, nimmt das Ausmaß der bakteriellen Besiedelung jedoch übermäßig zu, so reicht dieser Mechanismus nicht mehr aus. Die Bakterien dringen in den Zahnfleischsulkus vor und lösen mit Hilfe ihrer Stoffwechselprodukte die Verbindung zwischen dem Epithel und der Zahnoberfläche auf. So gelangen sie immer weiter in den subgingivalen Bereich, wo sie der Spülwirkung des Speichels und den Mundhygienemaßnahmen entzogen sind und sich ungestört weiterentwickeln können.

Der Körper reagiert mit einer typischen Abfolge von Vorgängen, die immer gleich ablaufen und zu den unverkennbaren Entzündungszeichen führen (s. auch Kap. 5.2).

Rubor (Rötung). Das im Bindegewebe direkt unter dem Zahnfleischsaum gelegene, dichte Kapillargeflecht wird vermehrt durchblutet, wobei die Gefäße gedehnt und weitgestellt werden. Die **vermehrte Durchblutung** ist klinisch als Rötung zu beobachten. Sie steigert sich mit zunehmendem Entzündungsgrad. Im gingivalen Bereich kommt es durch die erhöhte Spannung der Gefäße und die ödematöse Auflockerung des Gewebes zu einer **erhöhten Blutungsneigung** bei Berührung.

> Blutung nach Sondierung bzw. „Zahnfleischbluten" ist ein typisches und zuverlässiges Entzündungszeichen.

Tumor (Schwellung). Begleitend entstehen durch die Dehnung in den Gefäßwänden zwischen den Endothelzellen Lücken, durch die Flüssigkeit und Zellen aus der Blutbahn ins Gewebe übertreten können. Zunächst tritt Blutserum aus und lagert sich im Gewebe ein. Gleichzeitig wandern Granulozyten aus den Gefäßen aus und bewegen sich aktiv zum Entzündungsherd. Diese weißen Blutzellen gehören der zellulären Abwehr an, sie können körperfremdes oder abgestorbenes Material identifizieren und phagozytieren. Dabei schließen sie das Material in sich ein und zersetzen es. Durch die Anreicherung von Zellen und Flüssigkeit im Gewebe bildet sich die Schwellung, das sog. **Ödem,** aus.

> Der Gingivasaum sieht wulstig aus, die Epitheloberfläche ist gespannt und glänzt, die Stippelung kann schließlich verschwinden.

Calor (Wärme). Die stärkere Durchblutung und die Aktivierung der Stoffwechselvorgänge im entzündeten Gebiet führen zu einer **Erhöhung der lokalen Körpertemperatur.** An der Gingiva ist diese Erhöhung nur mit speziellen Meßmethoden festzustellen, bei akuten Prozessen, wie z.B. einem Parodontalabszeß, ist sie jedoch auch durch **Tastvergleich** zu bemerken.

Dolor (Schmerz). Im Verlauf der Entzündung werden eine Vielzahl von Steuerstoffen freigesetzt, die die Aufgabe haben, die Entzündungsvorgänge zu koordinieren und Abwehrzellen anzulocken. Diese **Entzündungsmediatoren** reizen auch im Gewebe liegende sensible Nervenendigungen und lösen so eine Schmerzreaktion aus, die in ihrer Ausprägung sehr unterschiedlich sein kann.

Functio laesa (gestörte Funktion). Der Schmerz, aber auch eine starke Schwellung, führen oft zu einer Einschränkung der Funktion des betroffenen Körperteils. Es wird eine **Schonhaltung** eingenommen, Berührung vermieden etc. Im Bereich der Gingiva macht sich eine solche Schonung indirekt bemerkbar.

> Der Patient vermeidet Mundhygienemaßnahmen, weil sie zu unangenehmen Empfindungen und Blutungen führen.

Die beschriebenen Vorgänge können je nach Menge und Zusammensetzung der pathogenen Plaque und nach Dauer ihrer Anwesenheit am Gingivasaum gesteigert oder gedrosselt werden. Eine schwach ausgeprägte Gingivitis ist klinisch unauffällig, sie offenbart sich nur durch diskrete Blutungen nach schonungsvoller Sondierung mit einer Parodontalsonde. Mit zunehmender Stärke der entzündlichen Reaktion werden auch die übrigen Zeichen deutlicher, bis hin zu sehr schmerzhaften, dramatisch geröteten und geschwollenen Zuständen, die auch mit lokalem Gewebszerfall einhergehen können.

5.3.2 Entwicklung der Gingivitis, Übergang zur Parodontitis

Frühe Gingivitis

Hat die Plaque in der Nähe des Gingivasaums eine ausreichende Pathogenität erreicht, so bildet sich zunächst eine milde Form der Gingivitis aus.

Die Durchblutung im Kapillargebiet unterhalb des Saumepithels wird gesteigert, klinisch zeigt sich allerdings noch keine Rötung. Das austretende Blutserum durchwandert das Gewebe und steigt im Saumepithel zur Oberfläche auf. Es kann am Zahnfleischrand als **Sulkusflüssigkeit** wahrgenommen werden. Diese aus dem Sulkus austretende Flüssigkeit läßt sich mit Hilfe von schmalen **Fließpapierstreifen** messen. Sie ist ein Merkmal der Entzündung und ein Maß für die Stärke der entzündlichen Reaktion.

Die **Blutungsneigung** der Gingiva ist bereits erhöht, jedoch sind die nach Sondierung auftretenden Blutungen sehr diskret und nur am trockenen Zahn und mit geübtem Auge zu erkennen (Abb. 5-18).

Histologisch erkennt man im Bindegewebe und im Saumepithel bereits eine kleine Ansammlung von Granulozyten, **Infiltrat** genannt. Sie durchwandern ebenfalls das Saumepithel und bilden am Sulkusgrund eine Abwehrfront gegenüber der dort haftenden Plaque. Der Sulkus ist durch die bei den Abwehrvorgängen gebildeten und aus der Plaque stammenden Substanzen bereits leicht vertieft, d.h. die Haftung des Saumepithels am Zahn beginnt sich durch deren Einwirkung zu lösen (Abb. 5-19).

Auf diese Weise gelangt die Plaque in subgingivale Bereiche, wo sie günstige Bedin-

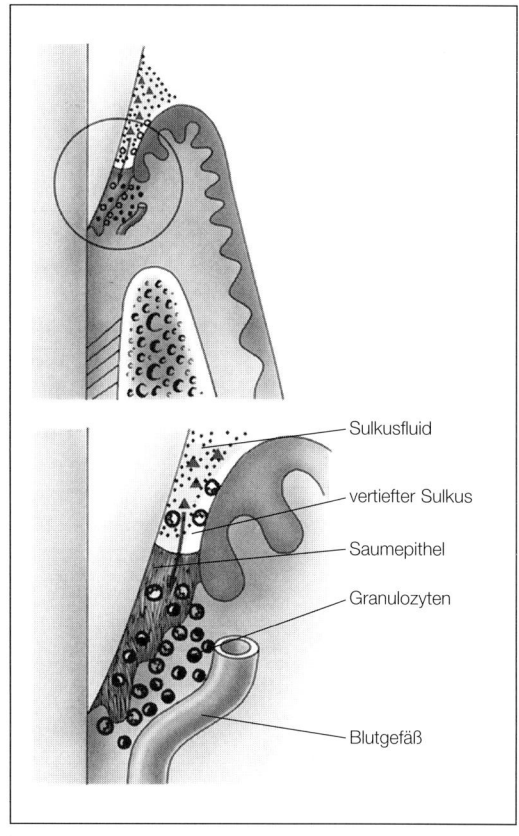

— Sulkusfluid

— vertiefter Sulkus

— Saumepithel

— Granulozyten

— Blutgefäß

Abb. 5-19 Frühe Gingivitis. Abwehrzellen verlassen die Blutbahn und steigen im Saumepithel zusammen mit Sulkusflüssigkeit nach koronal auf. Der Sulkus hat sich durch Schwellung des Gingivasaums und beginnende Ablösung des Epithelansatzes vertieft.

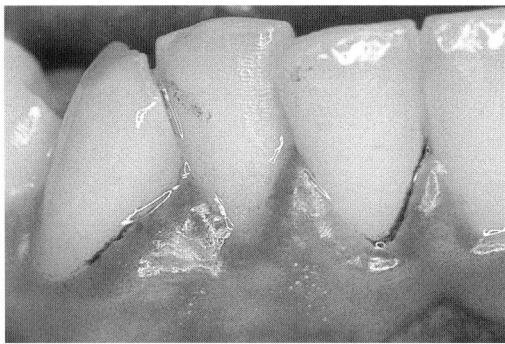

Abb. 5-18 Das klinisch gesund aussehende Zahnfleisch zeigt frühe Entzündungsanzeichen in Form einer diskreten Blutung nach Sondierung.

gungen findet: Eine mechanische Reinigung und die Spülwirkung des Speichels sind hier weitgehend ausgeschaltet, und die supragingivale Plaqueschicht darüber sorgt für ein für parodontalpathogene Keime günstiges Milieu. Wird die Plaque weiterhin nicht entfernt, können sie sich nun überproportional vermehren.

> Das Stadium der frühen Gingivitis bleibt nur kurze Zeit bestehen (maximal ein bis zwei Tage), dann steigert sich die entzündliche Reaktion und eine etablierte Gingivitis entwickelt sich.

Etablierte Gingivitis

Als Folge der weiter gesteigerten Durchblutung des Gingivasaumes sind nun Rötung und Schwellung des Marginalrandes deutlich zu erkennen (Abb. 5-20). Das Gewebe steht unter erhöhtem Flüssigkeitsdruck, so daß sich die Oberfläche gespannt-glänzend darstellt, die Stippelung kann vollständig verschwinden.

Der Sulkus vertieft sich weiter und eine **subgingivale Flora** etabliert sich. Das Gewebe ist nun stark mit Granulozyten durchsetzt, im histologischen Bild können sie bis zu 50% der Zellen im Saumepithel ausmachen. Sie bilden am Sulkusboden einen starken Grenzwall gegenüber der Plaque und phagozytieren aktiv Mikroorganismen und deren Schadstoffe (Abb. 5-21).

Trotzdem können in das durch Flüssigkeitseinlagerung und Zelldurchsetzung aufgelockerte Gewebe **bakterielle Noxen,** also schädigende Substanzen wie Enzyme und Toxine leichter eindringen und es kommt zu Schäden an Fibroblasten und Kollagenfasern im Bindegewebe. Die Gingiva verliert so nach und nach ihre straffe Konsistenz und macht klinisch einen weichen, aufgequollenen Eindruck.

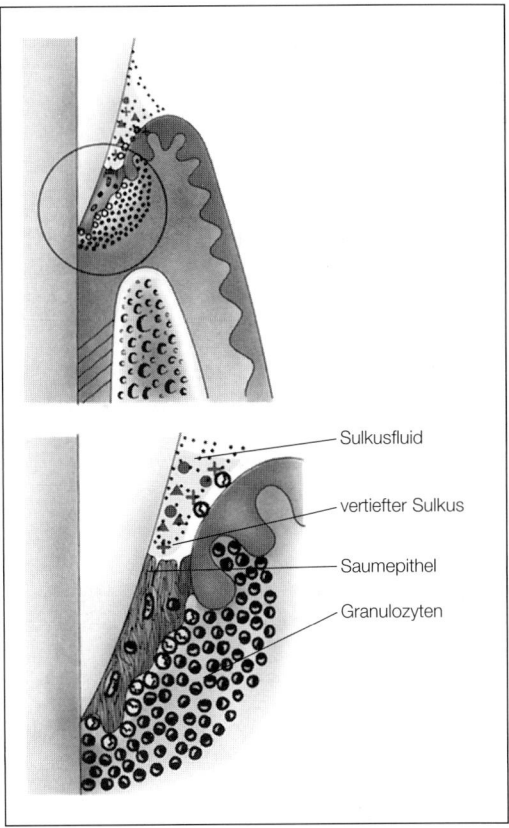

Sulkusfluid

vertiefter Sulkus

Saumepithel

Granulozyten

Abb. 5-21 Etablierte Gingivitis. Im Bindegewebe hat sich ein Infiltrat ausgebildet, durch Einlagerung von Blutserum und Verlust von Kollagen ist das Gewebe aufgelockert. Das Saumepithel ist von Granulozyten durchsetzt, der Sulkus weiter vertieft.

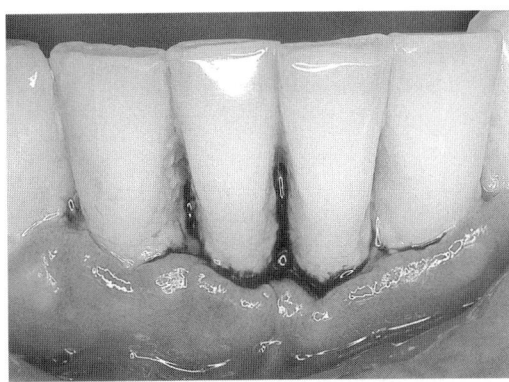

Abb. 5-20 Deutliche Rötung, Schwellung und Blutungsneigung bei ausgeprägter Gingivitis.

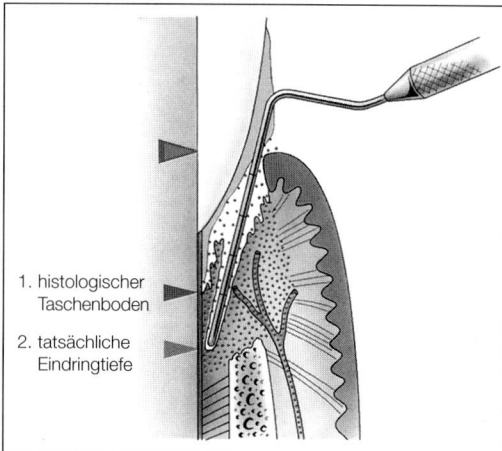

1. histologischer Taschenboden

2. tatsächliche Eindringtiefe

Abb. 5-22 Das durch die Entzündung aufgelockerte Bindegewebe erlaubt der Sonde ein Eindringen über den histologischen Sulkusgrund bzw. Taschenboden (Pfeile) hinaus. Eine höhere Sondierungstiefe wird gemessen.

Sondiert man in diesem Zustand den Zahnfleischsaum, so dringt die Sonde tiefer ins Gewebe ein, wobei sie bis ins Bindegewebe vorstoßen kann. Die **Sondierungstiefe erhöht sich** klinisch auf 3–4 mm (Abb. 5-22). Sie kann zusätzlich noch durch starke Schwellung und Gewebehyperplasie gesteigert werden. In diesem Fall spricht man von **Pseudotaschen,** da der erhöhten Sondierungstiefe kein wirklicher Verlust von Zahnhalteapparat zugrunde liegt. Die stark durchbluteten Kapillaren werden beim Sondieren leicht verletzt und es kommt zu einer je nach Entzündungsgrad mehr oder weniger ausgeprägten Blutung.

Die Entzündung wird so weit gesteigert, bis sie in der Lage ist, den bakteriellen Angriff in Schach zu halten und örtlich auf den supraalveolären Bereich zu begrenzen. Es entsteht ein Gleichgewichtszustand, der über viele Jahre konstant gehalten werden kann. Eine solche chronische Gingivitis wird meist nicht als so unangenehm erlebt, daß der Patient sie als krankhafte Veränderung begreift. Da es nicht zum Verlust von zahnhaltenden Strukturen kommt, wird der Zahn

auch in seiner Funktion nicht beeinträchtigt.

> Eine etablierte Gingivitis heilt vollständig aus, sobald die verursachende Plaque entfernt wird. Die Entzündungsreaktion klingt innerhalb von ca. sieben Tagen ab, die Gewebeschäden werden regeneriert, der gesunde Zustand kann wiederhergestellt werden.

Findet keine Plaqueentfernung statt, so kann sich nach Jahren schließlich eine Parodontitis entwickeln, d.h. die entzündlichen Veränderungen greifen nun auf die tiefergelegenen Anteile des Parodontiums über und es kommt zum Verlust von Zahnhalteapparat. Dies geschieht jedoch immer auf der Basis einer vorbestehenden, lang anhaltenden chronischen Gingivitis. Daraus läßt sich umgekehrt ableiten, daß eine Parodontitis sicher verhütet werden kann, wenn man bereits die Gingivitis beseitigt.

Übergang zur Parodontitis

Der Verlauf der Entzündungsreaktion unterliegt Schwankungen, die durch den Allgemeinzustand des Organismus bestimmt werden. Die Abwehr am Gingivasaum kann zeitweise geschwächt werden, z.B. beim Auftreten von allgemeinen Infektionen oder in Streßsituationen. Auch die individuelle Mundhygiene ist nicht konstant, sondern wird manchmal gründlicher, dann wieder nachlässig durchgeführt.

So kommt es immer wieder einmal dazu, daß das **Gleichgewicht** zwischen dem bakteriellen Angriff und der Immunantwort des Gewebes verlorengeht. In solchen Phasen gelingt es den Mikroorganismen, nach apikal vorzudringen und sich neuen Lebensraum zu erschließen. Die Haftung des Saumepithels am Zahn wird weiter aufgelöst und der Sulkus vertieft sich. Der Körper beantwortet zwar diesen Vorstoß mit einer unverzüglichen Steigerung der Entzündungsreaktion, was sich klinisch als **akutes Aufflammen der Entzündung** bemerkbar macht. Die Bakterien lassen sich aber nicht zurückdrängen, so daß sich auf dem neuen Niveau wieder ein Gleichgewicht einpendeln muß.

> Im Laufe der Zeit addieren sich diese Schübe, so daß die Entzündung schließlich den Bereich der zahntragenden Strukturen erreicht.

Diese Entwicklung tritt allerdings nicht bei jedem Menschen, ja nicht einmal an jedem Zahn in einem betroffenen Gebiß ein. Es muß also Faktoren geben, die die Entstehung der Parodontitis begünstigen und eine Aufrechterhaltung des Gleichgewichtszustandes zwischen Angriff und Abwehr auf Dauer verhindern.

Die genauen Ursachen, die schließlich zur Entstehung einer Parodontitis führen, sind wissenschaftlich noch nicht vollständig geklärt. Ob eine bestimmte Person die Anfälligkeit für Parodontitis in sich trägt oder nicht, hängt sicherlich mit Unterschieden in der **individuellen Immunreaktion** zusammen. Welcher Natur genau diese Unterschiede sind, kann heute jedoch noch nicht gesagt werden. Damit kann im Einzelfall nicht prognostiziert werden, ob eine Erkrankung eintreten wird oder nicht. Ebensowenig existiert eine direkt an dem evtl. vorhandenen Immundefekt ansetzende Kausaltherapie. Andererseits ist es auch denkbar, daß die Erkrankung nur dann eintritt, wenn spezielle „Erreger" in der Plaque vorhanden sind. Dann wäre die Parodontitis den Infektionserkrankungen zuzuordnen und man könnte beispielsweise Impfstoffe entwickeln.

Bisher ist es jedoch nicht gelungen, eine Bakterienspezies zu isolieren, die allein für die parodontale Entzündung verantwortlich gemacht werden kann. Bestimmte pathogene Keime kommen in der subgingivalen Plaque einer Tasche zwar gehäuft vor, doch kann man diese auch in der Plaque beim Gesunden finden. Der Unterschied besteht lediglich in ihrer quantitativen Verteilung: Im anaeroben, geschützten Milieu der Tasche haben diese Bakterien günstigere Lebensbedingungen und vermehren sich stärker als in der Plaque am Zahnfleischsaum. Dadurch erreichen sie vermutlich erst ihre pathogene Potenz.

5.3.3 Parodontale Läsion

Dringt die Plaque im Zuge immer wieder aufflammender Entzündungsschübe einer chronischen Gingivitis in den Bereich vor, wo die Kollagenfasern des Halteapparates im Wurzelzement inserieren (verankert sind), so werden auch diese Fasern enzymatisch abgebaut und es entsteht ein **Attachmentverlust.**

Das Saumepithel oberhalb hat jegliche Haftung an der Zahnoberfläche verloren und wandelt sich in ein **Taschenepithel** um. Dieses ist ungeordnet und aufgelockert und kann die für das Saumepithel typischen Abwehrleistungen nicht mehr erfüllen. Es dient lediglich noch als epitheliale Auskleidung einer Körperoberfläche. Zwischen dem Taschenepithel und der Zahnoberfläche hat sich die **subgingivale Flora** etabliert, die die parodontale Entzündung permanent unterhält, da sie durch die Immunleistungen des Körpers allein nicht beseitigt werden kann (Abb. 5-23).

Festanhaftende Plaque kann mineralisieren und sich zu **subgingivalem Zahnstein** umwandeln. Zusätzlich dazu existiert aber auch eine nicht-anhaftende Plaque, die auf der haftenden Plaqueschicht gedeiht. Sie besteht fast ausschließlich aus gramnegativen beweglichen Stäbchen und Spirillen, die bei akuten Entzündungsschüben eine auslösende Rolle zu spielen scheinen. In akuten Taschen können diese Bakterien zwischen den Zellen des Taschenepithels hindurchwandern. Wenn dieses durch die akute Entzündung ulzeriert (aufbricht), dann gelangen die Bakterien möglicherweise bis ins Bindegewebe, wo sie Gewebeschäden anrichten und die Immunreaktion verstärken. Es bildet sich **Pus** (Eiter), der resorbiert oder nach koronal abtransportiert werden muß. Er entleert sich dann aus der Tasche. In tieferen Taschen kann es in diesem Falle auch zur **Abszeßbildung** kommen (Abb. 5-24).

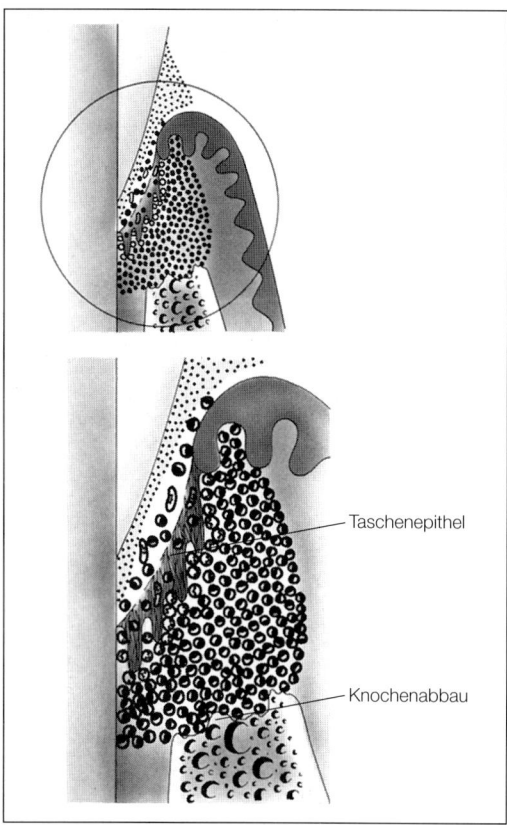

Abb. 5-23 Parodontitis. Die entzündlichen Vorgänge haben das Niveau des Zahnhalteapparates erreicht, es kommt zum Abbau von Knochen und desmodontalen Fasern. Das Saumepithel hat sich zum Taschenepithel gewandelt, eine subgingivale Flora hat sich etabliert.

Das Bindegewebe im Umkreis der Tasche ist stark mit Leukozyten aller Art durchsetzt. Durch die entzündlichen Veränderungen ist das Gewebe natürlich auch hier aufgelockert und mit Noxen durchdrungen. Dies hat genau wie bei der Gingivitis Gewebeschäden zur Folge, die nicht zuletzt auch durch die im Gewebe ablaufenden Abwehrvorgänge entstehen. Es kommt also zum **Abbau** benachbarter Strukturen, wie dem **desmodontalen Faserapparat** und dem **Alveolarknochen** (s. Abb. 5-23).

Mit zunehmendem Voranschreiten der Entzündung nach apikal verliert der Zahn immer mehr von seinem parodontalen Halteapparat, was klinisch zunächst in Form von **Zahnwanderungen**, „Längerwerden" des Zahns, **Lückenbildung** und schließlich **Lockerung** in Erscheinung tritt (Abb. 5-25).

Die beschriebenen Veränderungen und Vorgänge verlaufen in einem von Parodontitis befallenen Gebiß sehr unterschiedlich. Sie können schon an einem einzelnen Zahn von Fläche zu Fläche sehr stark variieren. Dieser unregelmäßige Verlauf der Parodontitis führt

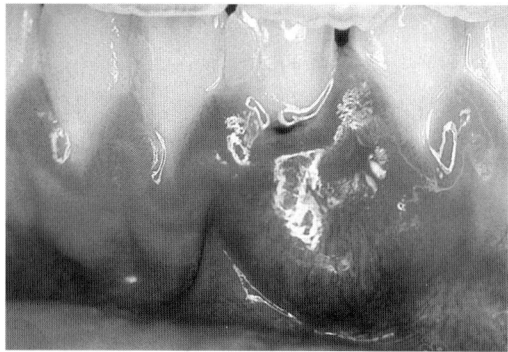

Abb. 5-24 Parodontalabszeß, ausgehend von einer tiefen, akut entzündeten Tasche.

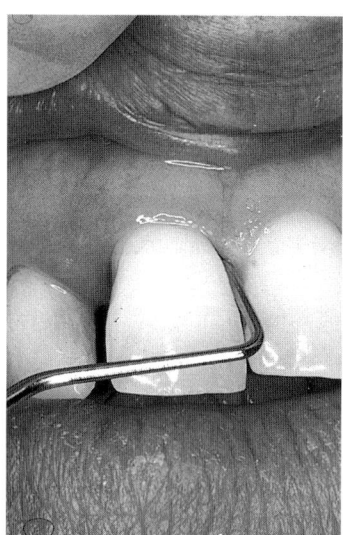

Abb. 5-25 Durch Verlust von Zahnhalteapparat hat sich der Zahn aus der Zahnreihe gelöst – eine Lücke ist entstanden, die Inzisalkanten haben nicht mehr das gleiche Niveau.

dazu, daß die klinische Erscheinungsform der Erkrankung von Patient zu Patient sehr verschieden sein kann.

5.3.4 Kofaktoren

Neben den eigentlichen Ursachen der Parodontitis können noch weitere Faktoren den Verlauf der Erkrankung beeinflussen, die für sich allein genommen jedoch nicht krankheitsauslösend sind.

Allgemeine Kofaktoren

Generell haben alle **Allgemeinerkrankungen,** die das Immunsystem oder die Kapillardurchblutung betreffen, natürlich auch Auswirkungen auf den Verlauf einer zusätzlich vorhandenen Parodontitis. Durch gestörte Durchblutung bzw. Immunfunktion kann der parodontale Abbau erheblich beschleunigt werden. Dies trifft zu für Patienten mit:

*   Leukämien,
*   Bluterkrankungen,
*   AIDS,
*   Diabetes mellitus.

Auch bestimmte **Medikamente,** die an diesen Punkten wirken, können die Gewebereaktion und damit den Verlauf der Parodontitis beeinflussen, so z.B:

*   Zytostatika (z.B. nach Organtransplantationen),
*   Kalzium-Antagonisten (z.B. Adalat® bei Herzinsuffizienz und/oder Bluthochdruck).

Einige **erbliche Erkrankungen** bzw. Syndrome sind ebenfalls mit einer progressiven Parodontitis vergesellschaftet:

*   Down-Syndrom (Trisomie 21),
*   Papillon-Lefèvre-Syndrom.

Lokale Kofaktoren

Zu den lokalen Kofaktoren kann alles gezählt werden, was die Plaqueakkumulation an einer bestimmten Stelle fördert. Dies können **natürliche Faktoren** sein, wie z.B.:

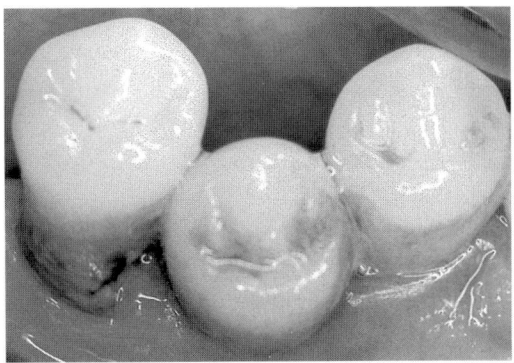

Abb. 5-26 Engstand der Zähne fördert die Plaqueansammlung.

*   Engstände der Zähne (Abb. 5-26),
*   Wurzelunregelmäßigkeiten (starke Krümmung, Einziehungen oder Fissuren),
*   Schmelzperlen.

Viel häufiger spielen hier jedoch **Retentionsnischen** eine Rolle, die durch eine zahnärztliche Versorgung entstanden sind:

*   überstehende Füllungs- und Kronenränder,
*   verblockte Zwischenräume, die der Reinigung nicht zugänglich sind (Abb. 5-27),
*   tief subgingival gelegte Restaurationsränder,
*   überkonturierte, also zu bauchige Restaurationen, die die Reinigung erschweren.

Auch **funktionelle Störungen,** wie Vorkontakte oder Überbelastung eines einzelnen Zah-

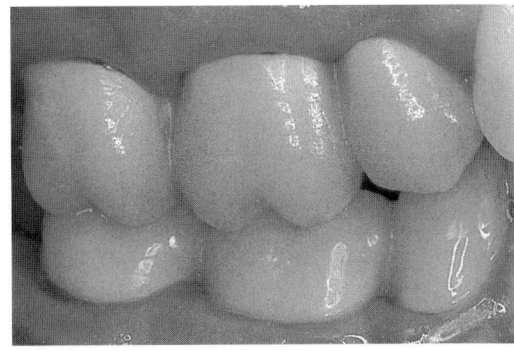

Abb. 5-27 Verblockte Konstruktion, die keine Interdentalraumhygiene zuläßt.

nes können den Verlauf einer Parodontitis beschleunigen, jedoch lösen sie keine Parodontitis aus.

5.3.5 Parodontale Therapie

> Eine kausale Therapie der Parodontitis ist nur möglich, indem man die verursachende Plaque am Zahnfleischsaum und in den Taschen beseitigt.

Dies kann grundsätzlich auf zwei Arten geschehen, nämlich mit Hilfe von gegen die Mikroorganismen gerichteten **Medikamenten** (Antibiotika oder antibakterielle Spüllösungen) oder mit Hilfe von geeigneten **Instrumenten,** mit denen man die Plaque entfernt.

Die medikamentöse Therapie eignet sich nicht für eine Langzeitanwendung, da oft unerwünschte Nebenwirkungen auftreten oder die Bakterien gegenüber den Medikamenten unempfindlich werden können (Resistenzentwicklung). Das Mittel der Wahl ist also die mechanisch-instrumentelle Therapie in Form von **Scaling** und **Wurzelglättung.** Ihr Ziel ist es, Plaque, Zahnstein und entzündlich verändertes Weichgewebe von der erkrankten Wurzeloberfläche zu entfernen und diese anschließend zu glätten, um eine erneute bakterielle Besiedelung zu erschweren.

Die Bearbeitung der Wurzeln erfolgt dabei mit **parodontalen Handinstrumenten** (Küretten, Feilen, etc.), neuerdings auch zunehmend mit maschinell angetriebenen Instrumenten. In den meisten Fällen werden die Taschen „geschlossen" therapiert, d.h. die Bearbeitung der Wurzeloberflächen wird vom Zahnarzt oder einer Dentalhygienikerin ohne direkte Einsicht **subgingival** vorgenommen.

Bei weiter fortgeschrittenem Attachmentverlust, wenn die Taschen schon sehr tief sind oder anatomische Erschwernisse, wie z.B. Furkationen, vorliegen, wird allerdings ein chirurgischer Eingriff notwendig, der die direkte Sicht auf die zu therapierenden Wurzeln ermöglicht.

Durch den therapeutischen Eingriff, ob offen oder geschlossen, wird am Parodontium eine Wunde gesetzt. Die scharfen Schneidekanten der Instrumente entfernen zusammen mit den bakteriellen Ablagerungen auf der Wurzeloberfläche auch das Taschenepithel und Teile des Wurzelzementes. Zwischen der Wurzeloberfläche und dem gingivalen Weichgewebe bildet sich ein **Blutkoagulum,** in das Zellen aus den umgebenden Geweben einwandern, um den Defekt zu reparieren. Die teilungsaktivsten Zellen sind dabei die Zellen des Gingivaepithels. Sie beginnen vom Gingivasaum her an der Wurzel entlang nach apikal zu wandern und bauen dabei ein **neues Saumepithel** auf, in Bau und Funktion dem des gesunden Parodontiums entsprechend. Es ist ebenfalls zweischichtig aufgebaut, die Zellen wandern in ihm nach koronal, begleitet von Granulozyten aus der Blutbahn, und an der Zahnoberfläche haftet es mittels der Halbdesmosomen des Epithelansatzes (s. Kap. 2.10). Der einzige Unterschied besteht darin, daß dieses Saumepithel sich über die ganze Länge der bearbeiteten Wurzeloberfläche erstreckt, weshalb es „langes Saumepithel" genannt wird (Abb. 5-28). Diese Struktur bildet sich innerhalb von ca. sieben Tagen nach dem

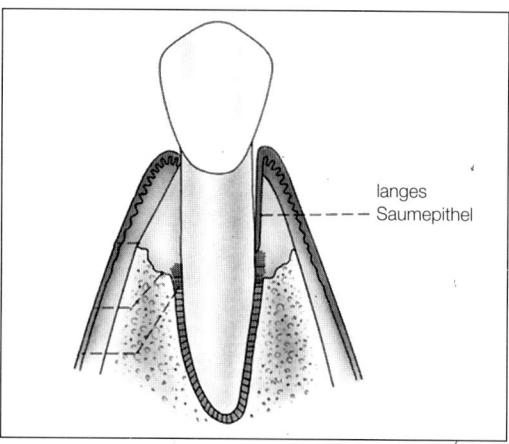

Abb. 5-28 Reparation nach der Behandlung: ein langes Saumepithel erstreckt sich über die Wurzeloberfläche, neuer Faserapparat entsteht höchstens ganz apikal der vorher vorhandenen Läsion.

Eingriff vollkommen neu vom Gingivasaum ausgehend.

Im Bindegewebe in der Taschenumgebung gehen nach erfolgter Wurzelglättung die Entzündungsvorgänge zurück und die ortsständigen Fibroblasten beginnen, die eingetretenen Gewebeschäden auszugleichen. Vor allem werden **neue Kollagenfasern** gebildet, die dazu beitragen, das Gewebe wieder zu straffen. Diese Fasern können jedoch nicht an der Wurzeloberfläche befestigt werden, da diese zum einen von den schnelleren Epithelzellen besiedelt wurde, zum anderen, weil Zementoblasten fehlen, die das als „Kittsubstanz" für die Befestigung der Fasern notwendige Wurzelzement bilden würden. Diese **Zementoblasten** können sich nur aus Zellen bilden, die aus dem Parodontalspalt stammen. Sie sind also nur in dem am weitesten apikal gelegenen Teil der parodontalen Läsion anzutreffen – dort, wo zwar bereits durch die Entzündungsvorgänge Desmodontalfasern abgebaut wurden, wo aber die Wurzeloberfläche noch nicht im Bereich der Tasche lag, also von Bakterien und Instrumenten noch unberührt geblieben ist. Hier kann eine **echte Regeneration** stattfinden, indem neue Fasern mit frischgebildetem Wurzelzement an der Zahnwurzel befestigt werden.

Ist die Entzündung abgeklungen, so kann auch am **Alveolarknochen** durch die **Osteoblasten** eine Regeneration eingeleitet werden. Auch diese beschränkt sich jedoch auf die am tiefsten gelegenen Anteile der Läsion. Eine knöcherne Regeneration, die die Knochenverluste völlig ausgleichen würde, ist nicht zu erwarten.

> Die parodontale Heilung besteht lediglich in einer Reparatur der entstandenen Gewebeschäden. Eine echte Regeneration, also eine Wiederherstellung der ursprünglichen Strukturen und ihrer Funktion, findet in nur sehr beschränktem Umfang statt.

Im günstigsten Falle wird die instrumentell bearbeitete Wurzeloberfläche von einem langen Saumepithel bedeckt, das durch die Haftung des Epithelansatzes die ehemalige Tasche verschließt. Es erfüllt dieselben Aufgaben wie das Saumepithel des gesunden Zahnhalteapparates; da es diese Funktionen jedoch über eine u.U. viel längere Strecke aufrechterhalten muß, ist es gegenüber einem erneuten bakteriellen Angriff natürlich viel **anfälliger.**

Gelingt es der Plaque, wieder in den subgingivalen Bereich vorzudringen, so wird der Epithelansatz relativ schnell auf der ganzen Länge gelöst, und die Tasche wird wieder „aktiv". Neuerlicher Attachmentverlust in der Tiefe ist die Folge. Auch bei der Therapie zurückgelassene Bakterien können sich in der Tiefe der Tasche wieder vermehren und zu einem erneuten Ausbruch der Entzündung führen.

Durch den Rückgang der entzündlichen Veränderungen im Gewebe, insbesondere durch die Resorption der aus den Gefäßen übergetretenen Flüssigkeit und die Regeneration verlorengegangenen Kollagens, strafft sich das Bindegewebe wieder und die Schwellung verschwindet. Klinisch zeigt sich dies durch den **Rückgang der Sondierungstiefe.** Diese Verringerung der Sondierungstiefe ist jedoch, wenn überhaupt, nur zu einem ganz geringen Teil auf eine Regeneration des Zahnhalteapparates zurückzuführen.

5.3.6 Systematik der Parodontaltherapie

In der Parodontitistherapie folgen eine Reihe von logisch abgestimmten Einzelmaßnahmen aufeinander, so daß sie je nach Ausgangslage sehr komplex und über einen längeren Zeitraum angelegt, in anderen Fällen aber nach kurzer Zeit schon abgeschlossen sein kann.

Unabhängig vom Erkrankungsgrad ist jedoch die Tatsache, daß sich an die eigentliche Behandlungsphase immer eine Nachsorgephase anschließen muß, die die langfristige Erhaltung des Therapieergebnisses sicherstellt. Diese Erhaltungsphase, das sog. **Recall,** ist unabdingbar für eine auf Dauer erfolgreiche Behandlung! Außerdem gehört zu jeder

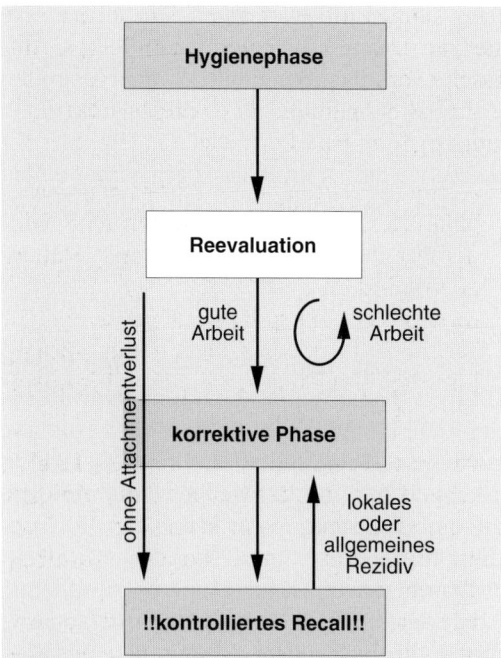

Abb. 5-29 Schematischer Ablauf einer Parodontalbehandlung.

Darüber hinaus wird durch die Hygienephase, insbesondere durch die professionelle Zahnreinigung, die meist vorhandene Gingivitis eliminiert, so daß eine exakte Einschätzung der Schäden am Zahnhalteapparat und der individuellen Gewebereaktion erst ermöglicht wird. Der Behandler kann dann einen Behandlungsplan erstellen und die erforderlichen Anträge bei den Versicherungsträgern einreichen. In der Hygienephase werden folgende Maßnahmen durchgeführt:

- **Aufklärung** und **Information** des Patienten über Ursachen seiner Erkrankung sowie Möglichkeiten und Voraussetzungen der Therapie,
- **Motivierung** zur Mitarbeit,
- **Mundhygieneinstruktionen,**
- professionelle **Zahnreinigung,**
- **Beseitigung von iatrogenen** (ärztlich verursachten) **Reizen** (überstehende Restaurationsränder, unzugängliche Zwischenräume etc.),
- **konservierend-chirurgische Maßnahmen,** z.B. Extraktion nicht erhaltungswürdiger Zähne,
- **Reevaluation** (Wiederbeurteilung) der Situation, Behandlungsentscheid und ggf. Erstellung der nötigen Unterlagen (Röntgen-Status, Modelle etc.).

In dieser Phase kann ein Großteil der genannten Maßnahmen an die zahnmedizinische Prophylaxehelferin delegiert werden.

Stellt sich nach Abschluß der Hygienephase heraus, daß der Patient an einer ausreichenden Mitarbeit nicht interessiert ist, sollte von einer Behandlung Abstand genommen werden, da sie unter diesen Voraussetzungen keinen Erfolg verspricht.

Gerade in leichten Fällen kommt es nach der Hygienephase und dem damit verbundenen Rückgang der Gingivitis oft zu einer so umfassenden Besserung der klinischen Situation, daß sich eine systematische Parodontalbehandlung erübrigt. Diese Patienten können dann direkt in das Recall übernommen werden.

Parodontalbehandlung auch eine vorgeschaltete „**Hygienephase**", die den Patienten zu der notwendigen Mitarbeit befähigen und nichtbehandlungsbedürftige bzw. -fähige Fälle ausschließen soll.

> Es ergibt sich also eine Dreiteilung des Behandlungsablaufes in Hygienephase, korrektive Phase und Erhaltungsphase (Abb. 5-29).

Hygienephase („Vorbehandlung")

Die Hygienephase dient dazu, die Bereitschaft des Patienten zur Mitarbeit zu prüfen, ihm das nötige Instrumentarium in Form von Information und Mundhygieneinstruktion zu vermitteln und sicherzustellen, daß er die empfohlenen Mundhygienemaßnahmen in seinem Gebiß auch erfolgreich anwenden kann.

Korrektive Phase

In der korrektiven Phase findet die „eigentliche" Therapie, also das systematische, **subgingivale Scaling** und die **Wurzelglättung** statt. Wie schon dargelegt (s. Kap. 5.3.5), kann dies in Form der sog. „geschlossenen Kürettage" oder mit Hilfe parodontalchirurgischer Methoden geschehen.

Der Umfang und die Dauer der korrektiven Phase können sehr unterschiedlich sein. Dies hängt vom Ausgangszustand ab und davon, inwieweit das Gebiß noch weiterversorgt werden muß. Gerade in langwierigen Behandlungsprozessen ist es jedoch wichtig, daß der Patient auch bezüglich seines Hygienezustandes weiterbetreut wird, da sich die Situation in seinem Gebiß ja ständig ändert. Das ist der Fall nach Operationen, wo er in seiner persönlichen Mundhygiene beeinträchtigt ist, oder nach Eingliederung von Provisorien, die sich leider oft nicht optimal pflegen lassen.

Durch die Parodontaltherapie können auch vergrößerte Interdentalräume entstehen, die besondere Hilfsmittel erfordern. Ein anderes Problem sind Zahnhalsempfindlichkeiten, die dem Patienten bei seinen Mundhygienemaßnahmen Schmerzen bereiten. In all diesen Fällen kann die Prophylaxehelferin unterstützend tätig werden und so das Behandlungsergebnis verbessern helfen.

Erhaltungsphase („Recall")

Ohne Zweifel ist ein funktionierendes Recall-System der Schlüssel zum Langzeiterfolg, besonders in der Parodontaltherapie.

Wie schon erläutert (s. Kap. 5.3.5) führt die Behandlung der erkrankten Wurzeloberfläche nicht zu einer Wiederherstellung des Ausgangszustandes. Der Organismus kann nur eine Reparatur des eingetretenen Schadens bewerkstelligen, die so lange eine biologisch ausreichende Funktion hat, wie der bakterielle Angriff in Grenzen gehalten werden kann. Dazu kommt, daß die Beseitigung des bakteriellen Reizes, also die Reinigung der Wurzeloberfläche, klinisch nicht so einfach zu erzielen ist, wie es sich in der Theorie anhört. In der Tiefe der Tasche zurückgelassene Plaqueanteile können sich wieder vermehren und erneut eine Entzündung in der Tasche verursachen.

Zur **Stabilisierung** des erzielten Behandlungsergebnisses ist wichtig:

- Aufrechterhaltung einer wirksamen supragingivalen Plaquekontrolle, um eine Wiederbesiedelung der subgingivalen Räume zu verhindern,
- regelmäßige Überprüfung der behandelten Taschen, um einer erneuten Entzündung im subgingivalen Bereich rechtzeitig entgegenwirken zu können.

Der erste Punkt wird durch regelmäßig durchgeführte professionelle Zahnreinigungen gewährleistet, natürlich unter der Voraussetzung einer ausreichenden Mitarbeit des Patienten.

Die zweite Forderung kann nur erfüllt werden, wenn in jeder Recall-Sitzung auch eine Untersuchung und ggf. Reinigung der Resttaschen stattfindet. Eine Entzündung im Bereich einer behandelten Tasche kann nur durch Sondierung dieser Tasche festgestellt werden. Sie ist der äußeren Gingiva nur äußerst selten anzusehen (Abb. 5-30). Bluten nach Sondierung („**Bleeding on probing**") dagegen ist ein Zeichen dafür.

Eine parodontale Blutung tritt meist erst mit einigen Sekunden Verzögerung am Gingivalsaum zutage, da das Blut ja erst in der Tasche aufsteigen muß. Jedoch ist sie nicht

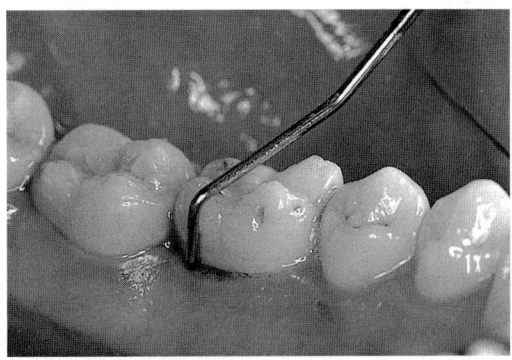

Abb. 5-30 „Bleeding on probing" bei einem klinisch gesund aussehenden Zahn.

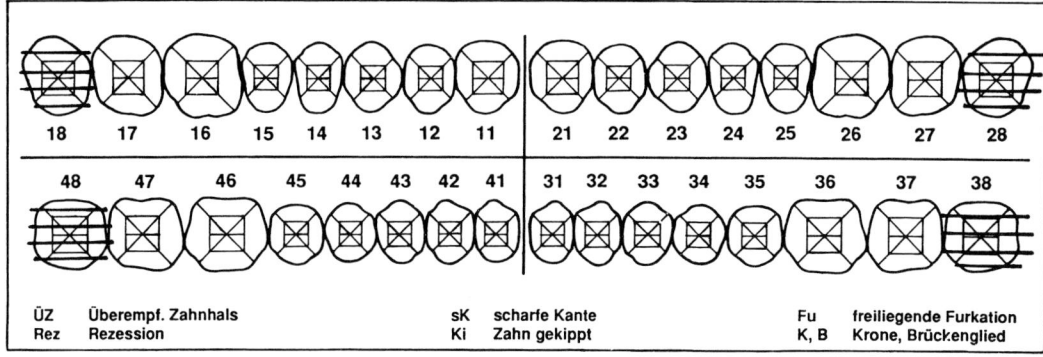

ÜZ	Überempf. Zahnhals	sK	scharfe Kante	Fu	freiliegende Furkation
Rez	Rezession	Ki	Zahn gekippt	K, B	Krone, Brückenglied

Abb. 5-31 Beispiel eines Taschenblutungsstatus, wie er im Recall erhoben wird. Jedes Parodontium wird an sechs Punkten sondiert (innere Dreiecke). Tritt nach der Sondierung eine Blutung auf, wird das entsprechende Feld im Status rot ausgemalt.

immer eindeutig von einer gingivalen Blutung zu unterscheiden, die infolge einer Reizung des Gingivalsaumes durch supragingivale Plaque entsteht.

> Es ist wichtig, einen Status der Taschenblutungen (Abb. 5-31) erst dann zu erstellen, wenn der Gingivalsaum (wieder) entzündungsfrei ist.

Wenn der Patient also durch mangelnde Mundhygiene eine schlechte gingivale Verfassung zeigt, so muß im ersten Schritt durch Reinigung und Remotivierung die Gingivitis wieder beseitigt werden. Dies ist dann aber noch keine Gewähr dafür, daß wirklich keine Entzündungen mehr vorliegen. Erst der Taschenblutungsstatus (ggf. in einer zweiten Sitzung erhoben) gibt nun Auskunft über den subgingivalen Zustand und zeigt die Flächen an, die durch den Zahnarzt oder die Dentalhygienikerin nachtherapiert werden müssen. Nur so kann weiterer Attachmentverlust auf Dauer verhindert werden.

Eine Recall-Sitzung könnte also folgendermaßen ablaufen:

- **Überprüfung** der Mundhygiene, ggf. Remotivierung/erneute Instruktion,
- Erhebung eines **Taschenblutungsstatus** (nur bei entzündungsfreier Gingiva, sonst in einer zweiten Sitzung),

- professionelle **Zahnreinigung,**
- ggf. **Nachtherapie** wiederentzündeter Taschen durch den Zahnarzt bzw. die Dentalhygienikerin,
- **Fluoridierung** (besonders der freiliegenden Dentinflächen).

Halbjährlich, mindestens jedoch jährlich findet natürlich eine gründliche Befunderhebung durch den Zahnarzt statt. Dabei werden auch die Sondierungstiefen und Furkationsbeteiligungen kontrolliert und dokumentiert, um „schleichenden" Attachmentverlust möglichst früh erkennen und Gegenmaßnahmen ergreifen zu können.

Die Recall-Abstände werden kurz nach Abschluß der korrektiven Phase noch klein gehalten, um den Patienten in der nun ablaufenden Heilungsphase möglichst optimal unterstützen zu können. In den ersten vier Wochen wäre eine kurze wöchentliche Reinigungssitzung ideal, anschließend genügen dreimonatige Abstände. Die Geschwindigkeit, mit der die Recall-Abstände verlängert werden, hängt ganz wesentlich von der Mitarbeit des Patienten, aber auch von der Qualität der Heilungsvorgänge im Gewebe ab. Diese Dinge abzuschätzen ist schwierig und erfordert große klinische Erfahrung. Die Entscheidung über das Recall-Intervall muß also immer in Abstimmung mit dem Zahnarzt getroffen werden.

6 Defekte der Hart- und Weichgewebe

Michael J. Noack, Susanne Fath

6.1 Nichtkariöse Defekte der Hartgewebe

Michael J. Noack

6.1.1 Einleitung

Offenbar gibt es nichts auf dieser Welt, was ohne Nachteile ist, nicht einmal Zähneputzen und gesunde Ernährung. Gerade bei Patienten mit hohem Gesundheitsbewußtsein und guter Mundhygiene sieht man klinisch häufig nicht-kariöse Zahnhalsdefekte. Hinzu kommt noch, daß viele Patienten dazu neigen, bestimmte Zahnflächen intensiver zu putzen als andere, was dazu führt, daß nicht-kariöse Hartgewebsdefekte an typischen Stellen entstehen (Abb. 6-1). Auch die Mitglieder des zahnärztlichen Teams, also auch ZMPs und ZMFs sind diesbezüglich gefährdet.

Die Hartsubstanzdefekte sind häufig **ästhetisch störend** und führen außerdem zu einer **Zahnhalsüberempfindlichkeit** auf Temperaturreize. Das Ziel des vorliegenden Kapitels ist deshalb, eine Übersicht über nichtkariöse Defekte zu bieten und dabei die Ursachen und Entstehung zu erläutern. Zuletzt sollen Empfehlungen genannt werden, die an unsere Patienten weitergegeben werden können, wie die Entstehung oder Verschlimmerung solcher nichtkariöser Schäden vermieden werden kann.

6.1.2 Klassifikation

Bereits um die Jahrhundertwende wurde über verschleißbedingte Defekte der Zahnoberflächen berichtet, die verschiedentlich als Erosion, Abrasion oder chemische Abrasion bezeichnet wurden. Während den mechanischen Einflüssen (Zähneputzen) die größte Bedeutung beigemessen wurde, war bereits damals die schädigende Wirkung von Säuren bekannt.

Begriffsverwirrung herrschte damals wie heute, denn die Begriffe Erosion, Abrasion und Keildefekt werden nach wie vor synonym in der Literatur verwendet. Dabei beschreibt bereits *Black* [1905] napfförmige Erosionen im Unterschied zu flächenhaften oder keilförmigen Abrasionen.

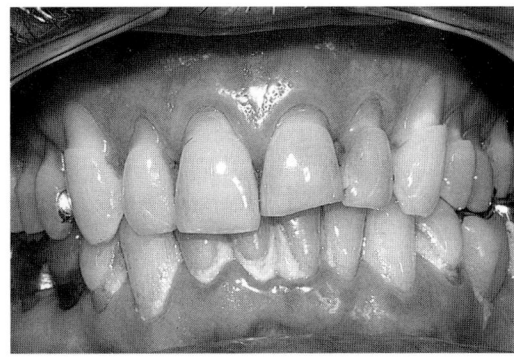

Abb. 6-1 Gebißzustand eines 75jährigen Patienten. Während die Bukkalflächen der Oberkiefer-Frontzähne so intensiv geputzt wurden, daß keilförmige Defekte entstanden sind, kann im Unterkiefer deutlich Zahnstein und Plaque erkannt werden. Dieser Befund deckt sich mit den Plaqueverteilungskurven, wie sie in der Tendenz für alle Patienten und uns selbst gelten. Offenbar müssen unsere Patienten darin trainiert werden, statt ihrer Lieblingsflächen lieber ihre Risikoflächen plaquefrei zu halten.

- In der Regel wird immer von **Erosionen** gesprochen, wenn der Angriff von Säuren, z.B. aus der Nahrung, im Vordergrund steht.
- Kommt es dagegen zu Defekten durch mechanische Einwirkungen, wie z.B. bei zu abrasiver Zahnpasta, spricht man von **Abrasionen.**
- In den Fällen, in denen die Abrasion zu einer Kerbe unterhalb der Schmelz-Zement-Grenze führt, wird von **keilförmigen Defekten** gesprochen.

In der Praxis sind die Übergänge oft fließend, so daß sich die Frage stellt, ob sich die verschiedenen Defektformen klinisch wirklich eindeutig voneinander abgrenzen lassen. Um zu Prophylaxeempfehlungen zu kommen, sollen zunächst die Ursachen (Ätiologie) und die Entstehung (Pathogenese) der Defekte aufgezeigt werden.

6.1.3 Erosionen

> Als Erosionen werden Zahnhartsubstanzdefekte bezeichnet, die durch die Einwirkung von Säure ohne bakterielle Beteiligung entstehen. Die Initialdefekte sind allein im Schmelz lokalisiert, dehnen sich aber ohne Prophylaxe oder Therapie auf das Dentin aus.

In klinischen Untersuchungen wurden erosive Schäden bei jedem vierten Patienten festgestellt. Mit steigendem Patientenalter nehmen erosive Defekte noch an Bedeutung zu. Die freigelegte Wurzeloberfläche des parodontal Erkrankten oder bereits Behandelten ist dabei der erosiven Wirkung von Säuren besonders ausgesetzt. Schließlich liegt der kritische pH-Wert, ab dem die Mineralien in Lösung gehen, für Dentin bei 6,7, während für Schmelz ein Bereich von 5,5–5,7 angegeben wird. Dies allein zeigt, wieviel empfindlicher der freiliegende Zahnhals im Vergleich zum Schmelzmantel ist.

Erosionen stellen sich klinisch als schüsselförmige Defekte im **zervikalen Drittel der**

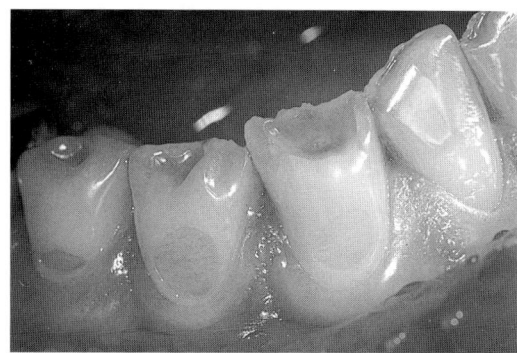

Abb. 6-2 Klinisches Beispiel von schüsselförmigen Erosionen im Schmelz. Freiliegende Dentinflächen sind als etwas dunklere Flächen deutlich zu erkennen. Die umgebende Schmelzoberfläche ist glänzend.

Bukkalfläche dar (Abb. 6-2). Häufig werden sie erst in einem Stadium entdeckt, in dem bereits Dentin freiliegt. Erosive Schäden können aber auch okklusal oder palatinal vorkommen, je nachdem, welche Ursache die Erkrankung hat.

Ursachen

Als Ursache werden hauptsächlich **Säuren aus der Nahrung** verantwortlich gemacht. Fast alles, was sauer schmeckt, kann auch erosiv wirken, also z.B. Früchte, Fruchtsäfte, Joghurt und Multivitamingetränke (Vitamin C). Allerdings kommt es nur dann zu Erosionen, wenn die sauren Nahrungsmittel in einem unvorstellbar hohen Maße genossen werden. So gab z.B. eine Patientin mit massiven Erosionen an, daß sie während der Arbeit ständig Grapefruitsaft auf ihrem Schreibtisch stehen hat und den Konsum über den ganzen Tag verteilt, weil sie den sauren Geschmack so liebt. Auf die Frage, wie sie sich eigentlich ernähren, antworten übrigens fast alle Patienten: „Ganz normal". Bittet man sie aber, eine Diätanamnese anzufertigen und eine Woche lang alles aufzuschreiben, was sie zu sich nehmen, kommen oft unvorstellbare Gewohnheiten zu Tage.

Neben der Säureaufnahme durch die Nahrung kann es auch zu einer **Säureschädigung**

am Arbeitsplatz (z.B. Säuredämpfe in einer Batteriefabrik) gekommen sein, obwohl dies bei den heutigen Arbeitsschutzvorschriften eher unwahrscheinlich ist.

Entstehung

Wie entstehen aber nun bei extremem Säuregenuß die Erosionen? Zuerst kommt es durch die wiederholte Säurezufuhr zu einer Erweichung der Zahnoberfläche. Diese Erweichung ist bei Zitronensaft am stärksten, aber auch bei Orangensaft noch nachweisbar. Werden dann direkt im Anschluß an den Säurekonsum die Zähne sehr aggressiv geputzt, kommt es zu einer starken Abnutzung der Zahnhartsubstanz.

Die Erosion ist also ein Zweistufenprozeß: erst die Erweichung der Zahnoberfläche durch Säure und dann die verstärkte Abrasion durch Mundhygiene (Abb. 6-3).

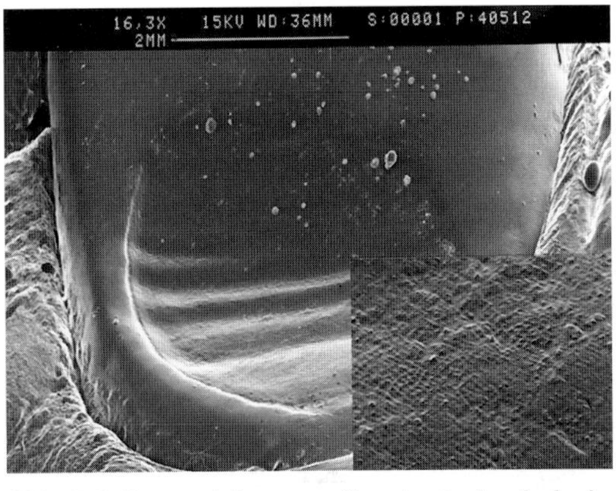

Häufig zu beobachten sind **palatinale Erosionen,** die auf chronisches Erbrechen und die dadurch bedingte Einwirkung von Magensäure zurückgeführt werden können. Betroffen sind vor allem junge Frauen mit Magersucht bzw. Bulimie. Ansonsten werden palatinale und okklusale Erosionen auch bei Alkoholikern beobachtet. Darüber hinaus kann ein Mangel an Speichel (Sialoadenie oder Xerostomie) dazu führen, daß vermehrt Erosionen entstehen. Übrigens verringern fast alle Altersmedikamente den Speichelfluß. Die Tabelle 6-1 faßt noch einmal die Ursachen für die Erosion zusammen.

Es muß unterschieden werden zwischen **aktiv-fortschreitenden Erosionen** mit glattem Übergang an der Schmelz-Dentin-Grenze und **ruhenden Defekten,** die klinisch einen wulstartigen Übergang aufweisen. Das rauhe Dentin nimmt bei ruhenden Defekten Pigmente aus der Nahrung auf und verfärbt sich dadurch (Abb. 6-4). In solchen Situationen ist natürlich eine Diätanamnese nicht mehr notwendig.

Abb. 6-3 Rasterelektronenmikroskopische Aufnahme der Erosion an Zahn 43 aus Abb. 6-2. Die Oberfläche ist plaquefrei. Am Rand der Dentindefekte (Ausschnittsvergrößerung) sind Ätzmuster im Schmelz zu erkennen, die zum Teil remineralisiert sind. Im Dentin sind deutlich horizontale Riefen zu beobachten, die darauf zurückgeführt werden können, daß die Zahnhartgewebe zuerst durch den erosiven Angriff erweicht werden und daß dann das anschließende Zähneputzen zu einem starken Verschleiß führt.

Tabelle 6-1 Mögliche Ursachen für Zahnerosionen.

Beruflich bedingte Säureeinwirkung	Säuredämpfe Pipettieren von Säure
Ernährung	Früchte und Fruchtsäfte koffeinhaltige Limonade Joghurt Essig saure Drops
Medikamente (oral appliziert)	Ascorbinsäure (Vitamin C) Acetylsalicylsäure (Schmerzmittel)
Magensäure	chronisches Erbrechen Alkoholismus Bulimie Anorexia nervosa (Magersucht)
Speichelinsuffizienz	eingeschränkte Pufferkapazität reduzierte Speichelmenge

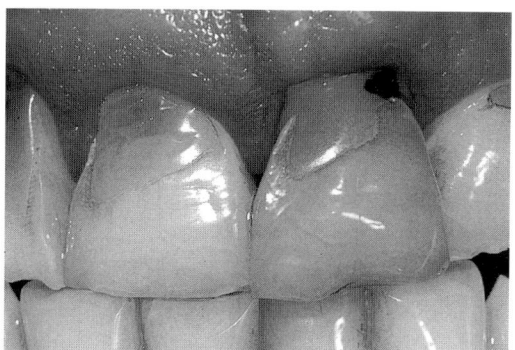

Abb. 6-4 Nicht aktive, stumpfe Erosionen. Die erodierten Defekte haben exogene Pigmente aus der Nahrung aufgenommen und sind deshalb verfärbt. Die Patientin versuchte, die Verfärbungen durch vermehrtes Zähneputzen zu entfernen, was wiederum zu vermehrtem Verschleiß geführt hat.

Wie lange dauert es denn, bis klinisch der über 2 mm dicke Schmelz verlorengeht? Bei aktiven Erosionen ist damit zu rechnen, daß im Mittel eine Schicht von 1 µm pro Tag verlorengeht. Daraus ergeben sich 365 µm pro Jahr, d.h., in weniger als drei Jahren ist 1 mm Schmelz erodiert.

Fraglich ist bei Patienten mit Erosionen, welche Rolle die Abrasivität der Putztechnik spielt. Dies kann am besten im Zusammenhang mit den Abrasionen diskutiert werden. Bedenkt man, daß bei Erosionen auch die Abrasion der zuvor erweichten Zahnoberflächen eine entscheidende Rolle spielt, so wird deutlich, daß der Übergang zu reinen Abrasionen fließend ist, wie die Abbildung 6-5 zeigt. Aus diesem Grund wird auch vereinzelt von der **Erosionsabrasion** gesprochen.

6.1.4 Abrasionen und keilförmige Defekte

Während im klinischen Alltag mit dem Begriff Abrasion eher ein Verschleiß der Kaufläche oder der Schneidekanten assoziiert wird, soll im folgenden ausschließlich von Zahnhalsdefekten die Rede sein. Abrasiv bedingte Zahnhalsdefekte entstehen im Gegensatz zur Erosion durch **mechanischen Abrieb** ohne Einfluß von Säuren. Zur Erläuterung der Ätiologie und Pathogenese sind

folgende **Faktoren** zu diskutieren:

- Schädlichkeit bestimmter **Putztechniken**,
- Abrasivität der **Zahnpasta**,
- Härte und Typ der **Zahnbürste**.

Putztechniken

Unter der Einwirkung **falscher Putztechnik** kommt es zunächst einmal zu einem freiliegenden Zahnhals. Das Wurzelzement und das darunterliegende Dentin sind weicher als Schmelz und damit einer Abrasion stärker ausgesetzt. Man schätzt, daß das Dentin sich 25mal schneller abnutzt als Zahnschmelz.

Die häufige Übereinstimmung von Zahnhalsdefekten, Gingivarezessionen und guter Mundhygiene hat schon relativ früh dazu geführt, daß das Zähneputzen als gemeinsame Ursache diskutiert wurde. In klinischen Untersuchungen fand man häufiger Zahnhalsabrasionen bei den Patienten, die wenigstens zweimal pro Tag ihre Zähne putzten.

> Insgesamt ist die Mundhygiene von Patienten mit Zahnhalsdefekten besser als bei Patienten ohne Defekte.

Auch die angegebene **Dauer des Zähneputzens** stand mit dem Auftreten von Abrasio-

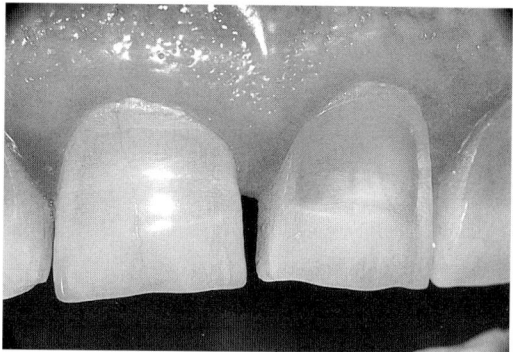

Abb. 6-5 Starke Abrasionen an den Oberkiefer-Bukkalflächen. Die Patientin gab an, sich sieben- bis neunmal pro Tag mit sehr abrasiven Zahnpasten die Zähne zu putzen, da sie Angst davor hat, Karies zu bekommen.

nen und keilförmigen Defekten in Zusammenhang. Viele Untersuchungen haben sich mit dem Einfluß der Mundhygienetechnik auseinandergesetzt. Während einige Untersucher zeigen konnten, daß eine horizontale Schrubbtechnik schädlich ist, wurde in anderen Arbeiten kein Zusammenhang zwischen Putztechnik und dem Auftreten von Zahnhalsabrasionen gefunden. Einigkeit besteht aber darüber, daß eine **zu große Krafteinwirkung** auf die Zahnbürste schädlich ist.

In Laborversuchen (in vitro) konnte gezeigt werden, daß durch die Variation von Bürstkraft und Putztechnik nahezu jede Defektform erzeugt werden kann. Keilförmige Defekte entstehen demnach bei Kräften von 2 N (2 Newton, entsprechen ungefähr 200 g) in Kombination mit schrubbenden oder auch kreisenden Bürstbewegungen, wie das klinische Beispiel der Abbildung 6-6 zeigt. Wird die Kraft noch weiter gesteigert, entstehen eher muldenförmige Defekte, wahrscheinlich deshalb, weil die Borsten entsprechend umgebogen werden. Um die entsprechenden Kräfte nachzuempfinden, kann mit der Zahnbürste auf einer Briefwaage trai-

niert werden. Dabei gelten 200 g als kritische Grenze.

Außer dem Zähneputzen wird immer wieder der Faktor **okklusales Trauma** als Kofaktor für die Entstehung von keilförmigen Defekten verantwortlich gemacht. Dabei besteht die Vorstellung, daß das Zähneknirschen oder -pressen zu einer Streßbelastung der Zähne im Bereich der Schmelz-Zement-Grenze führt. Als Folge soll im Zahnhalsbereich eine Lockerung der Hartgewebe und damit eine verstärkte Abrasion entstehen. Unbestreitbar ist heute sicherlich, daß es durch okklusale Belastungen zu Schmelzausbrüchen am Zahnhals kommen kann. Beweise dafür, daß es durch die okklusale Belastung zu der Keilform der Defekte kommt, fehlen aber bis heute.

> Keildefekte und okklusale Schliffflächen treten häufig gemeinsam auf.

Vielleicht liegt es einfach daran, daß Patienten, die kräftig mit den Zähnen knirschen, auch ihre Zähne mit zu großer Krafteinwirkung bürsten.

Zahnpasta

Welche Rolle spielt nun die verwendete Zahnpasta? Ob eine Zahnpasta schädlich ist, hängt in erster Linie von der **Abrasivität** ab, d.h., wie stark verschleißend sie auf Zahnhartgewebe wirkt. Die Abrasivität wird wiederum von der Härte und der Größe der beigemengten Abrasivstoffe bestimmt. Angegeben wird die Abrasivität entweder in **RDA-** oder in **REA-Werten.** Dabei handelt es sich um die „Radioaktive Dentin-Abrasion" (RDA) oder die „Radioaktive Schmelz(engl. enamel)-Abrasion". Diese Bezeichnung erfolgt nach dem Analyseverfahren, mit dem die Abrasivität bestimmt wird. Leider besteht zwischen RDA- und REA-Werten keine Korrelation, d.h., eine Paste mit hohen RDA-Werten besitzt nicht automatisch auch hohe REA-Werte.

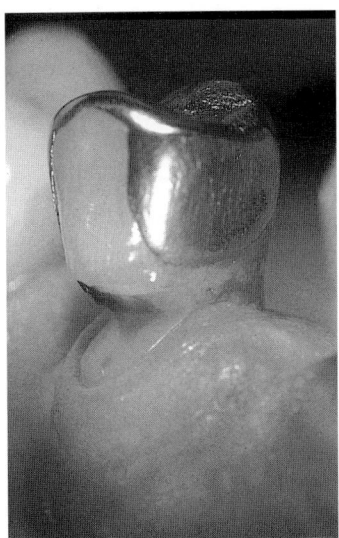

Abb. 6-6 Typisches Beispiel für einen keilförmigen Defekt. Nachdem sich der Patient die falsche Putztechnik abgewöhnt hat, hat sich im koronalen Anteil des Keildefektes eine initiale Dentinkaries gebildet.

Dagegen besteht ein Zusammenhang zwischen der meßbaren Reinigungswirkung und der Dentinabrasion, d.h., je besser die Plaqueentfernung, desto größer der Verschleiß. Wo aber genau der vernünftigste Kompromiß zwischen Zahnreinigung und Verschleiß liegt, kann bis heute nicht eindeutig beantwortet werden. Auch die vielfach veröffentlichten Ranglisten der Abrasivität verschiedener Zahnpasten verlieren immer wieder an Aktualität, da die Rezeptur der Pasten ständig verändert wird. Vermieden werden müssen nur Zahnpasten, die sich als stark abrasiv herausgestellt haben.

> Im Laborversuch konnte auch gezeigt werden, daß die Abrasivität drastisch steigt, wenn der Auflagedruck der Zahnbürste erhöht wird.

Nicht nur Zahnpasten sind abrasiv, sondern auch **Prophylaxepasten**. Da Prophylaxepasten 20mal stärker abrasiv sind als Zahnpasten, kann es während einer einzigen Prophylaxesitzung zu mehr Verschleiß kommen als im Laufe eines halben Jahres mit häuslicher Mundhygiene. Aus diesem Grunde sollten nur Pasten mit bekannten RDA-Werten indikationsspezifisch eingesetzt werden (s. Kap. 12.4.4).

Zahnbürste

Harte Zahnbürsten werden von den Patienten auch mit größeren Kräften eingesetzt, wie man aus klinischen Untersuchungen weiß. **Naturborsten** sind für die Zahnpflege nicht nur aus hygienischen Gründen abzulehnen, sondern erzeugen auch einen um ca. 30% höheren Verschleiß. Übrigens entsteht beim Zähnebürsten ohne Zahnpaste, also nur mit Wasser, praktisch kein Verschleiß. Allerdings ist dann die Plaqueentfernung auch nicht optimal.

Wie schnell nutzt sich die Zahnhartsubstanz eigentlich ab? Bei der Untersuchung des Verschleißes von Oberkieferprämolaren von Zahnmedizinstudenten wurde eine Abrasion von 0,2 μm pro Tag errechnet. Der Wert liegt damit fünfmal niedriger als bei der Erosion.

Rechnet man aber den entstehenden Verschleiß hoch, so ist nach 20 Jahren Zähneputzen eine Schicht von 1 mm Schmelz abradiert.

Interessant sind in diesem Zusammenhang die Erkenntnisse, daß Abrasionen oder keilförmige Defekte in der Regel an Stellen zu finden sind, wo mit dem Putzen begonnen wird, weil dort die Zahnpaste noch unverdünnt ist und damit besonders abrasiv wirkt. Hat nicht jeder von uns bei der Mundhygiene die Angewohnheit, ins Badezimmer zu gehen, Zahnpaste auf die Zahnbürste aufzutragen und dann genau in einer bukkalen Zahnhalsregion ohne nachzudenken mit dem Putzen zu starten?

> Zusammenfassend kann festgehalten werden, daß die Schädlichkeit der Putztechnik von der Härte und der Form der Borstenspitzen, von der Abrasivität der Zahnpaste und der angewendeten Kraft, Technik, Häufigkeit und Dauer des Zähneputzens abhängig ist.

Welche Empfehlungen können nun angesichts dieser Erkenntnisse unseren Patienten gegeben werden?

6.1.5 Empfehlungen an die Patienten

Bevor Patienten mit Zahnhalsdefekten konkrete Prophylaxeempfehlungen gegeben werden können, müssen erst die individuellen Ursachen erkannt werden. Insbesondere muß festgestellt werden, ob es sich um eine alleinige Abrasion oder aber um eine Erosion handelt. In Zweifelsfällen sollte eine **individuelle Diätanamnese** erhoben werden, indem die Patienten alles aufschreiben, was sie zu sich nehmen. Für die Betreuung von Patienten mit Erosionen gilt es, die ätiologischen Faktoren Säure und abrasive Putztechnik zu eliminieren, da die Defekte sonst trotz Therapie fortschreiten.

Besonders bei älteren Menschen darf jedoch aus medizinischer Sicht nicht vor Fruchtkonsum und damit Deckung des Vitaminbedarfs gewarnt werden. Auch muß bei

diesen Patienten an eine vorhandene Redu-
zierung des Speichelflusses durch Medikamente (Tranquilizer, Antihistaminika, Anti-
parkinsonmittel) gedacht und gegebenenfalls
entsprechend behandelt werden.

> Wichtig ist in jedem Falle, die konkrete
> Säureherkunft in Form von Fruchtsäu-
> ren, Magensäure oder Säuren am Arbeits-
> platz durch die Anamnese zu identifizie-
> ren.

Folgende Empfehlungen können den Patienten gegeben werden:

- Aufklärung über die Pathogenese: primäre
  Erweichung der Zahnoberfläche durch
  Säuren und anschließende Abrasion.
- Instruktion zu adäquater Mundhygiene:
  keine Schrubbtechnik, nicht an erosiv
  geschädigten Zahnhälsen beginnen und
  mit geringen Kräften arbeiten.
- Zähne nicht direkt nach Säureeinwirkung
  (Fruchtgenuß) putzen, da dann die abrasive Wirkung am stärksten ist.
- Der Konsum säurehaltiger Nahrungsmittel
  (Früchte, Fruchtsäfte) darf nicht auf den
  ganzen Tag verteilt werden, damit die Zähne nicht ständig erosiv geschädigt werden.
- Sinnvoll ist der Gebrauch nicht stark abrasiver, fluoridhaltiger Zahnpasten sowie
  von Zahnbürsten mit weichen Kunststoffborsten.
- Die Speichelsekretion und damit die Remineralisation kann z.B. durch Gebrauch
  zuckerfreier Kaugummis gefördert werden.
- Möglich ist auch eine Neutralisation der
  Säuren durch Trinken von Milch.
- Eine Spülung mit fluoridhaltigen Spüllösungen ist als Ergänzung kariesprophylaktisch sinnvoll.

Bei Patienten, die ausschließlich unter keilförmigen Defekten oder Abrasionen leiden,
ergeben sich noch die folgenden Modifikationen oder Ergänzungen:

- Beim Zähneputzen sollte nicht mit den Lieb-
  lingsstellen, sondern mit den Nicht-Risiko-
  stellen (meist lingual) begonnen werden.

- Die Putzkräfte müssen drastisch vermindert werden. Eventuell ist eine Übung mit
  einer Briefwaage vorteilhaft. Dabei sollten
  Werte unterhalb von 200 g erreicht werden. Insgesamt können Zahnbürsten mit
  flexiblen Griffen empfohlen werden.
- Nach Beobachtung der gewohnten Putztechnik müssen Tips zur Veränderung gegeben werden. Insbesondere die Schrubbtechnik ist abzugewöhnen.
- Bei massiven Zahnhalsdefekten müssen
  die Patienten eine Beratung vom Zahnarzt
  bekommen, ob eine Zahnhalsfüllung sinnvoll wird. Initialdefekte sollten besser
  nicht restauriert werden.

Unabhängig von der Defektform gilt, daß der
Patient im Laufe des Recalls wiederholt seine
Putzgewohnheiten demonstrieren sollte, um
gegebenenfalls reinstruiert zu werden. Um
lebenslange Mundgesundheit zu erreichen,
kann sicherlich die Formel, „je mehr Zähneputzen, um so besser" nicht mehr uneinge-
schränkt gelten. Wenn auch nach wie vor die
Mehrzahl der Zahnhartgewebsschäden in
Form von Karies durch eine ineffektive Plaqueentfernung entstehen, so gilt es gerade bei
gesundheitsbewußten Patienten, darauf zu
achten, daß die Abnutzung der Zähne so
gering wie möglich ausfällt.

6.2 Defekte der Weichgewebe

Susanne Fath

6.2.1 Gingivale Rezessionen

Viele Patienten, die in die Praxis kommen
und sich darum sorgen, daß ihr Zahnfleisch
zurückgehe, leiden nicht unter einer Parodontitis, sondern zeigen lokalisierte, selten
auch generalisierte Rezessionen der Gingiva
(Abb. 6-7).

> Unter einer Rezession versteht man den
> Rückgang der fazialen oder oralen par-
> odontalen Gewebe ohne klinische Ent-
> zündungszeichen.

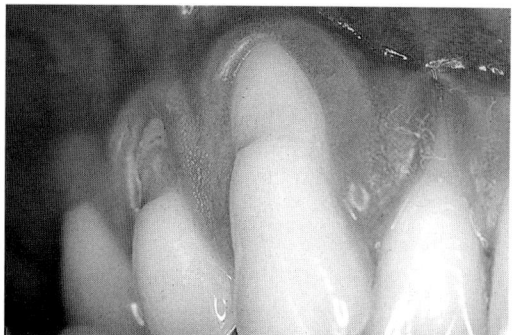

Abb. 6-7 Rezessionen an oberen Frontzähnen und Prämolaren.

Dabei liegen in der Regel keine erhöhten Sondierungstiefen vor, die Papillen füllen die benachbarten Interdentalräume aus und die betroffenen Zähne sind nicht gelockert. Man kann die Patienten also beruhigen: Ein Verlust des Zahnes droht allein durch das Vorliegen einer Rezession nicht. Allerdings werfen Rezessionen oft **ästhetische Probleme** auf oder sind mit **Überempfindlichkeiten der freigelegten Wurzeloberfläche** verbunden.

Ursachen

Die Ursachen der Rezession sind vermutlich primär anatomisch-morphologischer Art. Über den fazialen Flächen der Zahnwurzeln ist der Alveolarknochen meist sehr dünn oder hat von Anfang an schon Einziehungen (Dehiszenzen). Dies ist besonders bei den anterioren oder bei prominent stehenden Zähnen der Fall. Wird diese Struktur zusätzlich mechanisch beansprucht oder etabliert sich eine leichte Entzündung, so weichen der dünne Knochen und ihm folgend die Gingiva nach apikal zurück. Die mechanische Beanspruchung kommt sehr oft durch zu intensiven Gebrauch der Zahnbürste zustande, oft in Verbindung mit einer ungünstigen Putztechnik. Tatsächlich sind Patienten mit Rezessionen meistens „gute Putzer".

> Rezessionen sind oft mit Putzdefekten der Zahnoberfläche verbunden.

Durch die Einwirkung der Zahnbürste kann die marginale Gingiva auch verletzt werden. Solche Verletzungen führen manchmal zur Bildung von spaltartigen Einziehungen des Marginalsaums, sog. „**Stillman-Clefts**" (Abb. 6-8). Sie können wieder verheilen, bei anhaltender Traumatisierung kann sich aus ihnen aber auch eine Rezession entwickeln.

Eine andere mechanische Beeinflussung kann durch kieferorthopädische Bewegung der Zähne entstehen, insbesondere dann, wenn der Zahnbogen gedehnt werden soll und die Zähne dadurch weiter nach vestibulär gedrückt werden. Sie wandern dann bildhaft gesprochen „aus dem Knochen heraus" und ihre bukkalen Wurzeloberflächen liegen frei unter der Gingiva.

Auch **hoch einstrahlende Bänder** werden als rezessionsfördernder Einfluß diskutiert. Der Zug eines beweglichen Bandes kann vor allem dann wirksam werden, wenn die angewachsene Gingiva durch die Ausdehnung der Rezession bereits sehr schmal geworden ist. In diesem Fall ist dann auch die Mundhygiene erschwert. Die Zahnfleischnische, die durch die Rezession entstanden ist, läßt sich schwer säubern und wird durch die gewohnheitsmäßigen, meist horizontalen Putzbewegungen nicht erreicht. Dadurch etabliert sich am Gingivasaum eine leichte Entzündung, die das Voranschreiten der Rezession ebenfalls fördert. Oft findet man an Zähnen mit derart schmal gewordener angewachsener Gin-

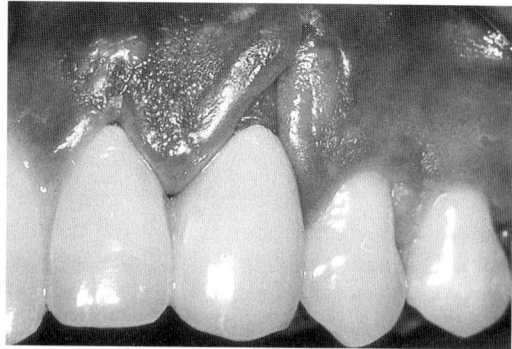

Abb. 6-8 Stillman-Clefts am an eine Brücke grenzenden Marginalsaum.

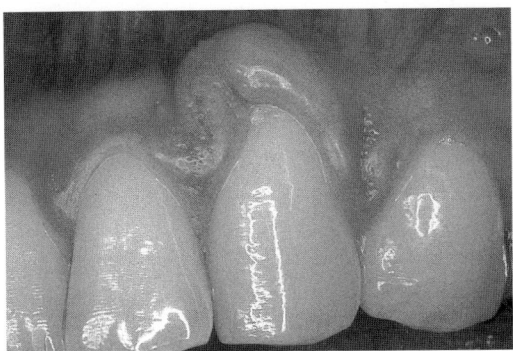

Abb. 6-9 McCall-Girlande über einem oberen Eckzahn.

giva rund um die Rezession einen wulstförmig verdickten Zahnfleischsaum. Einen solchen Wulst bezeichnet man als „**McCall-Girlande**", er ist wahrscheinlich eine Reaktion des Gewebes auf den Entzündungsreiz (Abb. 6-9).

Oft werden im Zusammenhang mit Rezessionen als Entstehungsursache auch eine Fehlbelastung des Zahnes bzw. Knirsch- oder Preßgewohnheiten des Patienten genannt. Ein Zusammenhang der Rezessionsentstehung mit Funktionsstörungen der Okklusion und Artikulation konnte allerdings bislang nicht nachgewiesen werden.

Empfehlungen an die Patienten

Patienten mit Rezessionen brauchen eine Putztechnik, die das Voranschreiten des Zahnfleischrückganges eher aufhält als weiter fördert. Dazu kommt, daß eine evtl. zusätzlich vorhandene Entzündung, und sei sie auch noch so schwach ausgeprägt, durch Herstellung absoluter Plaquefreiheit beseitigt werden muß. Diesen Zweck erfüllt am besten eine rollend-rüttelnde Methode im Sinne der modifizierten **Stillman-Technik** (s. Kap. 12.2.2). Sie sollte mit einer weichen, höchstens mittelharten Zahnbürste ausgeführt werden. Die freiliegende Zahnoberfläche sollte regelmäßig fluoridiert werden, um Karies und Empfindlichkeiten zu vermeiden.

Durch eine schonende Putztechnik, die das Gewebe der Gingiva in koronaler Richtung stimuliert, und durch die Erhaltung von Entzündungsfreiheit sind Rezessionen in den allermeisten Fällen zum Stillstand zu bringen. Durch die in Abständen von einigen Wochen vorgenommene Anfertigung von Modellen oder Fotografien kann man den Verlauf der Rezession zu diesen Zeitpunkten vergleichen und ein Fortschreiten oder einen Stillstand klar erkennen.

Wenn sich das Voranschreiten der Rezession nicht durch Mundhygienemaßnahmen aufhalten läßt, was manchmal vorkommen kann, wenn der Streifen angewachsener Gingiva unterhalb der Rezession bereits verschwunden ist, so bleibt als therapeutische Maßnahme nur ein mukogingival-chirurgischer Eingriff. Ein freies Schleimhaut-Transplantat kann die angewachsene Gingiva wieder verbreitern. Bei ästhetischen Problemen, die der Patient nicht akzeptieren will, kommen verschiedene chirurgische Verfahren zur Deckung des Defekts in Frage.

6.2.2 Traumatische Veränderungen

Manche Veränderungen der Gingiva gehen schlicht auf Verletzungen zurück. Diese Verletzungen können mechanisch bedingt sein, wobei der **übermäßige Gebrauch von Mundhygienehilfsmitteln** am häufigsten vorkommt.

Flächige Abschilferungen des Gingivaepithels entstehen oft durch den Einsatz einer zu harten Bürste, häufig dann, wenn der Patient eine neue Bürste in Gebrauch genommen hat. Lokalisierte Verletzungen führen manchmal, wie bereits oben dargestellt, zur Entstehung von Stillman-Clefts. Durch unsensible Anwendung der Zahnseide kann die zarte Schleimhaut der interdentalen Gingiva verletzt werden, was klinisch durch schmerzhafte und geschwollene Papillen in Erscheinung tritt. Diese Veränderungen heilen schnell ab, wenn die Ursache beseitigt wird.

Die Mundschleimhaut kann auch durch den **unsachgemäßen Gebrauch von Medikamenten** verätzt werden. Das Bepinseln der Schleimhaut mit Nelkenöl (Eugenol) zur

Bekämpfung von Zahnschmerzen oder das Zergehenlassen von Schmerztabletten (Acetylsalicylsäure!) zum selben Zweck hinterläßt auf der Schleimhaut des Vestibulums bzw. der Gingiva flächige Erosionen, die mit weißlichem Fibrin gestippelt sein können. Die Ursache solcher Veränderungen kann durch gezielte Befragung meist schnell ermittelt werden.

6.2.3 Medikamentenbedingte Veränderungen

Die Einnahme bestimmter Medikamente kann sich an den Mundschleimhäuten, insbesondere an der Gingiva, auswirken.

Eine der am häufigsten genannten Veränderungen der Gingiva unter Medikamenteneinfluß ist die sog. „**Hydantoinhyperplasie**". Das Epilepsiemedikament Hydantoin führt zu einer Verdickung der Gingiva, die vom Bindegewebe ausgeht. Das gingivale Gewebe kann dabei so stark an Volumen zunehmen, daß die Zähne förmlich überwuchert werden. Das Medikament wird auch nach Schädel-Hirn-Traumen und nach neurochirurgischen Eingriffen eingesetzt.

Herzkranke, meist ältere Patienten, werden oft mit sog. **Kalzium-Antagonisten** therapiert. Auch hier verändert sich die Gingiva hyperplastisch, das Gewebe ist schwammig aufgelockert und zeigt eine ausgeprägte Blutungsneigung. Auch auf eine professionelle Reinigung spricht es nur mäßig an.

Ähnliche Bilder findet man unter dem Einfluß von **Cyclosporin**, einem Immunsuppressivum, das organtransplantierten Patienten verabreicht wird.

Die hyperplastisch verdickte Gingiva wirft natürlich Reinigungsprobleme auf, weshalb die beschriebenen Zustände **immer zusätzlich bakteriell entzündet** sind. Die bakterielle Entzündung wiederum fördert die Ausbildung der Verdickungen. Die Therapie besteht also zunächst in Motivierung, Instruktion und Reinigung der Zähne. Ausgeprägte Hyperplasien müssen chirurgisch therapiert werden, sofern der Zustand des Patienten dies erlaubt.

Generell sind medikamentenbedingte Veränderungen nur schwer zu behandeln, da die Patienten meist auf das verursachende Medikament angewiesen sind.

7 Veränderungen der Mundschleimhaut

Dieter Herrmann

7.1 Einleitung

Die größte Körperöffnung beim Menschen, die Mundhöhle, kann in weiten Bereichen selbst inspiziert und mit der Zunge abgetastet werden. Sie wird bei ärztlichen und zahnärztlichen Untersuchungen sorgfältig betrachtet, und bei zahnärztlichen Routinemaßnahmen fällt der Blick des Behandlers – zumindest beiläufig – auf die angrenzenden Gebiete neben den Zähnen. Hieraus resultieren oft Fragestellungen: Was ist normal und was krankhaft, was ist der Grund für bestimmte Auffälligkeiten, wie sind sie zu bezeichnen, welche Veränderungen bedürfen weiterer kompetenter Untersuchungen?

Sieht man sich die Mundschleimhaut bei Patienten, die wegen irgendeines Gebißproblems oder zu einer Vorsorgeuntersuchung in der Zahnarztpraxis sind, regelmäßig genau an, wird man feststellen müssen, daß bei jedem die Detaileindrücke etwas anders sind. Daraus kann der Schluß gezogen werden, daß das Erscheinungsbild der Mundschleimhaut ähnlich wie das der Zähne **individuell unterschiedlich** ist. Hinzu kommen Normabweichungen und schließlich Altersveränderungen, die die Vielfalt des Aussehens bestimmen und die Beurteilung, normal oder krankhaft, erschweren.

Krankhafte Erscheinungen an der Schleimhaut haben häufig direkte oder örtliche Ursachen. Insbesondere Effekte durch mechanische Einwirkungen sind meistens leicht als solche erkennbar und problemlos erklärbar, wie z.B. das Druckgeschwür („Druckstelle") durch Dimensionsfehler bei Zahnersatz. Örtliche Infektionen können ebenfalls typische Erscheinungsbilder haben. Für viele, insbesondere chronische Erkrankungen der Mundschleimhaut, ist die Ursache unbekannt, manche Mundschleimhautveränderungen können Verdachtshinweise auf Grundkrankheiten geben (z.B. HIV-Infektion).

Die Mundhöhle als „Spiegel" innerer Krankheiten ist ein interessanter Aspekt. Die Aussage, daß die Mundhöhle ein „Fenster zum Inneren des Organismus" ist, hat gegen frühere Zeiten etwas an Bedeutung verloren. Bei der jetzigen intensiven ärztlichen Betreuung, nicht zuletzt durch Routine- und Vorsorgeuntersuchungen mit differenzierten Laborprüfungen von Körperflüssigkeiten (Blut/Urin), wird die Mehrzahl von inneren Erkrankungen vor der vollen Entwicklung von Mundsymptomen frühzeitig diagnostiziert. Diese sind dementsprechend oft nur schwach ausgeprägt und schwieriger erkennbar. Andererseits treten neue krankhafte Symptome durch Nebenwirkungen ärztlich verordneter Medikamente auf.

Die Bedeutung von Mundschleimhautveränderungen hat ein weites Spektrum, welches sich von der Anomalie über die harmlose Prothesendruckstelle bis zum lebensbedrohenden Krebs erstreckt. Die kompetente Diagnostik von Mundschleimhauterkrankungen gilt wegen der Vielfalt und der Ähnlichkeit der Erscheinungen untereinander als ausgesprochen schwierig. Dieses Kapitel soll daher in erster Linie anregen, die Umgebung der Zähne überhaupt wahrzunehmen und Lippen, Wangen und Zunge nicht nur als störend mit dem Spiegel zu verdrängen.

Durch ständiges Beobachten können die Variationen des Normalen allmählich erfaßt und gedeutet werden, damit der Blick für das möglicherweise Krankhafte, das dann kompetenter ärztlicher Beurteilung bedarf, geschärft wird.

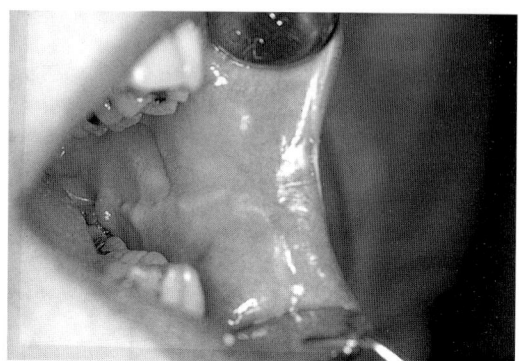

Abb. 7-2 Wangensaumlinie.

7.2 Anatomische Varianten und Anomalien

Anatomische Varianten und Anomalien kommen häufig vor, haben keine Krankheitsbedeutung, sollten jedoch bekannt sein, da sie gelegentlich mit krankhaften Symptomen verwechselt werden.

7.2.1 Wangenschleimhaut

Talgdrüsen in der Wangenschleimhaut

Viele Erwachsene haben Talgdrüsen in der Wangenschleimhaut, die sich als gelblich grießkorngroße Körnchen in der Oberfläche zeigen (Abb. 7-1); sie sind für die Zunge meistens tastbar. Wenn diese Talgdrüsen dicht nebeneinanderstehen, kann es auffällige Befunde geben. **Verwechslungsmöglichkeit mit Leukoplakie oder Lichen planus.**

Im Gegensatz zu den Talgdrüsen der Haut treten im Mund nie Krankheiten wie Akne u.a. auf.

Wangensaumlinie, Interdentallinie

Leistenförmiger sichtbarer und für die Zunge tastbarer Vorsprung an der Wangenschleimhaut in Höhe der Kauebene (Abb. 7-2), kann sich bis zur Unterlippe hinziehen, bisweilen weißgrau verfärbt. Diese Veränderung ist Folge eines gewohnheitsmäßigen Unterdrucks im Mund (Parafunktion); gelegentlich sind gleichzeitig auch Zahneindrücke am Zungenrand zu sehen. **Verwechslungsmöglichkeit mit Leukoplakie.**

Die Papille der Mündung des Oberspeicheldrüsengangs (s. Abb. 7-1) liegt etwa in Höhe des zweiten oberen Molaren und kann bürzelartig aufgetrieben sein. **Verwechslungsmöglichkeit mit Geschwulst.**

7.2.2 Zunge

Jeder Mensch hat seine individuell aussehende Zunge hinsichtlich Größe, Kontur, Feinrelief und Farbe. Selbstuntersuchungen der Zunge führen oft zu Verunsicherung und Ängsten. Häufig vorkommende nicht krankhafte Normabweichungen sollten daher bekannt sein.

Zungenbelag

Eine belegte Zunge kann ein Begleitsymptom bei fieberhaften Erkrankungen und bei Magen- und Darmerkrankungen sein. Sie ist aber häufig auch bei völlig gesunden Men-

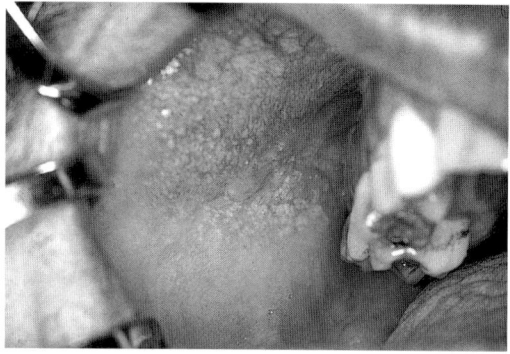

Abb. 7-1 Talgdrüsen in der Wangenschleimhaut, etwa in Bildmitte Mündung der Ohrspeicheldrüse.

schen vorhanden und ruft Beunruhigung vor. Zungenbelag weist nicht zwangsläufig auf eine vielleicht versteckte örtliche oder innere Krankheit hin.

Der Belag hängt von der Länge der fadenförmigen Papillen ab und besteht aus abgeschilferten Epithelzellen, Nahrungsresten und Bakterien. Die Verfärbungen gelb, braun bis schwarz entstehen durch Nahrungsmittel, Genußmittel, Bakterienpigmente und medikamentöse Effekte. Raucher haben immer eine stärker belegte Zunge, Zungenbelag ist morgens stärker als abends. Kauzwingende Nahrung und normale funktionelle muskuläre Aktivität der Zunge mit Reiben am Gaumen vermindern Belagbildung.

Bei der häufigen banalen (nicht krankheitsverursachten) belegten Zunge sollte der Zungenrücken mit der Zahnbürste gebürstet werden. Von Zungenbelag, insbesondere der hinteren Regionen, kann Mundgeruch ausgehen!

Faltenzunge

Eine häufige Normabweichung des Aussehens der Zungenoberfläche, die von Falten durchzogen ist; mit regelmäßig ausgebildeten Verzweigungen (Abb. 7-3) aber auch völlig ungeordnet. Das Feinrelief der Papillen ist – besonders im Alter – oft vergröbert. Die zusätzliche Kombination mit der Landkartenzunge (in 20% der Fälle) kann der Zunge ein groteskes Aussehen geben.

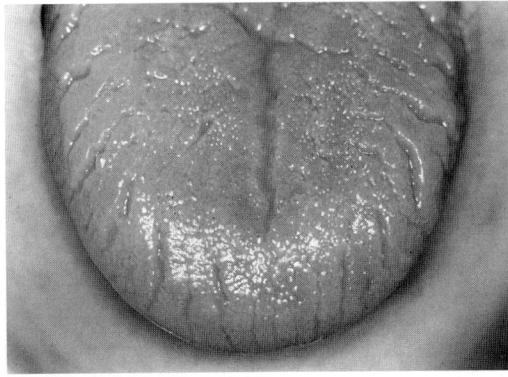

Abb. 7-3 Faltenzunge.

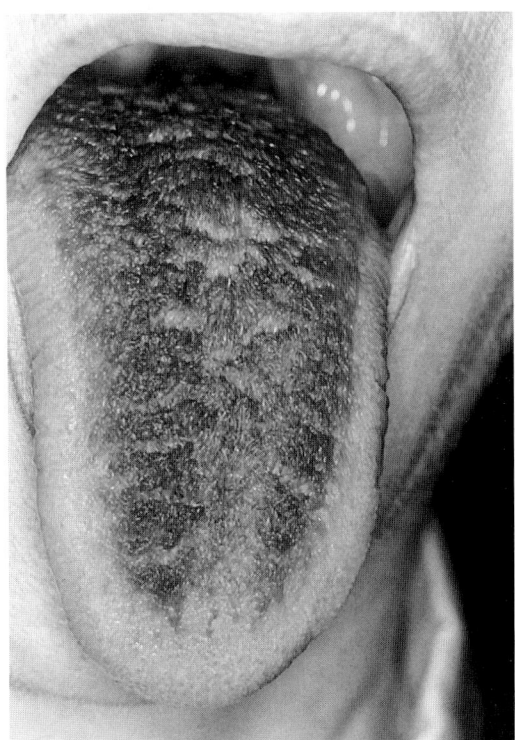

Abb. 7-4 Haarzunge – schwarz-braune Verfärbung durch Rauchen und Nahrungspigmente.

Haarzunge

Die fadenförmigen Papillen, die durch Verhornung der Spitzen der Zunge das typische grau-rosa Aussehen geben, können haarartig verlängert sein (Abb. 7-4). Dabei treten oft gleichzeitig gelbliche, bräunliche bis schwarze Verfärbungen ein („schwarze Haarzunge"). Nur gelegentlich läßt sich die Ursache einer solchen völlig harmlosen Zungenveränderung ermitteln (z.B. Rauchen, besonders in Kombination mit dem Lutschen von dunkelfarbigen Bonbons und Pastillen).

Schwarzfärbung der Zunge

Eine Schwarzfärbung der Zunge ohne Papillenverlängerung kann wie an den Zähnen durch längeres Spülen mit **Chlorhexidin** auftreten. Nach Absetzen der Spülungen setzt eine schnelle Rückbildung der Verfärbung ein.

Landkartenzunge (Lingua geographica)

Eine häufig vorkommende Anomalie unbekannter Ursache, familiär gehäuft, oft schon in der Kindheit auftretend, aber auch erst im Erwachsenenalter. Rote Flecken, deren Grenze teilweise von einem grau-weißen Rand von 2–3 mm Dicke eingefaßt ist, wandern im Verlauf von Tagen über den Zungenrücken und verursachen ständig wechselnde Bilder (Abb. 7-5). Im roten Bereich sind die verhornten Papillenspitzen abgestoßen. Daraus resultiert eine verstärkte Empfindlichkeit, z.B. auf Fruchtsäuren.

Wenn die Landkartenzunge erst im Erwachsenenalter auftritt, löst sie Beunruhigung aus und es wird an eine Allergie oder Pilzinfektion gedacht. In solchen Fällen sind zusätzliche Untersuchungen erforderlich, um Blutkrankheiten wie Anämie, Eisen- und Vitamin-B_{12}-Mangel auszuschließen. Es gibt keine erfolgversprechende Behandlung für die harmlose Landkartenzunge!

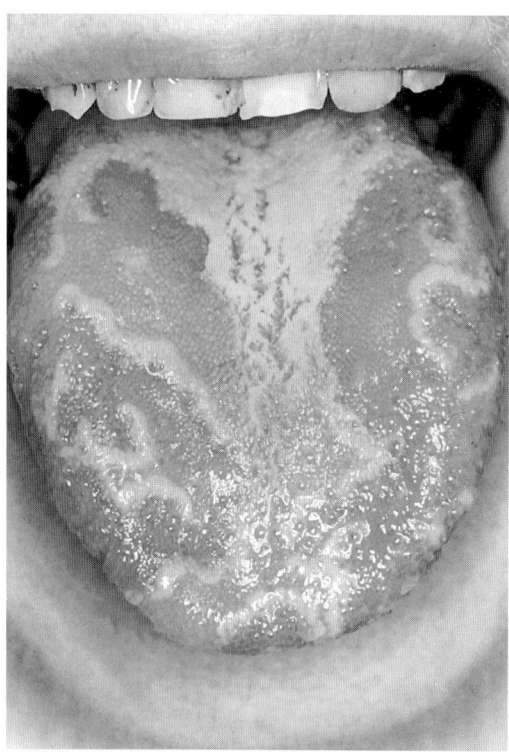

Abb. 7-5 Landkartenzunge.

7.3 Veränderungen im Alter

Natürliche altersbedingte Veränderungen sind an der Mundschleimhaut schwächer als an der äußeren Haut ausgeprägt. Die Schleimhaut wird dünner, schlaffer und leichter verletzlich (Atrophie). Das Papillenrelief der Zunge kann abflachen, die Speichelproduktion kann vermindert sein. Die Grenze des Lippenrotes zur Gesichtshaut wird unscharf. An der Mundschleimhaut zeigen sich oft graublaue geschwulstähnliche, knotenartige Auftreibungen der Oberfläche, die aus krampfaderartigen geschlängelten Venen bestehen. Blau-violette bläschenartige Erscheinungen an der Zungenunterseite (ebenfalls erweiterte durchscheinende Blutgefäße) können zum Bild der sogenannten **Kaviarzunge** führen. Die von der Haut bekannten bräunlichen Pigmentflecke („Altersflecke") können auch im Mund auftreten.

Über diese im Zusammenhang mit dem normalen Altern stehenden Auffälligkeiten hinaus können krankhafte Veränderungen altersbedingt häufiger auftreten, wie z.B. durch Zahnersatz verursachte Schäden, Präkanzerosen und Geschwülste. Eigentliche Alterskrankheiten gibt es nicht.

7.4 Mundschleimhauterkrankungen

Es gibt außerordentlich viele Mundschleimhauterkrankungen, deren Diagnostik umfangreiche spezielle Kenntnisse und Erfahrungen voraussetzt. Dieser Abschnitt beschränkt sich daher auf einige grundsätzliche Krankheitssymptome, häufigste Krankheiten oder solche, deren frühzeitige Erkennung und Behandlung wichtig ist.

7.4.1 Krankheitszeichen

- **Entzündungen** (Stomatitis): Rötung, Schwellung oft kaum erkennbar, eventuell weißliche abwischbare Beläge oder Membranen mit Blutungsneigung nach deren Entfernung. Akute Entzündungen sind schmerzhaft (Beispiel: Prothesendruckstelle), chro-

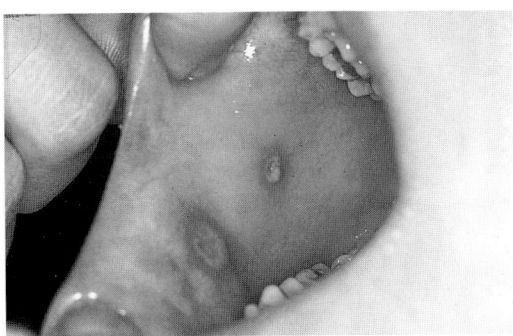

Abb. 7-6 Aphthen.

nische Entzündungen werden häufig kaum wahrgenommen (Prothesenstomatitis).

- **Geschwür** (Ulkus): Oberflächlicher oder tiefergehender Defekt des Epithels, immer in Verbindung mit einer akuten oder chronischen Entzündung (Aphthe, Abb. 7-6), Prothesendruckgeschwür, aber auch bei Krebs.
- **Gewebevermehrung** als hervorspringender Knoten oder in der Tiefe liegende Verhärtung wird als Tumor bezeichnet. Sie kann Ausdruck echter Wucherung (Neoplasie), einer reizverursachten Überschußbildung (Hyperplasie) oder einer Zyste sein.
- **Verfärbungen** können fleckig oder flächig auftreten. Farbeinlagerungen sind Pigmentierungen: braun und grau-braun durch körpereigenes Pigment (Melanin), grau und schiefergrau (Abb. 7-7) durch Einlage-

rung von Metallen (z.B. Amalgam). Beständige weiße Verfärbungen kommen fast immer durch verstärkte Epithelverhornung zustande (Beispiel Leukoplakie).

7.4.2 Mundkrebs (Karzinom)

Mundkrebs ist die häufigste unter den Mundkrankheiten, die unbehandelt tödlich enden. Krebs zeigt sich überwiegend durch Veränderungen an der Mundschleimhaut, die zunächst an der Oberfläche liegen. Mundkrebs ist mit einem Anteil von 2–4% von allen beim Menschen vorkommenden Krebserkrankungen keine häufige Krebsart.

Die allgemeine Heilungsmöglichkeit für Mundkrebs liegt bei nur 50%. Jedoch sind Heilungen von 90% erreichbar, wenn der Krebs früh erkannt und behandelt wird! In diesem Stadium wird er oft vom Patienten kaum oder gar nicht bemerkt und die Veränderungen können nur bei der Untersuchung des Mundes erfaßt werden.

Ein **erhöhtes Risiko** für Mundkrebs entsteht durch **Rauchen** (sechsmal höheres Risiko als bei Nichtrauchern), regelmäßigen **Alkoholgenuß** (zweimal höheres Risiko) und mangelhaften Hygienezustand im Mund (insuffizienter Zahnersatz, mechanische und mikrobielle Irritationen).

Krebsvorbeugung besteht also in Motivierung zum Nichtrauchen und Verzicht auf regelmäßigen Alkoholgenuß sowie in der Herstellung und Erhaltung des optimalen Hygienezustandes. Da dem wachsenden Krebs häufig länger bestehende Vorstadien vorausgehen (Vorkrebs, Präkanzerose), ist deren Beachtung und Behandlung ebenfalls Krebsprophylaxe.

Der frühe Mundkrebs ist unscheinbar und hat keine spezifischen Symptome (Abb. 7-8). Beachtet werden müssen:

- andauernde Farbveränderungen weiß und rot,
- nicht abheilende geschwürartige Erscheinungen,
- warzige und knotige Schleimhautvorsprünge.

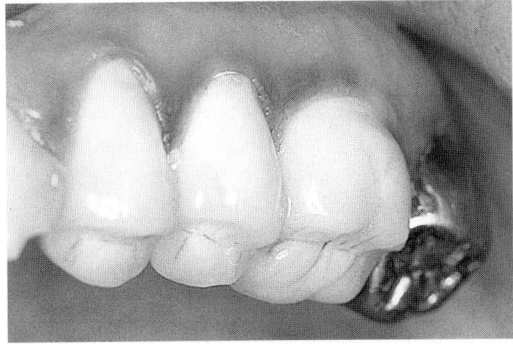

Abb. 7-7 Schiefergraue Pigmentierung der Gingiva der Zähne 24, 25, 26 („Amalgamtätowierung").

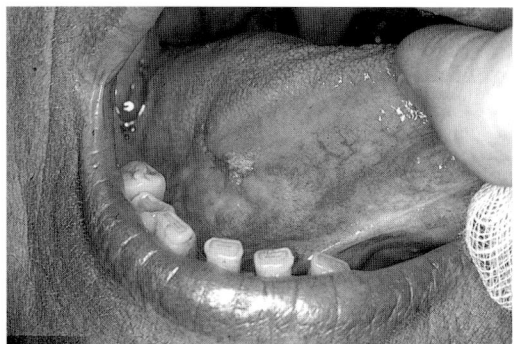

Abb. 7-8 Beginnender Zungenkrebs, gekennzeichnet durch einen rötlich-weißlichen Fleck mit unregelmäßiger Oberfläche am unteren Zungenrand.

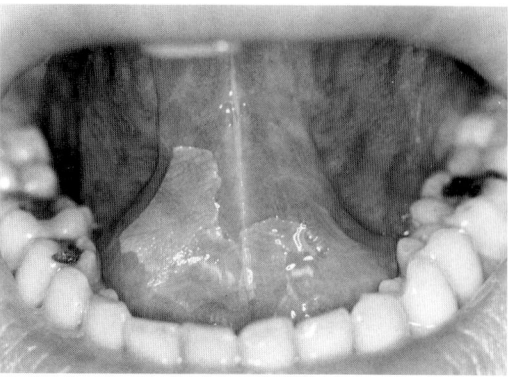

Abb. 7-9 Leukoplakie am vorderen Mundboden

Für Krebsverdacht gilt folgende Regel: Alle Veränderungen, die nicht eindeutig anders einzuordnen sind und nach Reizausschaltung nicht binnen 14 Tagen ausheilen, müssen so lange als krebsverdächtig angesehen werden, bis der durch eine Gewebeuntersuchung begründete Gegenbeweis vorliegt.

7.4.3 Vorkrebs (Präkanzerose)

Leukoplakie

Weiße nicht abwischbare Flecke der Mundschleimhaut mit glatter, gerunzelter oder warzig unebener Oberfläche werden als Leukoplakie bezeichnet (Abb. 7-9). Sie werden wegen der Unempfindlichkeit der stärker verhornten Schleimhaut häufig nicht vom Patienten bemerkt.

Bekannte **Ursachen** sind das Rauchen und mechanische Irritationen, aber auch Infektionen. Eine Leukoplakie ist harmlos. Einige können aber nach monate- oder jahrelangem Bestehen in Krebs übergehen. Diese Tendenz kann aus dem mikroskopischen Befund nach einer Gewebeentnahme abgeschätzt werden. Jede länger bestehende weiße Veränderung der Mundschleimhaut muß beachtet und exakt diagnostiziert werden!

Erythroplakie

Diese Veränderung ist wesentlich seltener als die Leukoplakie und gilt als besonders problematisch, weil sie als **roter Fleck** einer banalen Entzündung sehr ähnlich ist. Jede über Wochen fortbestehende rote Veränderung, gelegentlich auch mit feinsten weißlichen Pünktchen, die aufgrund ihrer Örtlichkeit nicht als typische Entzündung erklärbar ist (z.B. an Zungenrand, Mundboden) muß unter Verdacht auf Erythroplakie untersucht werden (Gewebeentnahme).

Aus der harmlos erscheinenden Erythroplakie entwickelt sich immer innerhalb von Monaten Krebs!

Oraler Lichen planus

Der Lichen (ruber) planus (Knötchenflechte) ist an der Mundschleimhaut etwa so häufig wie die Leukoplakie, mit der er Ähnlichkeit zeigt. Die weißen nicht abwischbaren Schleimhautveränderungen, die besonders (meist symmetrisch) an der Wangenschleimhaut auftreten, sind jedoch nicht flächenhaft ausgeprägt, sondern erscheinen als feine Linien, mitunter netzartig sich kreuzend oder **farnkrautartig** aufgefiedert (Abb. 7-10). Daneben gibt es oft stärkere Zeichen von ent-

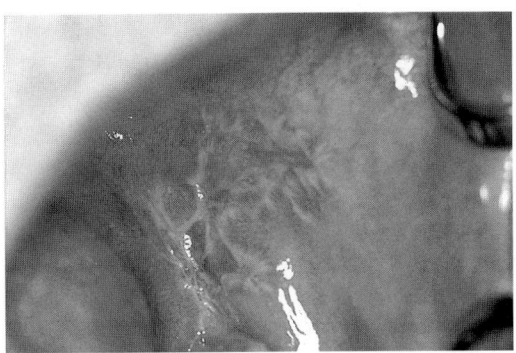

Abb. 7-10 Netzartiger Lichen planus an typischer Stelle (rückwärtiger Wangenschleimhautbereich).

zündlicher Rötung, auch geschwürige Veränderungen, die Wundgefühl und Schmerzen verursachen. Die Krankheit, deren Ursache unbekannt ist, kann über Monate und auch viele Jahre bestehen mit meistens wechselnder Ausprägung. Sie wird oft mit einer Pilzinfektion (Soor) verwechselt; hier sind die Auflagerungen abwischbar.

Auch die Gingiva kann betroffen sein, meistens zugleich mit der Wangenschleimhaut, aber auch isoliert. Im Gegensatz zur plaqueinduzierten Gingivitis ist besonders die befestigte Gingiva betroffen mit den beschriebenen zarten weißlichen Zeichnungen, häufig zugleich mit Rötungen und gelegentlich nur mit Rötung. Das dann atrophische (verdünnte) Epithel ist leicht verletzlich, so daß bei Intensivierung der Bürstenreinigung mitunter eine Verschlimmerung auftritt. Die Resistenz der Schleimhaut für mechanische, chemische und nicht zuletzt mikrobielle Irritationen ist herabgesetzt. Eine Verbesserung der Mundhygiene ist daher ein wichtiger Behandlungsbeitrag; hierzu gehören häufige professionelle Reinigungen.

Grundsätzlich gilt der orale Lichen planus als harmlos. Kontrolluntersuchungen in jährlichen Abständen werden wegen eines gering erhöhten Krebsrisikos empfohlen.

7.4.4 HIV-Infektion

Die HIV-Infektion verläuft über Jahre stumm ohne Krankheitszeichen, die erst mit Auftreten der eigentlichen Immunschwäche erscheinen.

Mundsymptome können die ersten Krankheitserscheinungen sein, sie können aber auch erst in späteren Krankheitsstadien auftreten. Neben den hier aufgeführten relativ häufigen und auch charakteristischen Erkrankungen, die in Kombination vorhanden sein können, gibt es eine Fülle weiterer unspezifischer oder seltener Symptome.

Pilzinfektion

Pilze vom Typ **Candida albicans** gehören in geringer Anzahl zur Vielfalt der normalen mikrobiellen Mundhöhlenbesiedlung. Eine massenhafte Zunahme durch Zerstörung der Standortflora (Antibiotika), verminderte Resistenz der Schleimhaut bei verschiedenen chronischen Mundschleimhauterkrankungen und in besonderem Maße durch Beeinträchtigung der Infektabwehr bei Immunstörungen (Zuckerkrankheit, Leukämie, medikamentöse Immunsuppression, HIV-Infektion) führt zu folgenden **Krankheitssymptomen:**

- flächige, unscharf begrenzte, entzündliche Rötungen (an der Zunge häufig mit vermindertem Papillenrelief),
- teilweise weißliche stippchenförmige Beläge (durch Tee, Kaffee und Rauchen auch gelblich bräunlich), die mit einer angedrückten Watterolle abwischbar sind.
- der Patient hat meist kaum Beschwerden, Wundgefühl und Brennen kann jedoch auftreten.

Akute nekrotisierende ulzeröse Gingivitis (ANUG)

Die ANUG tritt selbstverständlich auch ohne HIV-Infektion auf. Wenn eine HIV-Infektion bekannt ist, ist diese als disponierender Faktor mit dadurch verminderter Infektabwehr anzunehmen. ANUG ohne bekannte HIV-Infektion ist verdächtig für eine mögliche HIV-Infektion bei Nichtrauchern, guter Mundhygiene und wiederholtem Auftreten bzw. unbefriedigendem Behandlungserfolg.

Haarleukoplakie

Eine zarte, häufig unauffällige Leukoplakie am Zungenrand, symmetrisch, bisweilen mit vertikal stehenden verstärkten Streifen (haarähnlich) bei Nichtrauchern sollte an die Haarleukoplakie denken lassen, besonders wenn andere HIV-suspekte Veränderungen vorliegen. Sie hat nichts mit der „Haarzunge" zu tun und ist keine Präkanzerose.

Kaposi-Sarkom

Diese von *Kaposi* vor über 100 Jahren beschriebene Geschwulst tritt bei der fortgeschrittenen HIV-Infektion häufig auf. Auf der Haut (bevorzugt Nasenspitze) sind es rötlich-bräunlich-bläulich umschriebene chronische Verdickungen, an der Mundschleimhaut kommen außer solchen umschriebenen Herden, die eine gewisse Ähnlichkeit mit den altersbedingten Blutgefäßerweiterungen haben, auch flächige Veränderungen vor, die z.B. die gesamte Gaumenschleimhaut betreffen können. Im Bereich des Kaposi-Sarkoms können sich Geschwüre bilden.

Hygienemaßnahmen bei HIV-Infektionen

Die allgemeinen Hygienemaßnahmen in der zahnärztlichen Praxis, die heute für notwendig erachtet werden, berücksichtigen das Infektionsrisiko für das Praxispersonal sowie für Patienten unter dem Aspekt, daß jeder Patient potentiell HIV-infiziert ist. Ist eine HIV-Infektion eines Patienten bekannt oder besteht ein Verdacht dafür, sollte durch häufige professionelle Reinigungen und Unterweisung des Patienten für die Eigenhygiene versucht werden, einen maximalen Hygienezustand des Mundes zu erreichen.

8 Ernährung

Martina Neuhaus und Jean-François Roulet

8.1 Einleitung

Ausgewogene Ernährung ist eine wichtige Voraussetzung für die Gesundheit, falsche Ernährung kann zu Erkrankungen führen. Epidemiologische und ernährungswissenschaftliche Untersuchungen haben gezeigt, daß ungünstige Ernährungsgewohnheiten zum Entstehen und zur Progression der sogenannten Zivilisationskrankheiten, zu denen auch Karies zählt, beitragen.

Ernährungsbedingte Krankheiten verursachten 1990 in der Bundesrepublik Deutschland ca. ein Drittel aller Krankheitskosten. Von den auf 100 Milliarden DM im Jahr geschätzten Kosten entfällt mit 20 Milliarden DM ein großer Anteil auf Karies.

Solche Zahlen unterstreichen die Bedeutung der Ernährung für die Zahngesundheit. Intensivere Bemühungen um eine echte Prävention auf dem Gebiet der Ernährung sind zum einen volkswirtschaftlich gut angelegt, zum anderen sind es aussichtsreiche Maßnahmen, dem einzelnen viel Leid zu ersparen (Zahnschmerzen, Zahnverlust).

Der Prophylaxehelferin ist die Möglichkeit gegeben, präventiv tätig zu werden. Auch Ernährungsprophylaxe muß so früh wie möglich einsetzen, da im Kleinkind- und Kindesalter Ernährungsgewohnheiten und Ernährungsverhalten geprägt werden. In den ersten Lebensjahren werden die Weichen für die spätere Zahngesundheit gestellt.

8.2 Zucker und andere Kohlenhydrate

8.2.1 Zucker

Zahnschädigende Säuren, vor allem die sehr aggressive Milchsäure, werden von Mundbakterien aus Kohlenhydraten gebildet. Besonders bevorzugt werden dabei verschiedene „Zucker", die aus kleinen, leicht spaltbaren Molekülen bestehen und in Minutenschnelle abgebaut werden (Abb. 8-1).

Der gebräuchlichste Zucker in Deutschland ist der Weißzucker – allgemein auch Haushaltszucker, Fabrikzucker oder Saccharose genannt. Er wird heute fast ausschließlich aus der Zuckerrübe gewonnen.

Zucker wurde bereits im 8. Jahrhundert produziert. Die damals zunächst aus Zuckerrohr hergestellten Zuckerhüte waren eine Kostbarkeit und nur für die obersten Schichten bestimmt. Im 19. Jahrhundert gelang dann die industrielle Gewinnung von Haushaltszucker aus der Zuckerrübe. Zucker wurde allmählich für jedermann erschwinglich. Mit zunehmendem Verbrauch stieg die Kariesanfälligkeit der Bevölkerung.

Der Zuckerverbrauch stieg in den letzten zwei Jahrzehnten um 20% und lag im Jahr 1990 bei ca. 36 kg/Person im Jahr. Die Deutsche Gesellschaft für Ernährung (DGE) empfiehlt, den durchschnittlichen Zuckerkonsum von etwa 100 g/Person auf 60 g/Person und Tag zu reduzieren.

Zucker enthält keine Vitamine, keine Ballaststoffe und nur Spuren an Mineralstoffen, jedoch 1650 kJ (394 kcal) pro 100 g. Man sagt daher auch, Zucker enthält „leere Kalorien". Ein Drittel unseres Zuckerkonsums nehmen wir direkt in Form von Haushaltszucker auf, zwei Drittel hingegen sind verborgen in Getränken, Süßwaren, Eis, Konfitüren, Backwaren etc. Jeder Bundesbürger verzehrt im Jahr etwa einen halben Zentner Zucker, der sich dem Auge verbirgt und massiv am Zahn zehrt (Abb. 8-2).

Es ist nicht immer einfach, Zucker in Lebensmitteln zu erkennen, da sich auf den

Produkten oft Namen finden wie **Glukose, Maltose, Saccharose, Malzextrakt, Glukosesirup** u.a. Diese Zuckerarten zählen chemisch gesehen zu den Kohlenhydraten, Grundnährstoffen unserer Ernährung (s. Abb. 8-1). Es handelt sich um Nährstoffe, bei deren Abbau Energie freigesetzt wird. Unter dem Begriff Kohlenhydrate wird eine Vielzahl von organischen Verbindungen zusammengefaßt. Durch Photosynthese wird in der Pflanze das kurzkettige Kohlenhydrat Glukose, der Traubenzucker, gebildet. Aus diesem kann durch Zusammenlagerung oder Umlagerung eine Vielzahl von Verbindungen entstehen, die man als langkettige Kohlenhydrate bezeichnet. Diese haben den chemischen Grundaufbau gemeinsam: Kohlenstoff (C), Wasserstoff (H) und Sauerstoff (O).

Kohlenhydrate werden eingeteilt in:

- einfache Kohlenhydrate (**Monosaccharide**),
- zusammengesetzte Kohlenhydrate, die unter Austritt von Wasser aus Monosaccharidmolekülen entstehen (**Disaccharide, Polysaccharide**).

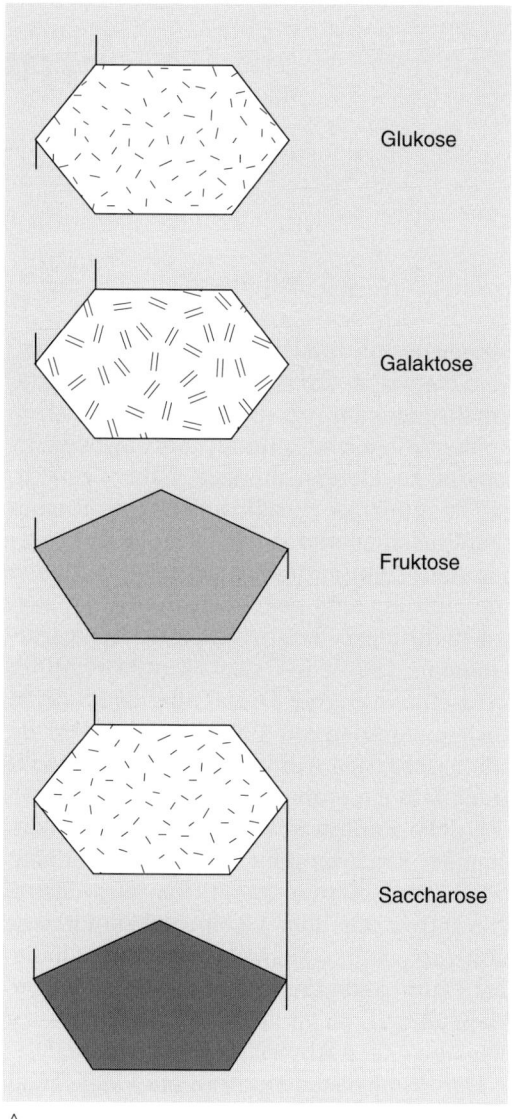

Monosaccharide

Zu den wichtigsten Monosacchariden zählen Glukose, Fruktose, Galaktose.

Glukose (Traubenzucker) ist auch bekannt unter dem Namen Dextrose. Die Süßkraft von Saccharose wird mit 100 angesetzt und dient somit als Vergleichswert zu anderen Zuckern. Die Süßkraft von Glukose liegt im Verhältnis zu Saccharose bei ca. 55%. Glukose wird schnell resorbiert. In freier Form kommt sie insbesondere in Honig und Früchten, besonders in Trauben, vor. Glukosesirup wird industriell aus Stärke gewonnen, wobei 10% Wasser und je nach Herstellung verschiedene Zuckerarten vorhanden sind. Die Süßkraft liegt je nach Zusammensetzung zwischen der von Trauben- bzw. Malzzucker.

Fruktose (Fruchtzucker) hat im Vergleich zu Saccharose eine 1,6fach stärkere Süßkraft. Sie wird im diabetischen Stoffwechsel besser verwertet als andere Zuckerarten. Viele Früchte enthalten Fruktose.

△
Abb. 8-1 Struktur verschiedener Kohlenhydrate. ▷ Nur die Zucker (Mono- und Disaccharide) können von den Mikroorganismen abgebaut werden.

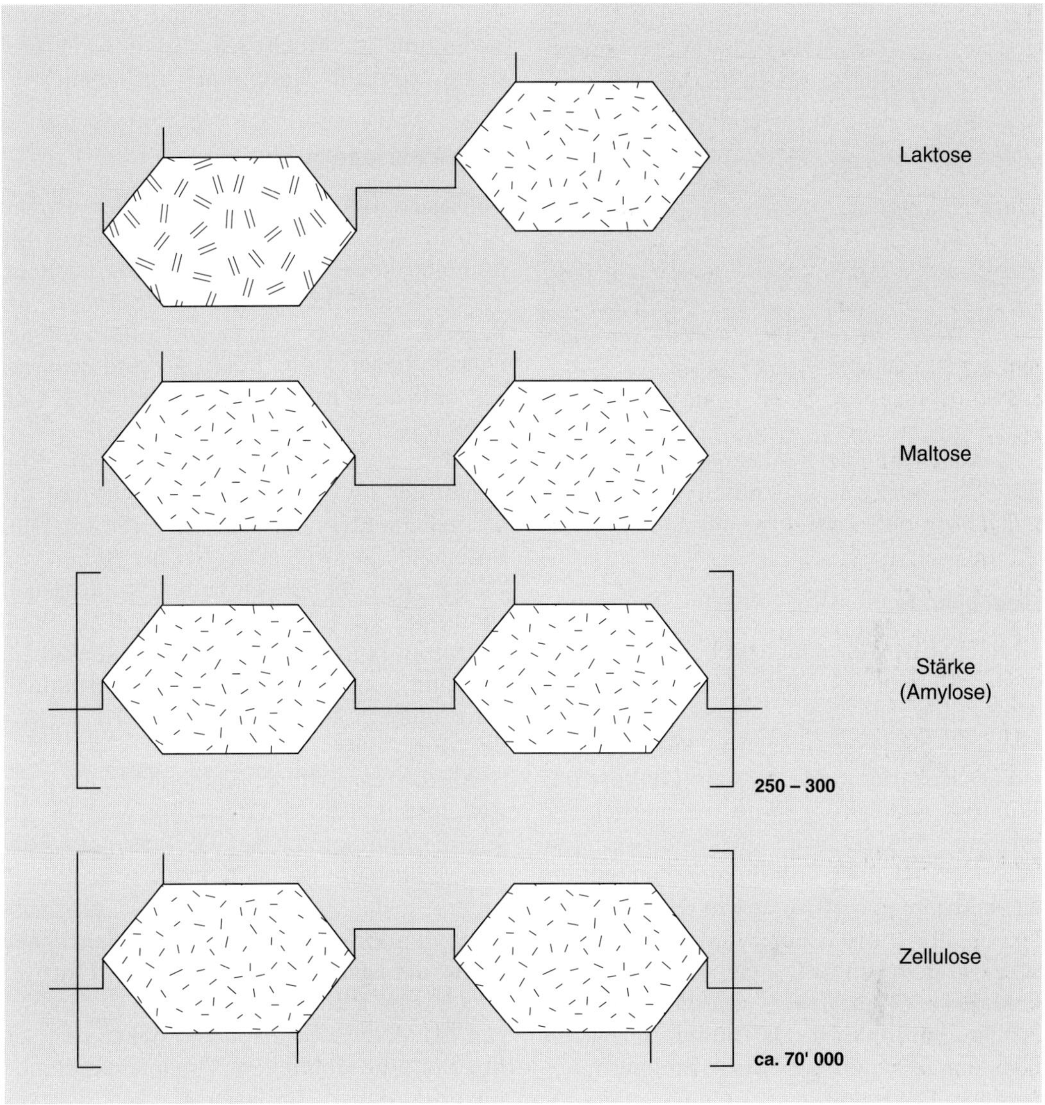

Laktose

Maltose

Stärke
(Amylose)

250 – 300

Zellulose

ca. 70' 000

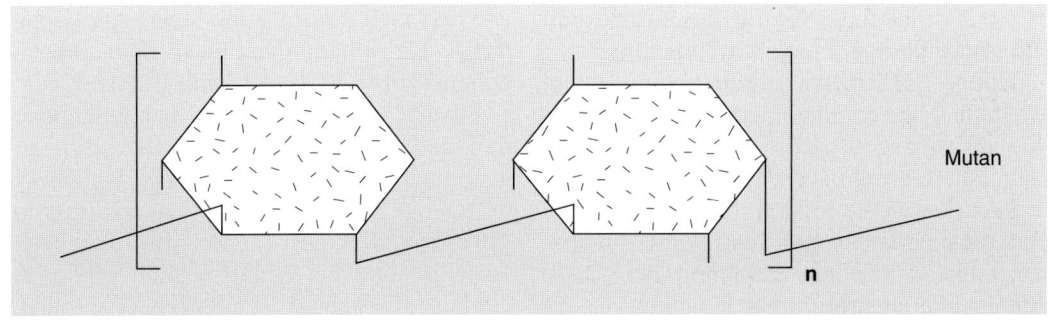

Mutan

n

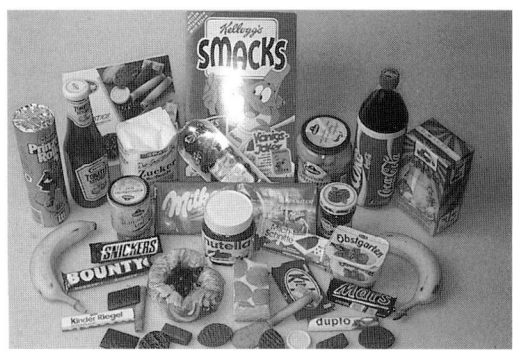

Abb. 8-2 Hier verbirgt sich der Zucker.

Galaktose (Schleimzucker) ist ein Baustein des Milchzuckers. Er kommt in der Kuhmilch vor und schmeckt wenig süß.

Disaccharide

Disaccharide (Zweifachzucker) entstehen, wenn sich zwei Monosaccharide unter Abspaltung von Wasser zusammenschließen. Der normale Haushaltszucker **Saccharose** ist ein Disaccharid und besteht aus Glukose und Fruktose. Saccharose ist das am meisten verbreitete Disaccharid im Pflanzenreich, besonders reichlich vorkommend im Saft des Zuckerrohrs (14–30%) und in der Zuckerrübe (16–20%). Als Süßungsmittel wird es vorwiegend in der Industrie eingesetzt.

Maltose (Malzzucker) entsteht aus zwei Molekülen Glukose. Die Süßkraft liegt bei 60% der Saccharose. Maltose kommt in keimendem Getreide vor.

Malzextrakt wird aus gekeimter und anschließend gerösteter Gerste (Malz) gewonnen; enthalten sind 46–67% Maltose sowie Maltodextrin, aber auch Eiweiß und die typischen Extraktstoffe, die für das Aroma von Malzgetränken und Malzbonbons sorgen.

Laktose (Milchzucker) entsteht aus einem Molekül Glukose und einem Molekül Galaktose. Er wird industriell aus Molke hergestellt und hat nur ca. 23% der Süße von Haushaltszucker. Laktose wirkt leicht abführend und trägt zur Besiedelung des Darms mit apathogenen, nützlichen Bakterien bei. Diese fördern die Resorption von Kalzium, das für den Aufbau von Knochen und Zähnen von Bedeutung ist. Milchzucker ist in Milchprodukten sowie in Muttermilch enthalten.

8.2.2 Polysaccharide

Polysaccharide bestehen aus einer großen Anzahl von Monosaccharidmolekülen. Sie kommen sowohl im Pflanzen- als auch im Tierreich vor und dienen insbesondere als Reserve-, Gerüst- und Gelierstoffe. Polysaccharide haben keine Süßkraft, sind im Wasser unlöslich bzw. kaum löslich und sind nicht direkt vergärbar.

Zu den wichtigsten Polysacchariden zählt neben der tierischen Stärke (**Glykogen**) die pflanzliche Stärke (s. Abb. 8-1), die aus Glukosemolekülen aufgebaut ist. Der Abbau von Stärke führt über die Dextrine (Stärkeabbauprodukte) zu Glukose. Stärke ist als Speicherprodukt insbesondere in Pflanzensamen, -knollen, -wurzeln und -mark vorhanden (Kartoffeln 20%, Hülsenfrüchte 50%, Getreidekörner 70%).

Als letztes wichtiges Kohlenhydrat soll die **Zellulose** (s. Abb. 8-1) erwähnt werden, die wie die Stärke auch aus Glukosemolekülresten aufgebaut ist, sich jedoch strukturell unterscheidet. Zellulose bildet als Gerüstsubstanz den Hauptbestandteil der **pflanzlichen Zellwandungen**. Der menschliche Organismus besitzt kein Enzym, um die Verbindungen der Zellulose zu spalten, daher stellt sie für den menschlichen Organismus einen unverdaulichen Ballaststoff dar, der die Darmperistaltik fördert.

Kohlenhydrate dienen dem menschlichen Organismus zur Energiegewinnung und werden zum Aufbau bestimmter Körperstoffe, wie Knochen, Knorpel und Schleimstoffe, benötigt. 1 g Kohlenhydrat liefert dem menschlichen Körper 17 kJ (4,1 kcal) Energie.

Etwa 55% des täglichen Gesamtenergiebedarfs sollten in Form von Kohlenhydraten aufgenommen werden. Eine geringe Kohlenhydratmenge kann im menschlichen Körper im Form von Glykogen (Leber, Muskulatur) gespeichert und bei Bedarf schnell wieder zu Glukose abgebaut werden **(Energiegewinnung)**.

8.3 Zuckeraustauschstoffe und Süßstoffe

8.3.1 Zuckeraustauschstoffe

„Süß" muß nicht gleich Saccharose bedeuten. Vor allem in Pflanzen und Früchten gibt es neben Saccharose, Fruktose und Glukose noch andere Substanzen, die süß schmecken. Sie können aber im Verdauungstrakt des Menschen nicht unmittelbar in Blutzucker umgewandelt werden. Hierzu zählen verschiedene, chemisch den Zuckerarten verwandte Verbindungen, die im Körper insulinunabhängig verwertet werden und bei der Umsetzung im Stoffwechsel Energie liefern, die vom menschlichen Organismus nur teilweise genutzt wird.

Fruktose, Sorbit, Mannit, Xylit sowie Isomalt, Maltit, Laktit und Lycasin zählen zu den Zuckeraustauschstoffen (Tabelle 8-1). Diese werden heute industriell aus Kohlenhydraten erzeugt. Sorbit, Mannit und Xylit bezeichnet man als Zuckeralkohole.

Sorbit ist in kleinen Mengen in Früchten (Birnen, Äpfel) enthalten und schmeckt ca. halb so süß wie Saccharose. Sorbit ist heute der am meisten benutzte Zuckeraustauschstoff, da er preisgünstig hergestellt werden kann. Sorbitmengen von 50–60 g sollten wegen der abführenden Wirkung über den Tag verteilt aufgenommen werden. Sorbit findet man in Süßwaren sowie zur Geschmacksverbesserung in Zahnpasten und Mundwässern.

Mannit wird aus Fruchtzucker gewonnen, kommt aber auch natürlicherweise in den Früchten der Mannaesche vor. Dieser Zuckeraustauschstoff schmeckt um 70 % weniger süß als Saccharose. Er wird seltener bei der Lebensmittelherstellung eingesetzt aufgrund der stärker abführenden Wirkung.

Xylit besitzt annähernd die gleiche Süßkraft wie Saccharose und kommt u.a. in Früchten, Gemüse und Pilzen vor. Grundstoff für die sehr kostenaufwendige industrielle Herstellung ist der Holzzucker (Xylose), der aus Birkenholz gewonnen wird. Die Lebensmittelindustrie setzt diesen Zuckeraustauschstoff vorwiegend für Kaugummis, Fruchtbonbons und Diätlimonaden ein.

Neben diesen Zuckeraustauschstoffen gibt es die **Weiterentwicklungen,** wie z.B. **Isomalt** (Handelsname Palatinit). Es wird aus Haushaltszucker gewonnen und schmeckt nur halb so süß. Isomalt wird von den Mikroorganismen im Mund nicht in zahnschädigende Säuren umgewandelt und wird daher auch insbesondere bei der Herstellung von Bonbons und Schokolade eingesetzt. Isomalt,

Tabelle 8-1 Zuckeraustauschstoffe und Süßstoffe (*Süßkraft: Saccharose = 100).

Zuckeraustauschstoffe:		
Name	Süßkraft*	Anwendung
Sorbit	54	Kaugummi, Bonbons
Mannit	57	Kaugummi, Bonbons
Xylit	100	Kaugummi, Bonbons, Schokolade, Backwaren
Isomalt (Palatinit)	45	Schokolade
Lycasin	45	Bonbons
Süßstoffe:		
Name	Süßkraft*	Anwendung (Produktbeispiel)
Saccharin	50 000	Getränke, „Aufsüßen" von Produkten mit Zuckeraustauschstoffen
Natriumzyklamat	3000	Getränke, „Aufsüßen" von Produkten mit Zuckeraustauschstoffen (Assugrin)
Aspartam	20 000	Getränke, „Aufsüßen" von Produkten mit Zuckeraustauschstoffen (Assugrin gold, Canderel)
Acesulfam	20 000	Getränke, „Aufsüßen" von Produkten mit Zuckeraustauschstoffen, Backwaren

Laktit, Maltit sowie Lycasin haben eine bessere Verträglichkeit hinsichtlich der abführenden Wirkung im Organismus als Sorbit, Xylit und Mannit. Alle erwähnten Zuckeraustauschstoffe müssen grundsätzlich mit ihrem Namen in der Zutatenliste eines Produktes genannt werden.

Bei einem Anteil von 10% Zuckeraustauschstoff an der Gesamtproduktmenge muß der Hinweis „kann bei übermäßigem Verzehr abführend wirken" auf der Verpackung vermerkt sein. Eine Reihe von Zuckeraustauschstoffen ist bei der Kariesentstehung wesentlich günstiger zu bewerten als normaler Zucker, da es sich um schwer lösliche und nicht vergärbare Kohlenhydrate handelt. Zur Bekämpfung der Karies werden heute vor allem schon Süßigkeiten, die speziell von Kindern häufig zwischendurch genascht werden, mit Zuckeraustauschstoffen hergestellt (Kaugummi, Bonbons u.a.). **Zahnfreundliche Süßwaren** sind zuckerfrei und enthalten anstelle des Zuckers meist Zuckeraustauschstoffe als Süßungsmittel.

> Im Gegensatz zum Zucker können die Plaquebakterien aus Zuckeraustauschstoffen keine Säuren bilden, der Zahn wird nicht demineralisiert. Zuckeraustauschstoffe sind gesundheitlich unbedenklich.

Die Deutsche Aktion Zahnfreundlich e.V. zeichnet zahnfreundliche Produkte mit einem Signet aus, das einen lachenden Zahn unter einem Schirm darstellt (Abb. 8-3). Dieses Signet darf nur auf solchen als zahnfreundlich geltenden Süßwaren angebracht werden, wenn während und bis 30 min nach deren Genuß der Säuregehalt im Zahnbelag nicht steigt bzw. der pH-Wert (Wasserstoffkonzentration) nicht unter 5,7 sinkt. Dazu werden entsprechende wissenschaftlich anerkannte Prüfungen von unabhängigen Universitätsinstituten durchgeführt. Eine aktuelle Liste mit Süßwaren, die als zahnfreundlich anerkannt sind, kann über folgende Anschrift bezogen werden: Ak-

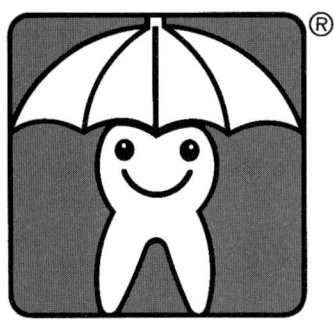

Abb. 8-3 Signet für zahnfreundliche Süßwaren.

tion Zahnfreundlich, Feldbergstr. 40, 64293 Darmstadt.

8.3.2 Süßstoffe

Als weitere Süßungsmittel für Speisen und Getränke stehen künstliche Süßstoffe zur Verfügung (s. Tabelle 8-1). Es handelt sich dabei um künstlich hergestellte Stoffe mit hoher Süßkraft, deren Energiegehalt gleich Null bzw. vernachlässigbar gering ist. Von der WHO (Weltgesundheitsorganisation) werden Verzehrempfehlungen gegeben, um bei der Aufnahme von Süßstoffen gesundheitliche Risiken auszuschließen.

Der älteste in reiner Form hergestellte Süßstoff ist das **Saccharin**. Bereits 1879 wurde es entdeckt und war zunächst der „Zucker der armen Leute". Saccharin übertrifft die Süßkraft der Saccharose um das 500fache und hat einen bitteren Nachgeschmack. Eine Kariogenität ist nicht gegeben, jedoch ist dieser Stoff nur bedingt koch- und backfest, so daß man ihn nicht allen Lebensmitteln hinzufügen kann.

Auch die **Zyklamate**, als Süßstoff seit 1937 bekannt, sind nicht kariogen. Die Süßkraft liegt beim Natriumzyklamat um das 20–30fache und für Kalziumzyklamat um das 10–15fache höher als bei Saccharose. Aus geschmacklichen Gründen werden heute oft Süßstoffpräparate angeboten, die Saccharin und Zyklamat im Verhältnis 1:10 enthalten. 1 g dieser Mischung entspricht ca. der Süße von 90 g Haushaltszucker. Süßstoffe werden auch mit Zuckeraustauschstoffen kombiniert.

Zu Beginn der 70er Jahre haben in den USA Fütterungsversuche an Ratten den Verdacht erweckt, daß große Mengen Saccharin bzw. Zyklamat Blasenkrebs verursachen können. Nachfolgend in Europa durchgeführte Untersuchungen konnten diesen Verdacht nicht bestätigen.

Ein relativ neuer künstlicher Süßstoff ist das **Aspartam**, das aus den beiden Eiweißbausteinen (Aminosäuren) Phenylalanin und Asparaginsäure besteht. Es hat einen physiologischen Brennwert von 17 kJ/g (4 kcal/g). Für Personen, die an der Stoffwechselstörung Phenylketonurie leiden, ist Aspartam nicht geeignet. Dieser Süßstoff süßt ca. 200mal stärker als Saccharose, kann jedoch nicht zum Kochen und Backen verwendet werden.

Acesulfam hingegen ist hitzestabil und daher zum Kochen und Backen geeignet. Die Süßkraft übertrifft die des Haushaltszuckers um das 200fache.

8.4 Ernährung und Plaquebildung

Wie schon beschrieben, sind die Mikroorganismen in der Plaque zu vielfältigen Stoffwechselleistungen in der Lage (s. Kap. 4.3.3). Bei reichlichem Nahrungsangebot bilden die Bakterien, vor allem die Streptokokken, extrazelluläre Polysaccharide. Das ist besonders einfach, wenn als Substrat Saccharose angeboten wird. In diesem Fall können die extrazellulären Polysaccharide ausgesprochen leicht mit Hilfe von Glykosyltransferasen synthetisiert werden. Somit wird bei reichlichem Zuckerangebot zunächst einmal die Plaque schnell an Masse zunehmen und bietet dann vielen Mikroorganismen Lebensraum. Daher ist von allen Zuckern Saccharose der kariogenste.

Bei häufigem Zuckerangebot kommt es zudem zu einer **Selektion der pH-Strategen.** Dies bedeutet, daß eine Bakterienpopulation „gezüchtet" wird, die selbst bei einem tiefen pH-Wert, d.h., wenn durch den Abbau von Zucker bereits reichlich Säure gebildet wurde, aktiv bleibt. Somit wird weiter Säure produziert, was sich wiederum in einer stär-

keren Demineralisation des Schmelzes auswirkt.

Ferner werden bei großem Zuckerangebot über das „lactate gate" schnell große Mengen an Säure (Milchsäure, Essigsäure, Propionsäure und Buttersäure) vor allem durch die Streptokokken und Laktobazillen produziert, die dann den Schmelz unter der Plaque demineralisieren kann und somit zu Karies führt.

Schon 1943 konnten *Stephan* und *Miller* bei den ersten pH-Messungen am Zahn nachweisen, daß die kariesauslösende Säurebildung an Plaque gebunden ist und ausbleibt, wenn der Zahn frei von Belag ist. *Imfeld* hat die Plaquetelemetrie systematisch weitererforscht und zu einer Routinemethode entwickelt, die zur Vergabe des Logos für zahnfreundliche Süßwaren verwendet wird. Bei dieser Methode tragen Versuchspersonen Teilprothesen, die interdental mit einer pH-Elektrode versehen sind, für mehrere Tage ohne Zahnreinigung. Dadurch wächst auf der Elektrode Plaque. Wenn diese Personen nun zahnschonende Süßigkeiten verspeisen, können die Mikroorganismen der Plaque das Substrat, z.B. Sorbit, nicht schnell genug abbauen, und der pH-Wert fällt nur geringfügig ab (Abb. 8-4). Durch Paraffinkauen kommt es zur Speichelstimulation und somit zur schnellen Pufferung von ggf. vorhandener Säure. Wird zur Kontrolle mit einer 10%igen Saccharoselösung gespült, sinkt der pH sehr schnell unter den kritischen Wert von 5,7 und verharrt dort lange Zeit. Erneutes Paraffinkauen führt wiederum durch Pufferung der Säure und Auswaschung (Verdünnung) des Substrates zu einem neutralen pH (7).

Da jede Zuckergabe zu einer Säureproduktion und somit zur Demineralisation des Schmelzes führt, wird folgendes klar:

- klebrige, zuckerhaltige Nahrungsmittel sind besonders kariesfördernd, weil sie infolge ihrer **Klebrigkeit** lange am Zahn haftenbleiben.
- die **Einnahmefrequenz** wirkt sich als wichtigster Faktor in der Beurteilung der Kariogenität eines Nahrungsmittels aus.

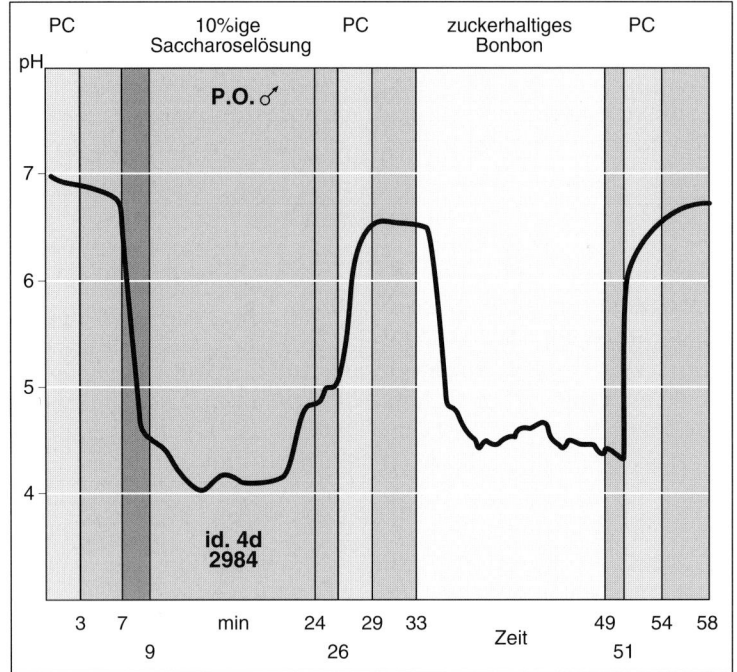

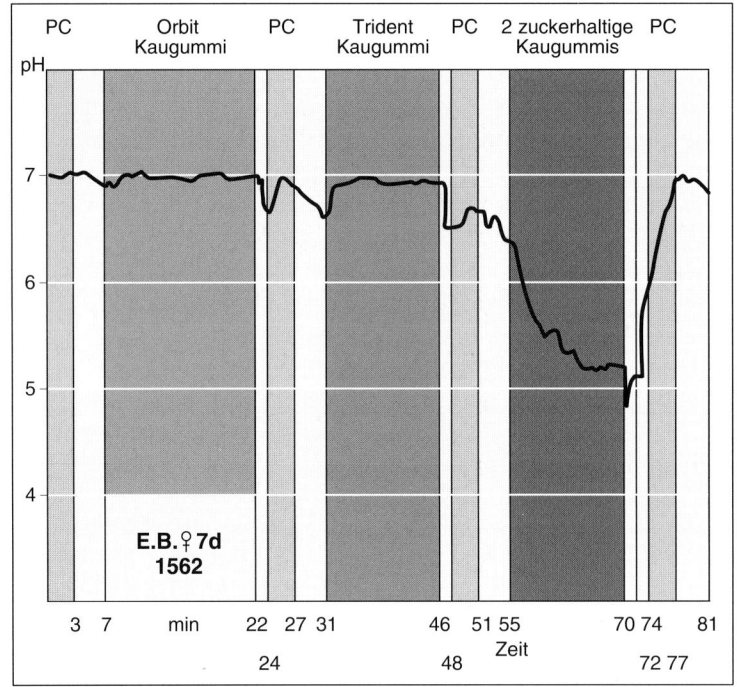

Abb. 8-4 pH-Verlauf in der Plaque in Abhängigkeit von Zeit und Substrat (modifiziert nach *Imfeld*): **a)** pH-Verlauf nach Spülung mit 10%iger Saccharoselösung und nach Verzehr eines zuckerhaltigen Bonbons (PC = Paraffinkauen zur Speichelstimulation), **b)** pH-Verlauf nach Verzehr von zwei verschiedenen zahnschonenden Kaugummis (Orbit = Xylit-Sorbit-Kaugummi; Trident = Sorbit-Mannit-Saccharin-Kaugummi) und nach Verzehr eines saccharosehaltigen Kaugummis (PC = Paraffinkauen zur Speichelstimulation).

Diese Fakten sind experimentell gut belegt. Werden Versuchstiere (Ratten) mit einer zuckerhaltigen, kariogenen Diät derart gefüttert, daß sie ihre gesamte Tagesration innerhalb von zwei Stunden fressen, bleiben sie kariesfrei, da zwei bis drei Stunden Demineralisation unter der Plaque 21–22 Stunden Remineralisation des Schmelzes gegenüberstehen. Wird die identische Diät derart verfüttert, daß die Tiere ca. alle eineinhalb Stunden ein Häppchen fressen können, kommt es innerhalb von ca. sechs Wochen zur totalen Zerstörung des Gebisses.

Auch Experimente am Menschen haben den großen Einfluß der Einnahmefrequenz und Klebrigkeit von Zucker auf die Kariesentstehung gezeigt. In einem Feldversuch, der als **Vipeholm-Studie** bekannt ist, wurde einer größeren Personengruppe der Zucker in Form von Karamelbonbons über den ganzen Tag verteilt verabreicht, während eine Kontrollgruppe die Zuckertagesration in Form von Nachspeisen zu den Hauptmahlzeiten einnahm. Die Resultate waren beeindruckend (Abb. 8-5): Während in der Kontrollgruppe über die gesamte Versuchsdauer nur relativ wenig neue kariöse Läsionen entstanden, genügten schon relativ geringe Zuckermengen bei der experimentellen Gruppe, um viel Karies zu verursachen.

Aus der Kurve in der Abbildung 8-4 läßt sich noch eine weitere Tatsache bezüglich der Interaktion von Plaque und Ernährung ableiten.

> Vermehrte Kauleistung ist mit vermehrter Speichelproduktion verbunden, was sich bezüglich der Kariesentstehung günstig auswirkt.

Daher sind grundsätzlich Speisen, die gut gekaut werden müssen, zu bevorzugen. Aus diesem Grund wird oft empfohlen, zur Kariesprävention Kaugummi zu kauen. Diese Empfehlung ist aber nur bedingt richtig, da sie nur die halbe Wahrheit beinhaltet. Es ist richtig, daß Kaugummikauen die Speichelsekretion fördert. Ist aber der Kaugummi zuckerhaltig, wird bei jedem Verzehr die Plaque „gefüttert". Selbst wenn die gebildete Säure schnell neutralisiert wird, erweist sich die Substratzufuhr als plaquefördernd und ist somit günstig für eine Kariesentstehung.

Versuche von *Mäkinen*, in denen Kinder über zwei Jahre täglich verschiedene Kaugummis kauen mußten, haben gezeigt, daß zuckerhaltiger Kaugummi mehr Karies verursachte als wenn überhaupt kein Kaugummi verwendet wurde. Das Kauen von Sorbitkaugummi führte im selben Zeitraum zu wesentlich weniger Karies. Beim Genuß von Xylitkaugummi hat die Karies während der Versuchsdauer sogar abgenommen, was damit erklärt werden kann, daß vorhandene Initialläsionen remineralisiert worden sind (Tabelle 8-2).

Bezüglich der Ernährung lassen sich damit folgende allgemeine **Empfehlungen** ableiten:

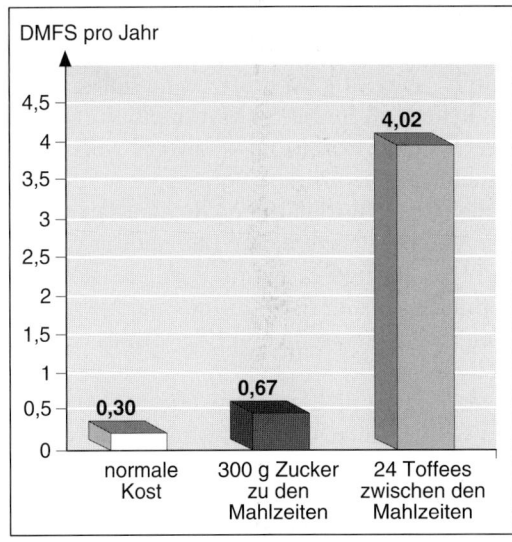

Abb. 8-5 Abhängigkeit der Kariesentstehung von der Einnahmefrequenz und Konsistenz des Zuckers (nach *Gustafsson*).

- Bei grundsätzlich wenig Zucker wird das Plaquewachstum nicht gefördert. Die Mikroorganismen müssen dann mit dem geringen Nahrungsangebot aus dem Speichel auskommen. Die gebildete Plaque ist weniger dick und daher grundsätzlich weniger kariogen.

Tabelle 8-2 Karieszuwachs nach 28 Monaten
(S = Sorbit; X = Xylit; s = Streifen; p = Pellet) (nach
Mäkinen).

Gruppe	Kaufrequenz/Tag	DMFT
Kein Kaugummi	–	+2,9
Saccharose s.	5	+3,5
100% S s.	5	+1,3
20%X + 39% S p.	5	+0,5
61% X + 39% S s.	5	0,0
100% X p.	3	−0,4
100% X s.	3	−0,4
100% X s.	5	−1,1
100% X p.	5	−1,6

- Die Frequenz der Zuckereinnahme sollte möglichst niedrig sein, d.h., man sollte Zuckereinnahmen auf die Hauptmahlzeiten beschränken. Somit stehen günstigen pH-Verhältnissen unter der Plaque nur kurze Zeiten gegenüber, in denen die Säurereproduktion der Mikroorganismen läuft und es dadurch zu einem niedrigen pH-Wert unter der Plaque kommt.
- Da die Klebrigkeit des Zuckers dessen Verweildauer in der Mundhöhle verlängert, fördert eine solche Verabreichungsform die Kariogenität.
- Da aus Saccharose leicht extrazelluläre Polysaccharide synthetisiert werden können, ist dieser Zucker von allen vergärbaren Zuckern als der kariogenste einzustufen.

Süße Zwischenmahlzeiten sollten daher aus Zuckerersatzstoffen bestehen, da diese entweder erst nach Enzyminduktion (d.h. sehr langsam) abgebaut werden oder aber deren Abbau zur Anhäufung von für die Mikroorganismen toxischen Intermediärprodukten führt (z.B. im Falle von Xylit).

8.5 Zahngesunde Ernährung

Die einzelnen Bestandteile der Lebensmittel wirken sich im Kariesgeschehen unterschiedlich aus. Nahrungsstoffe wie Kohlenhydrate

fördern allgemein die Karies, andere wiederum, wie z.B. Fluoride, können eine Hemmwirkung ausüben. Eine Demineralisation des Zahnschmelzes kann dadurch verhindert werden, daß durch eine zuckerfreie Kost die Säurebildung am Zahn unmöglich wird oder daß man sich nach jeder Nahrungsaufnahme die Zähne putzt, um Plaque zu entfernen.

> Da die Forderung, jeglichen Verzehr zuckerhaltiger Produkte zu vermeiden, nicht realisierbar ist, sollte im Rahmen einer zahngesunden Ernährung versucht werden, die Aufnahme kariogener Nahrungs- und Genußmittel so zu lenken und einzuschränken, daß die eigenen Abwehrmechanismen damit fertig werden und genügend Zeit für die Remineralisation bleibt.

Eine zahngesunde Ernährung setzt Ernährungswissen voraus. Die Prophylaxehelferin kann hier vermittelnd tätig werden. Basiswissen ist die Voraussetzung, um Verständnis und Einsichten zu entwickeln. Realisierbare Alternativen müssen aufgezeigt werden, damit sich mehr und mehr gesundheitsfördernde Ernährungsgewohnheiten etablieren.

Das Verlangen nach Süßem haben wir im wahrsten Sinne des Wortes mit der Muttermilch eingesogen, die von Natur aus gezuckert ist. Selbst im Mutterleib schwimmt der Embryo bereits in schwach süßlichem Fruchtwasser. Dieses Verlangen wird aber nach der Geburt häufig noch gefördert durch die Verabreichung süßer Babynahrung (Fertigbrei, Fertigtee u.a.). Wird dieser Geschmacksvorliebe ständig nachgegeben, steigt die Reizschwelle für Süßes immer höher.

Zahngesunde Ernährung beginnt bereits in der **Schwangerschaft**. Insbesondere durch **frisches Obst und Gemüse** sowie durch **Milch und Milchprodukte** werden dem Baby Vitamine und Mineralstoffe zugeführt, die auch für eine gesunde Gebißentwicklung notwendig sind. Bereits von der sechsten Schwangerschaftswoche an bilden sich die Milchzähne. Alle 20 Milchzahnkronen sind bei der Geburt voll entwickelt.

Während im ersten Lebensjahr motorisches Lernen und die Reifung des Verdauungssystems im Vordergrund stehen, ist im Kleinkind- und Kindesalter das soziale Lernen von Bedeutung. In dieser Zeit prägen sich Ernährungsgewohnheiten und Ernährungsverhalten.

Da Milchfertigpräparate gegenüber Muttermilch eine erhöhte Kariogenität besitzen, wird empfohlen, die Kinder bis zum Ende des vierten Lebensmonats voll zu stillen. Um frühe Milchzahnkaries zu verhindern, sollte deshalb Milchfertignahrung nur zu den eigentlichen Mahlzeiten, d.h., nicht zu oft, nicht länger als 20 min und keinesfalls nachts gegeben werden.

Zu **Beginn der Beikostfütterung** (dritter und sechster Lebensmonat) sollten Obst- oder Gemüsebrei gefüttert werden. Hierbei muß man allerdings auf den Zuckergehalt des Fertigbreis achten. Die Hersteller bieten überwiegend gezuckerte Instantmischungen an. Dies wird den Eltern jedoch erst beim Studieren der Verpackungstexte auffallen. Als Alternative bieten sich ungezuckerte Flockenmischungen, aus denen sich mit frischem Obst Breie anrühren lassen. Freilich sind hierbei mehr Kenntnisse, Mühe und Sorgfalt erforderlich. Breilöffel und Flaschensauger zum Überprüfen der Temperatur des Nahrungsmittels sollten nicht von der Mutter abgeleckt werden, weil so besonders Streptococcus-mutans-Bakterien auf oralem Wege von der Mutter auf ihr Kind übertragen werden können.

Bei einem Blick auf das Angebot im Lebensmittelhandel fällt auf, daß die Industrie in den letzten Jahren regelrechte „Kinderlebensmittel" auf den Markt gebracht hat. Dabei handelt es sich um Milchprodukte, Frühstücksgetreidekost, Fertiggerichte und Desserts. Untersucht man diese Produkte genauer, stellt man häufig fest, daß sie viel Zucker enthalten. So enthält z.B. ein Becher Kinderjoghurt acht Stücke Würfelzucker! Im Rahmen einer zahngesunden Ernährung müssen solche Produkte einer besonders kri-

tischen Prüfung unterzogen werden. Prinzipiell kann man hierzu anmerken, daß zahngesunde Ernährung schon beim Einkaufen anfängt, vor allem indem man die vorgeschriebene Zutatenliste eines Produkts auf möglicherweise vorhandenen Zucker überprüft, seine Konsequenzen zieht und das Produkt erst gar nicht kauft.

Lebensmittel können von Natur aus süß sein, z.B. Honig oder Obst, sie können aber auch während der Verarbeitung gesüßt werden, wie **Erfrischungsgetränke** (Fruchtsäfte, Coca-Cola, Limonaden, Tees). Bei süßen Getränken mit hohem Saccharosegehalt wird der größte Teil sofort verschluckt, und nur kleine Mengen diffundieren in den Belag. Allerdings können sie bei häufigem Genuß auch kariogen wirken. Dies gilt für mit Zucker gesüßten Tee oder Kaffee besonders. Saure Erfrischungsgetränke (Fruchtsäfte, Limonaden) vermögen nach häufigem Genuß neben Karies noch **Schmelzerosionen** zu erzeugen (s. Kap. 6.1.3). Hier ist die Art der Aufnahme insbesondere bei Kindern von Bedeutung.

Wenn Kinder süße Getränke, z.B. gezuckerten Tee, mehrmals täglich als Zwischenmahlzeit oder als Einschlaftrunk mit einem **Schnullerfläschchen** erhalten, werden die Zähne ständig von zuckerhaltiger Flüssigkeit umspült. Somit erhalten die säurebildenden Bakterien in der Mundhöhle ständig Nahrung. Die besondere Trinkhaltung sorgt dafür, daß zunächst die oberen Frontzähne umspült werden. Dabei befindet sich der Gummisauger in der Mundhöhle, und der Mund ist geöffnet, so daß eine neutralisierende Spülwirkung des Speichels in dieser Region unterbleibt. Die dadurch häufig entstehende besonders schwere Form von Zahnschäden nennt man auch „**Zuckertee-Karies**" (Abb. 8-6).

Es empfiehlt sich aus den eben erwähnten Gründen, Säuglingen und Kleinkindern keine vorgesüßten Getränke zu verabreichen. Statt aus einem Saugerfläschchen sollte das Kind ca. ab dem ersten Lebensjahr versuchen, aus einer Tasse zu trinken. Weiterhin sollte man selbst dem Kind die Flasche geben und sie ihm nicht als Nuckelflasche überlassen.

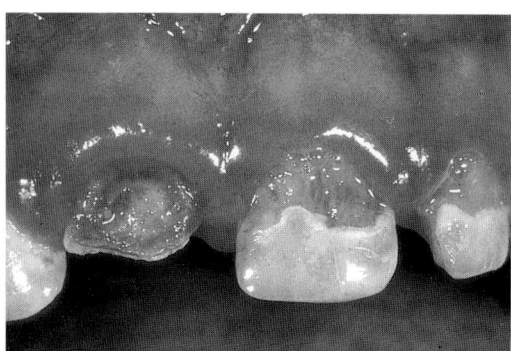

Abb. 8-6 Zuckertee-Karies.

Mineralwasser (bevorzugt kohlensäurearme, stille Wasser) und ungesüßte Tees sind zahngesunde Durstlöscher. Generell gilt, daß Getränke mit speichelstimulierender Wirkung empfehlenswerter sind.

Milch darf nicht als Durstlöscher betrachtet werden, sondern als energiebringendes Nahrungsmittel.

Früchte werden als Zwischenmahlzeit von Ernährungswissenschaftlern und Zahnärzten gegenüber Süßwaren vorgezogen. Sie enthalten verschiedene Zuckerarten. Einige Fruchtsorten (Apfel, Birne, Pfirsich) sind nicht so kariogen wie Banane oder Dörrobst (Datteln, Feigen, Rosinen), deren sehr hoher Zuckergehalt, die Klebrigkeit und die fast ausschließliche Einnahme zwischen den Mahlzeiten sie in die Gruppe stark kariogener Süßwaren rückt.

Bananen sind sowohl getrocknet als auch in frischem Zustand klebrig, so daß nach dem Genuß starke Säurebildung auftritt, die ohne Zähneputzen lange einen pH von beinahe 4 in der Plaque aufrechterhält.

Der **Apfel** gilt als besonders wenig kariogen und ist Süßwaren überlegen, da er neben einem relativ geringen Zuckeranteil Mineralien und Vitamine enthält. Als Zwischenmahlzeit ist er empfehlenswert, da beim Kauen zudem noch liegengebliebene Speisereste entfernt werden.

Ein Kriterium der Lebensmittel, die **Konsistenz**, spielt bei der exogenen Wirkung in der Kariesätiologie eine besonders große Rolle. Faser- und ballaststoffreiche Kost (rohes Gemüse, Vollkornbrot, manche Früchte) zwingt zu erhöhter Kauleistung und regt die Speichelsekretion an, die zunächst eine grobe Reinigung des Gebisses – Speisereste wegspülen – begünstigt. Klebrige, weiche Kost (Toffees, Schokolade, Honig, Kaubonbons) erfordert wenig Kauarbeit. Da sich die Lebensmittel leicht an den Zähnen festsetzen, begünstigen sie die Plaquebildung. Eine starke Einschränkung der Anzahl zuckerhaltiger Zwischenmahlzeiten wird sowohl von Zahnärzten als auch von Ernährungsfachleuten empfohlen. Neben den drei Hauptmahlzeiten gelten zwei bis drei Zwischenmahlzeiten als empfehlenswert.

Zusammenfassend kann man folgende **Ernährungsempfehlungen** geben:

• Zum **Frühstück** sind Milch und Milchprodukte wie Butter, Quark und Käse besonders geeignet, da sie nur unbedeutende pH-Senkungen in der Plaque bewirken (ebenso wie Brot, Wurst, Eier). Fette haben keinen nachteiligen Einfluß auf die Zähne, jedoch ist vor zu reichlichem Fettgenuß zu warnen (Übergewicht, erhöhter Cholesterinspiegel). Die prozentuale Verteilung der täglichen Aufnahme von Grundnährstoffen – 55% Kohlenhydrate, 15% Eiweiß, 30% Fett – sollte nicht verschoben werden. Getränke sollten möglichst ungesüßt sein.
• Als **Mittagessen** können Fleisch- und Fischgerichte mit Kartoffeln, ungeschältem Reis oder Vollkornteigwaren verabreicht werden. Die Mahlzeit sollte stets mit derbfaseriger, den Kauprozeß fördernder Kost abgeschlossen werden (Apfel, Birne, Salat). Als Nachtisch empfiehlt sich Kompott, Quark oder Käse.
• Das **Abendessen** wird nach den gleichen Prinzipien wie das Mittagessen zusammengestellt (Abb. 8-7).
• Als **Zwischenmahlzeiten** sind zu empfehlen Frischobst, Naturjoghurt sowie rohes Gemüse (Paprika, Gurke, Kohlrabi).

Mit Zucker überzogene Cerealienzubereitungen (Cornflakes) sowie Süßwaren sollten sel-

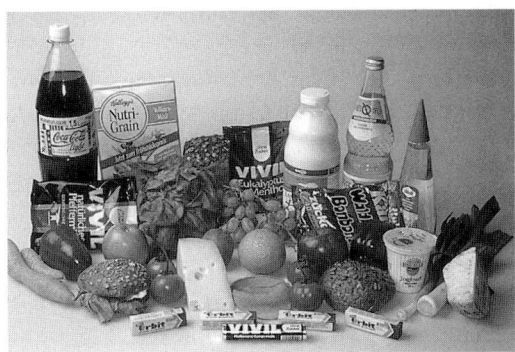

Abb. 8-7 Zahngesunde Lebensmittel.

ten konsumiert werden und höchstens dann, wenn man danach die Zähne reinigt. Zuckerreduzierten und zahnschonenden Süßwaren sollte schon beim Einkauf der Vorzug gegeben werden. Auch stark geröstete Getreideprodukte (Salzstangen, Cracker u.a.), die dazu prädestiniert sind, immer wieder in kleinen Mengen über den Tag verteilt aufgenommen zu werden, vermögen durch enzymatische Einwirkung in der Mundhöhle erhebliche Maltose- und Glukosemengen freizusetzen und kariogen zu wirken.

Gravierende Folgen hat der Genuß von klebrigen Süßwaren oder süßen Getränken vor dem Zubettgehen, weil die Speichelsekretion während des Schlafs herabgesetzt ist (s. Kap. 3.3), so daß die erreichten PlaquepH-Werte über eine lange Zeit unausgepuffert bleiben. Zudem ist eine Anreicherung der Kost mit dem kariespräventiven Fluorid – insbesondere enthalten in Seefischen, Sojabohnen, Petersilie, Kartoffeln und schwarzem Tee – sowie mit **fluoridiertem Speisesalz** möglich.

Es ist schwierig, Patienten ernährungsmäßig zu lenken. Maßnahmen wie Fluoridierung und aktive Mundhygiene müssen gleichzeitig greifen. Als Kontrolle für die Prophylaxehelferin könnte insbesondere für Kinder ein **zahnärztliches Untersuchungsheft** nützlich sein, in dem die Entwicklung der Zähne, Angaben zur Ernährungsentwicklung, zur Zahnpflege sowie zum Zahndurchbruch bzw. Zahnverlust dokumentiert werden.

9 Fluoride

Stefan Zimmer

Das chemische Element Fluor ist ein stechend riechendes, giftiges Gas und kommt in der Natur infolge seiner extremen Reaktionsfreudigkeit nicht frei vor. Es hat völlig andere chemische Eigenschaften als seine Salze, die Fluoride.

Um Verwechslungen zwischen dem giftigen Fluor und dem in therapeutischen Konzentrationen völlig ungiftigen Fluorid sowie daraus resultierende Verunsicherungen zu vermeiden, ist es wichtig, auch im täglichen Sprachgebrauch zwischen diesen Stoffen zu unterscheiden. Zur Kariesprophylaxe werden nur Fluoride eingesetzt.

Tabelle 9-1 Fluoridkonzentrationen in Lebensmitteln des deutschen Marktes (nach *Bergmann, R. L., Bergmann, K. E.,* 1990).

Nahrungsmittel	Fluoridgehalt in mg F^-/kg
Gemüse	0,03
Kräuter	0,63
Früchte	0,027
Gewürze	1,56
Kuhmilch	0,02
Konserven	0,23
Fleisch	0,18
Fleischwurst	0,7
Minisalami	1,0
Ölsardinen	15,5
Teeaufguß	$\geq$1,2

9.1 Vorkommen

Fluorid (F^-) kommt nahezu überall in unserer belebten und unbelebten Umwelt vor. In der Erdrinde findet man es in Form von **Mineralien** und **Gesteinen**. Die bekannteste mineralische Verbindung ist der Flußspat.

Auch unser **Trinkwasser** enthält natürlicherweise gewisse Mengen Fluorid. In Deutschland liegt die Konzentration von Fluorid im Trinkwasser mit durchschnittlich etwa 0,1 ppm F^- allerdings sehr niedrig. Da es jedoch auch einige Gebiete mit höherem Fluoridgehalt im Trinkwasser gibt (z.B. Korbach in Hessen mit knapp 1 ppm), empfiehlt es sich, beim örtlichen Wasserwerk nachzufragen. Meerwasser enthält 1,2–1,4 ppm F^-.

Fluorid in der **Luft** gibt es als Staub in vulkanischen Gebieten oder als industrielle Emissionen v.a. in der Nähe von Aluminiumhütten, Düngephosphatfabriken, Ziegeleien etc. In ländlichen Regionen mit sauberer Luft liegen die Fluoridwerte in der Luft unter 0,1 mg/m³.

Da Fluorid in niedrigen Konzentrationen nahezu überall vorhanden ist, wird es in kleinen Mengen auch in vielen **Nahrungsmitteln** gefunden (Tab. 9-1).

9.2 Fluorid im menschlichen Organismus

Fluorid ist ein natürlicher Bestandteil des pflanzlichen und tierischen und damit auch des menschlichen Nahrungskreislaufes. Aus diesem Grund ist es nicht als Medikament anzusehen.

Aus der Tatsache, daß wir über unsere Nahrung, unser Trinkwasser und die Luft, die wir atmen, immer gewisse Mengen aufnehmen, wird klar, daß das Fluorid in Prophylaxepräparaten keine Allergie hervorrufen kann, weil Allergien nahezu dosisunabhängig auftreten, also bereits durch das natürlicherweise aufgenommene Fluorid entstanden sein müßten.

Häufig wird Fluorid als für den Menschen essentielles Spurenelement angesehen. Ob dies so ist, konnte bisher nicht bewiesen werden, weil im Tierversuch eine absolut fluoridfreie Aufzucht kaum möglich ist. Fluorid erfüllt jedoch im menschlichen Organismus in jedem Falle viele wichtige Funktionen, insbesondere als **Kristallisationskeim bei der Bildung von Apatit,** der wiederum wichtigster anorganischer Bestandteil von Knochen und Zähnen ist.

Tabelle 9-2 Täglich aufgenommene und empfohlene Fluoridmengen im Vergleich (nach *Bergmann, R.L., Bergmann, K.E.,* 1990).

Lebensalter	tägliche Aufnahme in mg F^-		empfohlene Aufnahme in mg F^-
	ohne	mit Supplemente*	
6 Monate	0,191	0,441	0,1–0,5
2 Jahre			0,5–1,5
4–9 Jahre	0,25	1,0–1,25	1,0–2,5
15–19 Jahre			1,5–2,5
> 19 Jahre	0,51	1,51	1,5–4,0

* Mit Supplementen sind alle Präparate gemeint, die zur Erhöhung der systemischen Fluorid-Aufnahme beitragen.

9.3 Aufnahme

Die tägliche Fluoridaufnahme durch die Nahrung liegt in westeuropäischen Gebieten mit niedriger Fluoridkonzentration im **Trinkwasser** etwa bei 0,2–0,6 mg F^-/Tag. Tabelle 9-2 stellt die in Deutschland mit und ohne Supplemente tatsächlich aufgenommenen Fluoridmengen der nach den Empfehlungen des Food and Nutrition Board der USA erwünschten täglichen Aufnahme gegenüber. Bei der täglichen Aufnahme wird von einem natürlichen Trinkwasserfluoridgehalt von weniger als 0,3 ppm F^- ausgegangen.

Wie hoch die mittlere Fluoridaufnahme bei Säuglingen in Deutschland bei Ernährung durch **Fertignahrung** liegt, zeigt Tabelle 9-3. Der Fluoridgehalt von **Muttermilch** bewegt sich im Bereich von 6–12 µg/l, unabhängig davon, ob die Mutter in einem Gebiet mit oder ohne Trinkwasserfluoridierung lebt. Das Fluorid, das Säuglinge mit der Muttermilch aufnehmen, ist also mengenmäßig unbedeutend und deshalb in Tabelle 9-3 nicht erwähnt. In Gebieten mit Trinkwasserfluoridierung zeigte sich bei einem Vergleich von

Tabelle 9-3 Mittlere Fluoridaufnahme im Säuglingsalter (mg/Tag) bei Ernährung mit Fertignahrung des deutschen Marktes und Einnahme von Fluoridtabletten nach den Empfehlungen der Deutschen Gesellschaft für Zahn-, Mund- und Kieferheilkunde (DGZMK) (nach *Bergmann, R.L., Bergmann, K.E.,* 1990).

	Durchschnittliche Fluoridaufnahme im Alter von					
	1 Monat		6 Monate		12 Monate	
	mg/Tag	%	mg/Tag	%	mg/Tag	%
Lebensmittel	0,017	4,9	0,083	18,7	0,111	24,2
Trinkwasser	0,082	23,4	0,108	24,4	0,094	20,5
Luft (max.)	0,001	0,3	0,002	0,5	0,004	0,9
Tabletten	0,25	71,4	0,25	56,4	0,25	54,4
Summe	0,350	100	0,443	100	0,459	100

Säuglingen, die gestillt wurden, mit solchen, die Flaschennahrung erhielten, daß letztere 100mal mehr Fluorid aufnahmen als die erstgenannten (5–9 mg gegenüber 900–1000 mg).

Bei ausschließlichem Gebrauch von mit 250 mg F⁻/kg fluoridiertem **Kochsalz** liegt die tägliche Fluoridaufnahme etwa ebensohoch wie bei der Trinkwasserfluoridierung. In Deutschland erstreckt sich die Kochsalzfluoridierung augenblicklich jedoch nur auf das im Haushalt benutzte Packungssalz und nicht auf das von Bäckern, Metzgern und Fertigprodukteherstellern verwendete Salz. Dadurch ist die Speisesalzfluoridierung in der derzeitigen Ausbaustufe in Deutschland nur als suboptimal anzusehen und eine Ausweitung zumindest auf das Bäckersalz, mit dem etwa 30% des täglichen Salzbedarfs gedeckt werden, anzustreben.

Die systemische Fluoridaufnahme durch **Zahnpasten** und **Gelees** ist bei vollständigem Ausspucken bedeutungslos.

Die **Resorption** von Fluorid erfolgt im gesamten Magen-Darm-Trakt. Die Resorption aus löslichen Verbindungen geschieht rasch und praktisch vollständig, aus der Nahrung zu ca. 80%. Als Resorptionsmechanismus wird ein Diffusionsvorgang in Magen und Darm angenommen.

9.4 Verteilung

Das Fluorid verteilt sich im **Blut** zu drei Vierteln im Plasma und zu einem Viertel in den Erythrozyten. Die Plasma-Fluoridkonzentration liegt zwischen 0,13 und 0,46 ppm F⁻. Sie wird nicht homöostatisch reguliert, sondern ist ein Spiegel der Fluoridaufnahme.

Die Fluoridkonzentration im **Speichel** ist niedrig (ca. 0,05 ppm F⁻) und ebenso wie die Plasmafluoridkonzentration abhängig von der aktuellen Fluoridaufnahme.

Die **Plazenta** ist für Fluoride nur teilweise durchlässig. Die Fluoridkonzentration im Blut des Fetus ist daher stets geringer als diejenige im Blut der Mutter, im Knochen des Fetus nimmt sie im Laufe der Schwangerschaft zu.

Die Fluoridkonzentration in der **Muttermilch** ist, wie bereits dargelegt, auch bei erhöhter Fluoridzufuhr sehr niedrig.

9.5 Toxizität von Fluorid

Fluorid hat verglichen mit anderen Stoffen, die wir z.T. tagtäglich mit der Nahrung aufnehmen, eine **hohe therapeutische Sicherheit.** Das heißt, es besteht ein großer Abstand zwischen der üblicherweise aufgenommenen Menge und derjenigen, die im ungünstigsten Falle zum Tode führen kann. Für Fluorid liegt diese therapeutische Breite bei einem Faktor von etwa 100, bei Kochsalz z.B. nur bei etwa 20.

Paracelsus wußte bereits 1537, daß „nichts ohn' Gift (ist)" und daß „allein die Dosis macht, daß ein Ding kein Gift ist". An dieser Einschätzung hat sich bis heute nichts geändert, so daß auch die Frage nach der Toxizität von Fluorid nur dosisbezogen beantwortet werden kann.

Wenn man von der Giftigkeit eines Stoffes redet, muß man immer zwischen akuter und chronischer Toxizität unterscheiden:

- Die **akut toxische Dosis** eines Stoffes ist die Menge, die bei einmaliger Einnahme zu unmittelbar folgenden Vergiftungserscheinungen führt.
- Die **chronisch toxische Dosis** hingegen gibt an, wieviel von einem Stoff über einen längeren Zeitraum, im Falle von Fluorid über Jahre, eingenommen werden muß, bis es zu negativen Folgeerscheinungen kommt.

9.5.1 Akute Toxizität

Die „**wahrscheinlich toxische Dosis**" von Fluorid liegt bei 5 mg F⁻/kg Körpergewicht. Sie ist diejenige Menge, die als minimale Dosis definiert wird, die toxische Zeichen und Symptome verursachen kann, und ein sofortiges therapeutisches Eingreifen sowie Einweisung in eine Klinik erfordert.

Das bedeutet z.B., daß mit toxischen Erscheinungen gerechnet werden muß, wenn ein sechsjähriges Kind, das durchschnittlich etwa 20 kg wiegt, den Inhalt einer Tube „Erwachsenen"-Zahnpasta (75 ml mit max. 112,5 mg F⁻) oder 100 Fluoridtabletten à 1 mg geschluckt hat.

Für die Einschätzung einer möglichen Vergiftung muß bekannt sein:

- **Körpergewicht** der betreffenden Person,
- **Menge** und
- **Fluoridgehalt** der verschluckten Substanz.

Tabelle 9-4 gibt einen Überblick über den Fluoridgehalt gebräuchlicher Prophylaxe-Präparate. Die beiden anderen zur Berechnung der Dosis erforderlichen Größen lassen sich in aller Regel schnell feststellen, so daß eine Aussage über das Vergiftungsrisiko nach kurzer Zeit möglich ist und entsprechende Hilfsmaßnahmen eingeleitet werden können.

Es muß hier darauf hingewiesen werden, daß die Deklaration des Fluoridgehaltes von Prophylaktika bisweilen irreführend ist. So ist nicht selten die Menge des Fluoridsalzes (z.B. NaF) angegeben, für die Bewertung der Toxikologie ist aber das Fluorion (F⁻) maßgebend. So bedeutet etwa die Deklaration von 5% Natriumfluorid, daß das Produkt 2,25% Fluorid enthält, was die eigentlich wichtige Information wäre. Deshalb ist in der Übersicht die reine Fluoridmenge angegeben, was aus dem dargelegten Grund eine Abweichung zur Deklaration des Herstellers bedeuten kann.

Bei bestimmungsgemäßem Gebrauch gelangen bei dreimal täglichem Zähneputzen

max. 4,5 mg Fluorid in den Mund eines Menschen (3 × ca. 1 g Zahnpasta mit max. insgesamt 4,5 mg Fluorid, bei Kinderzahnpasta insgesamt nur 0,75 mg Fluorid). Nur der verschluckte Anteil kann aber systemisch wirken, was für eine Vergiftung Voraussetzung ist. Wenn man nun vom ungünstigsten Fall ausgeht, daß jedesmal die gesamte Menge verschluckt wird, so liegt dieser Wert selbst bei Kleinkindern immer noch um mindestens den Faktor 15–20 unterhalb der Dosis, die bei ungünstigen Voraussetzungen erste Anzeichen einer Vergiftung verursachen kann.

> Eine Vergiftung durch fluoridhaltige Prophylaxepräparate ist also nur bei grobfahrlässigem Umgang oder in suizidaler (selbstmörderischer) Absicht theoretisch denkbar.

9.5.2 Chronische Toxizität

Eine längere Zeit andauernde erhöhte Zufuhr von Fluorid kann zu Veränderungen an Zähnen und Knochen führen, die als Fluorose bezeichnet werden.

Eine **Knochenfluorose** kann erst durch die systemische Aufnahme erhöhter Dosen (mehr als 10 mg Fluorid täglich) über einen Zeitraum von etwa zehn Jahren zu ersten Veränderungen des Knochens führen. Diese besitzen allerdings noch keinen Krankheitswert. Die nächste Stufe der chronischen Ver-

Tabelle 9-4 Fluoridgehalt gebräuchlicher Prophylaktika.

	F⁻-Anteil	Menge pro Anwendung	
Zahncreme	bis 0,15%	2,25 mg	(bei 1,5 g Zahncreme)
Kinderzahncreme	0,025%	0,375 mg	(bei 1,5 g Zahncreme)
Fluoridsalz	0,025%	0,5 mg	(bei 2,0 g Salz)
Fluorid-Gelee	1,25%	12,5 mg	(bei 1,0 g Gelee)
Touchierlösung	1,0%	5,0 mg	(bei 0,5 ml Lösung)
Spüllösung	0,0225%	2,25 mg	(bei 10 ml Lösung)
Fluoridlack	0,1–2,25%	0,5–7,5 mg	(bei 0,19–0,50 ml Lack)
Polierpaste	0,1–3,0%	1,0–30,0 mg	(bei 1,0 g Paste)

giftung wird erst bei wesentlich höheren Dosen erreicht. Man schätzt, daß täglich 20–80 mg Fluorid über 10–20 Jahre eingenommen werden müssen, bis eine schwere Knochenfluorose auftritt. Diese äußert sich als Folge einer knöchernen Verengung des Wirbelkanals vor allem als teilweiser oder vollständiger Ausfall des Tastsinns.

Selbst in den USA, wo es früher viele Gemeinden mit sehr hoher natürlicher Fluoridkonzentration im Trinkwasser (bis zu 10 ppm) gab, hat die Knochenfluorose nie ein Gesundheitsproblem dargestellt.

> Knochenfluorose kann nicht als Folge der Einnahme von Fluoridpräparaten zur Kariesprophylaxe auftreten.

Bereits bei niedrigeren Dosen kann es jedoch zu einer **Zahnfluorose** (auch bekannt als „**Mottling**" oder „Dentalfluorose") kommen. Von Mottling können sowohl Schmelz als auch Dentin befallen sein. Die befallene Zahnhartsubstanz ist unregelmäßig mineralisiert und enthält mehr organische Substanz (Abb. 9-1).

Die Abbildung 9-2 zeigt den Zusammenhang zwischen Fluoridkonzentration des Trinkwassers, Karies und Fluorose. Aus dieser Darstellung ergibt sich, daß der optimale Kompromiß zwischen maximalem Kariesschutz auf der einen und einem möglichst

geringen Fluoroserisiko auf der anderen Seite bei einer Trinkwasserkonzentration von 1 ppm Fluorid (= 1 mg Fluorid/l Wasser) liegt.

Mottling ist zumindest in seinen milderen Ausprägungen als rein ästhetisches Problem

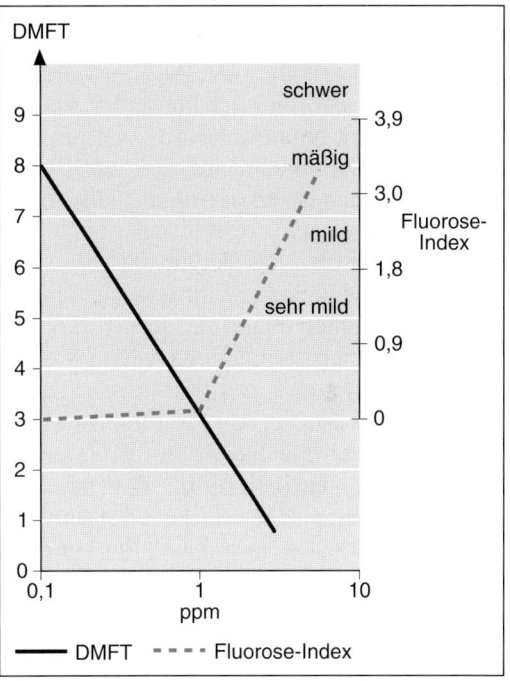

Abb. 9-2 Zusammenhang zwischen Fluoridgehalt des Trinkwassers, Ausmaß der Karies (ausgedrückt in DMFT) und beobachteter Fluorose. Auf der horizontalen Achse ist der Fluoridgehalt des Trinkwassers in einer logarithmischen Skala aufgetragen. Die linke senkrechte Achse gibt den DMFT, die rechte Achse den Fluoroseindex nach *Dean* an. Deutlich erkennbar ist, daß mit steigendem Fluoridgehalt des Trinkwassers die Karies zurückgeht (durchgezogene Linie). Der Fluoroseindex, der angibt, wie stark eine Bevölkerung durchschnittlich von Fluorose befallen ist, steigt bis zu einer Fluoridkonzentration von 1 ppm nur leicht, danach stärker an. Daraus ergibt sich, daß eine Trinkwasserkonzentration von 1 ppm Fluorid (= 1 mg Fluorid/l Wasser) der optimale Kompromiß zwischen maximalem Kariesschutz auf der einen und einem möglichst geringen Fluoroserisiko auf der anderen Seite ist (Umzeichnung nach *H. Luoma, O. Fejerskov* und *A. Thylstrup*).

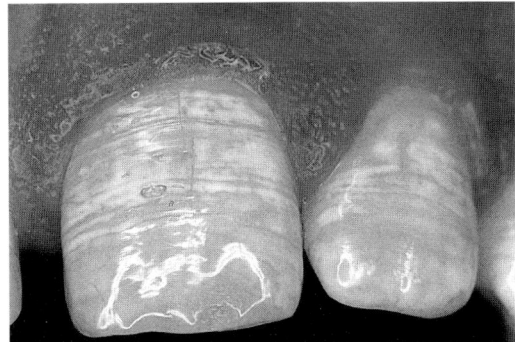

Abb. 9-1 Zahnfluorose (auch bekannt als „Mottling" oder „Dentalfluorose"). Der betroffene Schmelz zeigt in leichten Fällen eine weiße, in schwereren Fällen eine bräunliche Verfärbung.

einzustufen. Es hat keinerlei lokalen und erst recht keinen systemischen Krankheitswert. Von Mottling befallene Areale der Zahnhartsubstanz sind sogar weniger kariesanfällig als normaler Schmelz. Allenfalls bei schwersten Ausprägungsformen, die nur in Gebieten mit extrem hohem natürlichem Fluorid-Gehalt im Trinkwasser beobachtet werden, ist die Abrasionsfestigkeit der betroffenen Zahnhartsubstanz nennenswert reduziert.

Während man früher der Ansicht war, daß Mottling nur während der Phase der Ameloblastentätigkeit entstehen kann, weisen neuere Studien darauf hin, daß dies auch während der anschließenden frühen Schmelzreifung geschieht.

> Die Zeit des Risikos zur Bildung einer Fluorose liegt für die bleibenden Frontzähne im Zeitraum zwischen Geburt und dem Alter von sechs Jahren.

Bis zu diesem Alter muß Fluorid vorsichtig dosiert werden, was bedeutet, daß man zur Vermeidung einer Fluorose die aus kariesprophylaktischer Sicht optimale Fluoridzufuhr unterschreitet.

Ab dem siebten Lebensjahr sollte die Fluoriddosierung in den für die Kariesprävention optimalen Bereich angehoben werden. Damit wird zwar ein gewisses Risiko eingegangen, daß Seitenzähne in einer milden Form von Mottling befallen werden, auf der anderen Seite werden aber die neu durchgebrochenen bleibenden Zähne, die in den Jahren unmittelbar nach der Eruption dem höchsten Kariesrisiko unterliegen, besser geschützt.

> Nach dem Durchbruch in die Mundhöhle kann ein Zahn nicht mehr fluorotisch verändert werden.

9.6 Wirkungsmechanismen von Fluorid

Die kariesprophylaktische Wirkung von Fluorid beruht auf den folgenden **drei Mechanismen:**

- Beeinflussung von De- und Remineralisationsvorgängen an der Zahnoberfläche,
- Erhöhung der Säureresistenz der Zahnhartsubstanzen,
- antibakterielle Wirkung.

Die Bedeutung der einzelnen Mechanismen nimmt von oben nach unten ab.

9.6.1 Beeinflussung von De- und Remineralisationsvorgängen an der Zahnoberfläche

> An der Oberfläche der Zähne besteht im Idealfall ein Gleichgewicht zwischen De- und Remineralisation.

Zu einer **Demineralisation** kommt es infolge einer Attacke durch in der Plaque produzierte Säuren. Dabei werden Kalzium-, Phosphat- und Hydroxylionen aus der Zahnoberfläche herausgelöst. Nach Neutralisation des sauren Milieus kommt es durch im Speichel gelöste Ionen zu einer **Remineralisation** (s. Kap. 5.1.1). Vor allem bedingt durch zuckerreiche Ernährung existiert ein solches ausgewogenes Gleichgewicht bei den meisten von uns nicht. Es liegt leider eine deutliche Verschiebung in Richtung Demineralisation vor.

> Die Anwesenheit von gelöstem Fluorid fördert die Remineralisationsvorgänge.

Bei der Anwendung bestimmter Fluoridpräparate kommt es zur Ausbildung einer **Kalziumfluorid-Deckschicht** auf der Schmelzoberfläche. Diese Schicht kann langsam Fluorid in die Mundhöhle abgeben. Sie wird **labiles Fluoridreservoir** genannt und ist entscheidend für die Aufrechterhaltung einer kariesprophylaktisch wirksamen Fluorid-Konzentration an der Zahnoberfläche verantwortlich. Immer dann, wenn es aufgrund einer Säureproduktion durch die Bakterien in der Plaque zu einem für den Zahn gefährlichen pH-Abfall kommt, wird ein Teil des labilen Fluorid-Reservoirs aufgelöst. Dadurch steht gerade in kritischen Momenten viel freies Fluorid für den Schutz des Zahns zur Verfügung.

9.6.2 Erhöhung der Säureresistenz der Zahnhartsubstanzen

Bei Anwendung von Verbindungen mit niedrigem Fluoridgehalt diffundiert das Fluorid rasch über die interprismatischen Diffusionskanäle in den Schmelz und führt dort zu einer Kristallisation. Bei diesen Vorgängen entsteht stabil in der Zahnhartsubstanz gebundenes Fluorid. Man spricht daher im Gegensatz zum labilen Fluoridreservoir (= Kalziumfluorid-Deckschicht) von einem **stabilen Fluoridreservoir.** Dieses in Form von fluoridiertem Hydroxylapatit oder Fluorapatit fest in die Zahnhartsubstanz eingebaute Fluorid erhöht deren Stabilität gegenüber Säureangriffen.

Früher wurde diese Form der Fluoridwirkung als die wichtigste angesehen. Man sprach davon, daß der Zahn „gehärtet" und damit kariesresistent würde. Neuere Forschungsergebnisse haben jedoch gezeigt, daß dies nur in geringem Maße zutrifft und die Beeinflussung der De- und Remineralisation der bei weitem wichtigere Wirkungsmechanismus von Fluorid ist.

9.6.3 Antibakterielle Wirkung

> Fluorid wirkt antibakteriell, indem es Stoffwechselfunktionen der Plaquebakterien behindert.

Für Streptococcus mutans, den für die Kariesätiologie wichtigsten Keim, konnte nachgewiesen werden, daß er durch einen passiven Diffusionsmechanismus Fluorid in Form von Flußsäure aufnimmt. Dadurch kommt es zu **zwei Effekten,** die den Energiestoffwechsel (Glykolyse) der Bakterienzelle beeinträchtigen:

- Zum einen wird durch die Säureaufnahme das Innere der Bakterienzelle übersäuert, was zu einer unspezifischen Hemmung der Glykolyse führt, da verschiedene Enzyme ihr pH-Optimum im basischen Bereich haben.

- Zum anderen hemmt Fluorid spezifisch das Glykolyse-Enzym Enolase und damit die Umwandlung von Phosphoglyzerat zu Phosphoenolpyruvat.

Beide Effekte reduzieren sowohl die Energiegewinnung der Bakterienzelle als auch die Produktion von Milchsäure, darüber hinaus hemmen sie die Bildung intra- und extrazellulärer Polysaccharide (s. Kap. 4.3.3):

Intrazelluläre Polysaccharide stellen die Nahrungsreserven der Bakterienzellen in Zeiten mangelnder Substratzufuhr dar. Wenn also die Produktion dieser Polysaccharide gebremst wird, besteht für die Bakterienzelle die Gefahr, in Mangelzeiten zu „verhungern".

Extrazelluläre Polysaccharide sind die Bausteine der Plaque. Wenn sie nicht in ausreichendem Maße gebildet werden können, werden Plaque-Wachstum und -Reifung behindert.

Bei geringen extrazellulären Zucker-Konzentrationen nehmen Plaquebakterien Glukose (Traubenzucker) über ein spezielles Transportsystem auf. Dieses System benötigt als „Treibstoff" das als Zwischenprodukt in der Glykolyse gebildete Phosphoenolpyruvat. Da durch die Hemmung der Enolase die Produktion von Phosphoenolpyruvat vermindert wird, greifen Fluoride indirekt auch am Transportsystem für Glukose in die Bakterienzelle ein. Damit kann die Bakterienzelle in Mangelzeiten noch weniger Nahrung aufnehmen.

9.6.4 Sonstige Wirkungsmechanismen

Neben dem Fluoridion hat bei manchen Fluoridverbindungen auch das Kation eine bedeutende Wirkung. So hat die **Aminkomponente der Aminfluoride** unter anderem eine oberflächenaktive Eigenschaft. Diese führt dazu, daß Aminfluoride Zahnhartsubstanzoberflächen besser benetzen können als andere Fluoridverbindungen. Außerdem schützt das langkettige Amin das gebildete labile Fluoridreservoir gegen Auswaschung.

Wenn von der kariesprophylaktischen Wirkung von Fluorid die Rede ist, dann wird meistens nur vom Zahnschmelz gesprochen.

Bei allen Patienten, die keine freiliegenden Wurzeloberflächen als Folge einer Parodontitis haben, ist dies auch sicher die entscheidende Wirkung.

> Fluorid wirkt aber auch kariespräventiv auf Dentin.

Da heutzutage immer mehr parodontitisch erkrankte Zähne durch entsprechende Therapie erhalten werden können, stellt sich verstärkt das Problem des Kariesschutzes freiliegender Wurzeloberflächen. Wie bereits erläutert wurde (s. Kap. 5.1.1), ist Dentin wesentlich kariesanfälliger als Schmelz. Deshalb muß dort eine besonders intensive lokale Fluoridprophylaxe betrieben werden. Dadurch ist ein wirkungsvoller **Schutz vor Wurzelkaries** möglich.

Fluorid wirkt nicht nur kariespräventiv, sondern kann in gewissem Umfang auch dazu beitragen, daß kariöse **Initialläsionen,** sog. Kreideflecken oder „white spots", remineralisiert werden. Diese Läsionen sind die Vorstufe einer Kavität. Im Gegensatz zu dieser haben sie aber makroskopisch eine noch intakte Oberfläche (s. Kap. 5.1.1) und können bei günstigen Bedingungen remineralisiert und damit geheilt werden. Derart demineralisierte Zahnhartsubstanz kann wesentlich mehr Fluorid aufnehmen als gesunde. Beim Vorliegen von Initialläsionen kommt es durch die Bildung eines labilen Fluoridreservoirs zunächst zu einem oberflächlichen Verschluß, der durch Verlegung der Diffusionskanäle eine sofortige Tiefenremineralisation verhindert. Erst später wird Fluorid aus dieser Deckschicht wieder freigesetzt und fördert die Remineralisation der tiefer gelegenen Anteile der Läsion (Abb. 9-3).

9.7 Systemische und lokale Fluoridierung

Zu der Zeit, als man noch glaubte, in der präeruptiven Phase durch systemische Gabe von Fluorid, z.B. in Form von Tabletten, die Bildung von kariesresistenten Zähnen erreichen zu können, stand dieses Konzept der sogenannten „internen Fluoridierung" eindeutig im Vordergrund. Mit zunehmender Kenntnis der Bedeutung von Fluorid für die De- und Remineralisation von Zahnhartsubstanz (Schmelz und Dentin) wurde dieses Konzept revidiert.

Statt dessen wird heutzutage eindeutig die lokale Fluoridierung als wirksamer angesehen. Dies hat zum Beispiel für die Tablettenfluoridierung ganz praktische Konsequen-

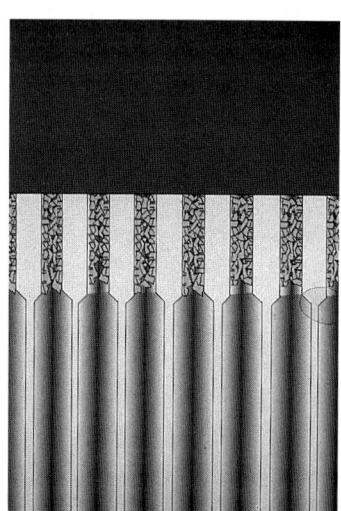
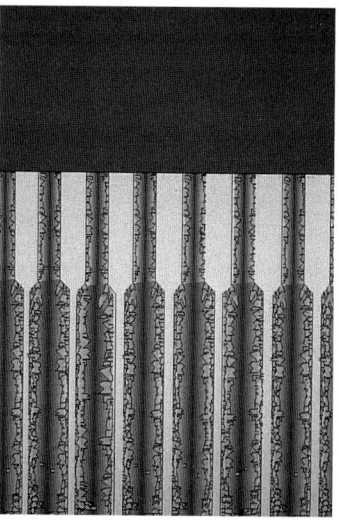

a   b

Abb. 9-3 Das Porenmodell zeigt die unterschiedlichen Wirkweisen von hoch- und niedrigdosierten Fluoriden. Während es bei hohen Fluoridkonzentrationen zu einem oberflächlichen Verschluß der offenen Poren kommt **(a)**, erfolgt bei niedrigen Konzentrationen eine Tiefenremineralisation **(b)**.

zen: Während in der Zeit, als die systemische Fluoridierung noch für besonders wichtig gehalten wurde, die Tabletten unmittelbar nach der Einnahme hinuntergeschluckt wurden, wird heute die Empfehlung gegeben, sie möglichst langsam im Mund zergehen zu lassen. Dadurch wird eine gute lokale Fluoridierung erreicht.

Andererseits hat jede interne Fluoridierung auch eine lokale Komponente. Das über den Magen-Darm-Trakt aufgenommene Fluorid gelangt nach seiner Resorption in den Blutkreislauf und von dort auch in den Speichel. Somit steht es, zwar nur in niedrigen Konzentrationen, dafür aber über einen längeren Zeitraum, für eine lokale Fluoridierung zur Verfügung. Effektiver ist es natürlich, das Fluorid nicht erst durch den ganzen Körper „wandern" zu lassen, sondern es direkt auf die Zähne oder zumindest in deren Nähe zu bringen.

9.8 Verschiedene Fluorid-Verbindungen

Heute finden in zahnmedizinischen Prophylaxepräparaten vor allem drei Fluoridverbindungen Verwendung:

- **Natriumfluorid (NaF)**,
- **Natriummonofluorphosphat (NaMFP)**,
- **Aminfluorid (AmF)** (Abb. 9-4, 9-5).

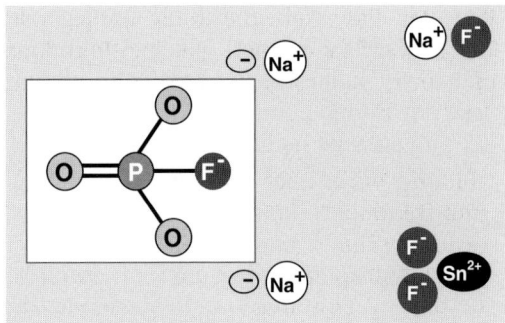

Abb. 9-4 Strukturformeln der anorganischen Fluoridverbindungen Natriummonofluorphosphat (links), Natriumfluorid (rechts oben) und Zinnfluorid (rechts unten).

Das früher ebenfalls gebräuchliche **Zinnfluorid** (SnF_2) findet heute kaum noch Verwendung, da es zu Zahnverfärbungen führen kann.

NaF und NaMFP sind anorganische Fluoridsalze, deren Unterschied darin besteht, daß in dem leicht löslichen NaF eine Ionenbindung vorliegt, wogegen das Fluorid in MFP kovalent gebunden ist. Es muß daher enzymatisch gespalten werden, um freies Fluorid liefern zu können. Im AmF ist das Fluorid an ein langkettiges organisches Kation gebunden.
Die Rolle von Fluorid bei De- und Remineralisation der Zahnhartsubstanzen bedeutet, daß für die Wirksamkeit einer Fluorid-Verbindung vor allem ihre Fähigkeit entschei-

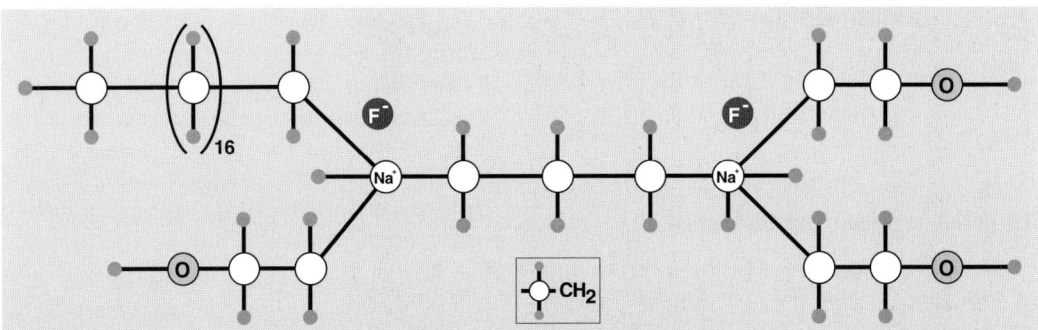

Abb. 9-5 Strukturformel der organischen Fluoridverbindung Hexadecylamin-hydrofluorid (Hetaflur). Der langkettige aliphatische Rest mit 16 Kohlenstoff-Atomen ist verkürzt dargestellt.

dend ist, eine Kalziumfluorid-Deckschicht (CaF$_2$) bilden zu können. Nach Applikation von NaMFP kommt es auf dem Zahnschmelz kaum zur Bildung einer solchen Schicht, bei NaF hingegen ist sie deutlich ausgeprägt.

> Eine besonders kompakte Kalziumfluorid-Deckschicht bildet sich bei Verwendung von Aminfluorid.

Aminfluoride besitzen aufgrund ihrer chemischen Zusammensetzung einen niedrigeren pH-Wert als andere Fluoridverbindungen. Dieser niedrige pH wirkt sich sehr günstig auf die Bildung einer Kalziumfluorid-Deckschicht aus. Damit Kalziumfluorid in größerem Umfang gebildet werden kann, ist es erforderlich, daß Kalziumionen aus der Zahnhartsubstanz zur Verfügung gestellt werden. Diese können nur bei niedrigem pH herausgelöst werden. Die Menge des so herausgelösten Kalziums ist andererseits so minimal, daß für den Zahnschmelz kein Schaden daraus erwächst.

> Zusammenfassend ist zu sagen, daß Natriumfluorid in seiner kariespräventiven Wirkung höher als NaMFP einzuschätzen ist und AmF wiederum günstiger als NaF und NaMFP ist. Eine Kombination von NaF mit NaMFP bringt keine Verbesserung des Kariesschutzes gegenüber NaMFP alleine.

9.9 Möglichkeiten der Fluoridprophylaxe

Fluoridprophylaxe findet auf allen drei Ebenen der Kariesprävention (s. Kap. 5.1.3) statt (Abb. 9-6).

9.9.1 Trinkwasserfluoridierung

In den USA leben viele Millionen Menschen in Gebieten, in denen das Trinkwasser einen natürlichen Fluoridgehalt von 0,7–6 ppm F$^-$ und mehr aufweist. Bereits in den vierziger Jahren wurde der Zusammenhang zwischen

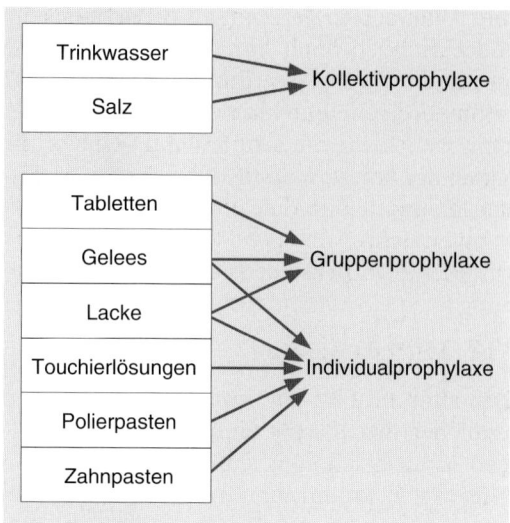

Abb. 9-6 Die Möglichkeiten der Fluoridprophylaxe sind auf allen drei Ebenen der Kariesprophylaxe vertreten.

dem Fluoridgehalt des Trinkwassers und einem niedrigeren Kariesvorkommen entdeckt.

Der beste Kompromiß zwischen maximaler Kariesprävention und minimalem Fluoroserisiko liegt bei 1 mg F$^-$/l Trinkwasser. Das entspricht einer Konzentration von 1 ppm. Der Kariesrückgang in Gebieten mit künstlicher Trinkwasserfluoridierung erreicht das gleiche Niveau wie in Gebieten mit natürlichem höheren Trinkwasserfluoridgehalt.

> Eine Karieshemmung wird nicht nur im bleibenden, sondern auch im Milchgebiß erreicht. Bei 1 ppm F$^-$ im Trinkwasser liegt sie bei etwa 50%, wobei die Hemmung des Karieszuwachses an freien Glattflächen am stärksten und auf den Okklusalflächen am schwächsten ist.

Die Kosten-Nutzen-Analyse fällt für die Trinkwasserfluoridierung außerordentlich positiv aus. Bei einer Kariesreduktion um 50% kostet sie in Basel pro Kopf und Jahr etwa 0,50 DM.

Die Trinkwasserfluoridierung ist eine der bestuntersuchten kariesprophylaktischen Maßnahmen. Eine Vielzahl wissenschaftlicher Untersuchungen zeigt die Wirksamkeit und Unschädlichkeit von Fluorid im Trinkwasser. Die Trinkwasserfluoridierung erreicht automatisch alle Benutzer eines Trinkwassernetzes von Geburt bis zum Tod. Die Fluoridgegner nennen sie jedoch eine „Zwangsmedikation" und haben ihre Einführung mit Ausnahme einer zeitweiligen Fluoridierung in der früheren DDR in Deutschland verhindert.

9.9.2 Salzfluoridierung

Die optimale Fluoridkonzentration in Speisesalz liegt bei 250 mg Fluorid/kg Salz.

> Wirkungsweise und Effektivität sind bei Salz- und Trinkwasserfluoridierung ähnlich: Beides wird relativ häufig am Tage konsumiert, so daß der Zahnschmelz häufig mit niedrigen Fluoridkonzentrationen in Berührung kommt. Die Karieshemmung liegt für beide Applikationsformen bei etwa 50%.

In Deutschland ist fluoridiertes Speisesalz mit 250 ppm F$^-$ seit 1991 im Handel. Anders als in einigen Kantonen der Schweiz – wo auch die Bäcker fluoridiertes Salz verwenden – darf es bei uns jedoch bisher nur für den häuslichen Gebrauch verwendet werden. Da ca. 30% des täglichen Salzbedarfs über Backwaren gedeckt werden, ist bei uns mit einer geringeren Effektivität zu rechnen. In Deutschland liegt der Marktanteil von fluoridiertem Speisesalz derzeit bei etwa 15%.

Da die täglich aufgenommene Fluoridmenge jedoch in jedem Falle nur suboptimal ist, sollen Kinder, die fluoridiertes Speisesalz essen, täglich die halbe Dosis der für das entsprechende Lebensalter vorgesehenen Fluoridtabletten erhalten (Abb. 9-7). Diese Empfehlung gilt natürlich nur bis zum Erreichen des Vollausbaus der Salzfluoridierung, die ein wichtiges Ziel für die Zukunft darstellt.

Trinkwasserfluoridierung und Salzfluoridierung sind zwar systemische Applikationsformen, haben jedoch auch eine sehr **starke lokale Wirkkomponente.**

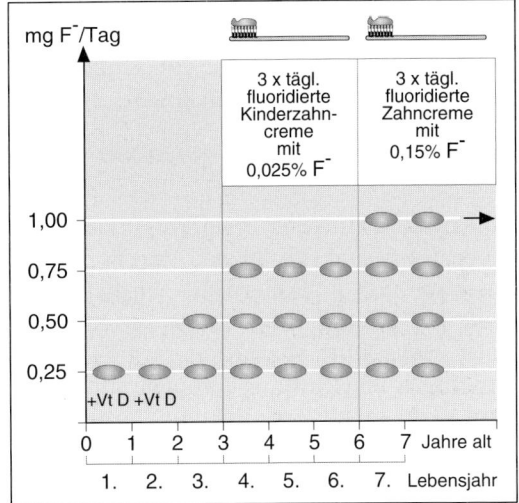

a

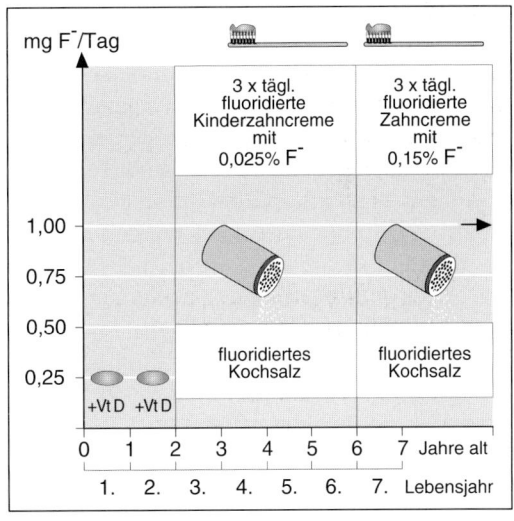

b

Abb. 9-7 Fluoridfahrplan für die häusliche Fluoridprophylaxe. Es darf jeweils nur eine Form der Basisfluoridierung zur Anwendung kommen, also entweder Fluoridtabletten **(a)** oder fluoridiertes Speisesalz **(b)**. Da derzeit in Deutschland nur das Speisesalz fluoridiert ist, das lediglich etwa 20% unserer täglichen Salzaufnahme deckt, wird zur optimalen Fluoridierung übergangsweise empfohlen, zusätzlich zur Verwendung des fluoridierten Speisesalzes die Hälfte der im Fahrplan (a) empfohlenen Tablettendosis einzunehmen.

9.9.3 Tablettenfluoridierung

Die Wirksamkeit der Tablettenfluoridierung ist um so höher, je früher sie beim Kind einsetzt. Wird mit der Tablettenfluoridierung unmittelbar nach der Geburt begonnen, so liegt die Kariesreduktion bei bis zu 50% und mehr, bei Einsatz mit dem Schulbeginn liegt sie bei 20–30%.

Die Wirkung der Tablettenfluoridierung erfolgt prä- und posteruptiv. Letzterer sollte besondere Beachtung geschenkt werden.

Langsames Zergehenlassen der Tablette im Mund führt im Gegensatz zum Verschlucken zu längerdauernder Erhöhung der Fluoridkonzentration in der Mundhöhle, so daß der lokale Effekt besser ausgenützt wird. Die lokale Fluoridwirkung durch Aufnahme in den Zahnschmelz ist wesentlich höher als die systemische.

9.9.4 Fluorid-Gelees

Fluoridgelees enthalten in der Regel etwa 1,25% Fluorid zum wöchentlichen Einbürsten der Zähne oder zur Applikation mittels eines Trägers. Dies kann eine Miniplastschiene oder ein Silikonabdruck sein. Angezeigt sind sie bei **hoher Kariesaktivität** und bei **Zahnhalsüberempfindlichkeit**. Sie sind sehr viel kostengünstiger als Spüllösungen, weshalb sie diesen gegenüber bevorzugt werden sollten. Im Rahmen der Fluoridierung in der Zahnarztpraxis sind allerdings Lacke günstiger.

Wegen der Gefahr von Mottling sollten Fluorid-Gelees erst ab dem siebten Lebensjahr verwendet werden.

9.9.5 Fluorid-Lacke

Lacke enthalten relativ hohe Fluoridkonzentrationen. Sie haben eine lange Verweildauer auf der Zahnoberfläche. Daher können sie auch zur **Desensibilisierung empfindlicher Zahnhälse** verwendet werden.

Zur Fluoridierung in der Zahnarztpraxis sind Lacke den Gelees überlegen, da sie sparsamer aufgetragen werden können und längere Zeit auf der Zahnoberfläche haftenbleiben. Dadurch wird einerseits eine verbesserte Fluorideinlagerung in den Zahn ermöglicht und andererseits führt die langsame Freisetzung nur zu einer geringen systemischen Belastung.

9.9.6 Fluorid-Spüllösungen

Die Kariesreduktion ist abhängig von der Fluoridkonzentration in der Lösung und ihrem pH-Wert sowie von der Häufigkeit des Spülens. Die besten Resultate werden mit häufigen niedrigkonzentrierten Spülungen (250 ppm Fluorid) erreicht. Größenordnungsmäßig ist die Effektivität mit der von Fluorid-Gelees vergleichbar.

9.9.7 Touchierlösungen

Touchierlösungen enthalten in der Regel etwa 1% Fluorid, z.B. Elmex-Fluid® (Aminfluorid). Dieses wird mit einem Wattepellet oder einem Einmalpinsel Zahn für Zahn aufgetragen. Dabei hat es sich als vorteilhaft erwiesen, wenn die Zähne von einem dünnen Speichelfilm überzogen sind.

9.9.8 Polierpasten

Polierpasten enthalten zwischen 0,1 und 3% Fluorid. Sie sind nur für den Praxisgebrauch bestimmt. 1 g Polierpaste enthält also 1–30 mg Fluorid. Bei der Anwendung bei unter sechs Jahre alten Kindern muß wegen der Gefahr von Mottling darauf geachtet werden, daß nicht zuviel davon verschluckt wird. Sonst sind diese Pasten prinzipiell für jede professionelle Zahnreinigung oder Politur zu verwenden.

9.9.9 Zahnpasten

Sie enthalten maximal 1500 ppm Fluorid. Um wirksam zu sein, müssen sie „aktives", d.h. freies Fluorid enthalten. Dies ist der Fall bei Pasten mit NaF und Aminfluoriden, MFP hat als Komplexmolekül einen anderen Wirkungsmechanismus. Teilweise binden die **Abrasivstoffe** Kalziumkarbonat und Kalziumphosphat freies Fluorid, das somit nicht mehr wirksam ist. Heute werden diese Abrasivstoffe kaum noch verwendet oder zusammen mit MFP, wo nur wenig freies Fluorid vorliegt.

Indiziert sind Zahnpasten mit hohem Fluoridgehalt bei jedem ab sechs Jahren. Kinder unter sechs Jahren sollten Kinderzahnpasten mit einem reduzierten Fluoridgehalt von 250 ppm verwenden. Damit wird das Risiko einer Ausbildung von Mottling minimiert.

Wegen ihres hohen Verbreitungsgrades werden fluoridierte Zahnpasten mitunter auch der Kollektivprophylaxe zugerechnet, weil sie nahezu die gesamte Bevölkerung erreichen.

9.10 Empfehlungen zur Fluoridprophylaxe

Aus den bisherigen Ausführungen ergibt sich, daß Fluorid in den kariespräventiv optimal wirksamen Mengen weit unterhalb einer Dosierung liegt, die toxikologisch bedenklich wäre. So liegt z.B. die wahrscheinlich toxische Dosis für einen 75 kg schweren Erwachsenen bei 375 mg und die optimale Dosis zwischen 1,5 und 4,0 mg, also um etwa den Faktor 100 darunter. Das einzige Risiko, das bereits bei geringeren Überdosierungen besteht, liegt in der Bildung von Mottling, einer unschädlichen, aber ästhetisch störenden Zahnverfärbung.

Da Fluorid in rund 92% des Trinkwassers der Bundesrepublik Deutschland (alte Länder) in einer Konzentration von weniger als 0,25 ppm vorhanden ist und da es auch mit der Nahrung nicht in den Mengen aufgenommen wird, die für eine kariespräventive Wirkung ausreichen würden, muß eine Supplementierung erfolgen. Dies kann prinzipiell systemisch oder lokal erfolgen, wobei bei den systemisch applizierten Fluoriden immer auch eine lokale Wirkung erfolgt, sei es während der oralen Aufnahme oder über den Speichel als Folge einer erhöhten Blutkonzentration.

> Es gilt die Regel, immer nur eine Form der systemischen Fluoridierung anzuwenden, also entweder Tabletten oder fluoridiertes Speisesalz.

Dabei müssen die in Abbildung 9-7 graphisch dargestellten Empfehlungen für die häusliche Fluoridprophylaxe als Kompromiß zwischen Kariesprävention auf der einen Seite und Verhinderung von Mottling auf der anderen Seite gesehen werden.

- Im **ersten** und **zweiten Lebensjahr** ist eine Tablettenfluoridierung in Kombination mit Vitamin D auch weiterhin das Mittel der Wahl, da Kinder in diesem Alter über fluoridiertes Speisesalz nur unbedeutende Mengen Fluorid aufnehmen.
- Ab dem **dritten Lebensjahr** darf grundsätzlich nur noch eine Basisfluoridierung erfolgen, also entweder fluoridiertes Speisesalz oder Tabletten. Eine Ausnahme von dieser Regel besteht dann, wenn zwar fluoridiertes Speisesalz verwendet wird, dies aber nur in geringem Umfang zum Tragen kommt, z.B. weil das Kind nur eine Mahlzeit pro Tag zu Hause einnimmt. Dann sollte zusätzlich die halbe Dosis der sonst üblichen Tablettenfluoridierung verordnet werden.
  Fluoridtabletten erreichen ihre optimale Wirkung, wenn man sie langsam im Mund zergehen läßt. Auf diese Weise wird einerseits eine externe Fluoridierung für die bereits durchgebrochenen und andererseits eine interne für die in Bildung befindlichen Zähne erreicht.
- Zusätzlich zu diesen Maßnahmen ist bis einschließlich dem **sechsten Lebensjahr** die Verwendung einer fluoridhaltigen Kinderzahncreme angezeigt.
- Ab dem **siebten Lebensjahr** ist diese durch eine Zahncreme mit normalem Fluoridgehalt zu ersetzen, weil zum einen in der Regel nicht mehr soviel verschluckt wird und zum anderen die Gefahr eines Mottlings der Frontzähne nicht mehr besteht.

Zusätzlich sollte bei Kindern und Erwachsenen, bei denen ein erhöhtes Kariesrisiko diagnostiziert wird, das wöchentliche Einbürsten eines **Fluorid-Gelees** oder das tägliche Spülen mit einer niedrigkonzentrierten **Fluorid-Spüllösung** verordnet werden. Für eine Fluoridierung in der zahnärztlichen Praxis, die mindestens zweimal im Jahr erfolgen sollte, ist Fluoridlack das Mittel der Wahl.

10 Kariesrisikobestimmung

Stefan Zimmer

Prophylaxe heißt Krankheitsvorbeugung. Daraus ergibt sich, daß sie einsetzen muß, bevor es zu Krankheitserscheinungen gekommen ist. Bezogen auf die Kariesprophylaxe muß deshalb das Bestreben sein, mit Maßnahmen der Kollektiv- und Gruppenprophylaxe möglichst früh bei allen Kindern einzusetzen, um das Entstehen von Karies zu verhindern.

Es ist jedoch bekannt, daß diese Maßnahmen nicht bei allen Kindern ausreichen. Offenbar ist das Risiko, an Karies zu erkranken, nicht gleichmäßig verteilt. Diese Vermutung wurde durch die Ergebnisse bundesweiter repräsentativer Erhebungen bestätigt. Es zeigte sich, daß die Karies in Deutschland „schief" verteilt ist: Bei den Acht- bis Neunjährigen entfällt z.B. auf eine Gruppe von ca. 30% der Kinder 70–80% der gesamten in dieser Altersgruppe festgestellten Karies (Abb. 10-1). Diese mit einem erhöhten Kariesrisiko belasteten Kinder müssen durch besonders intensive individualprophylaktische Maßnahmen betreut werden.

Die Forderung nach einer solchen Betreuung setzt allerdings voraus, daß es möglich ist, die Karies-Risiko-Kinder zu identifizieren, und zwar bevor es bereits zu kariösen Schäden gekommen ist. Da bekannt ist, daß kariogene Bedingungen eine ganze Weile bestehen müssen, bevor es zur ersten Karies kommt, müßte dies möglich sein, indem man versucht, kariogene Faktoren zu bestimmen.

10.1 Anforderungen an einen Karies-Risiko-Test

Im Rahmen zahnmedizinischer Gruppenprophylaxe ist es vernünftig, eine Population von Kindern mit einem ein bestimmtes Maß überschreitendes Kariesrisiko herauszufinden, um sie intensivprophylaktisch zu betreuen.

Für Deutschland bedeutet dies z.B., daß man bei den Acht- bis Neunjährigen die 30% Kinder herausfinden sollte, die 70–80% der gesamten Karies ihrer Altersgruppe auf sich vereinen. Nach eigenen Berechnungen auf der Basis von bevölkerungsrepräsentativen Untersuchungen sind das die Kinder, die im bleibenden Gebiß pro Jahr eine oder mehr neue etablierte kariöse Läsionen entwickeln.

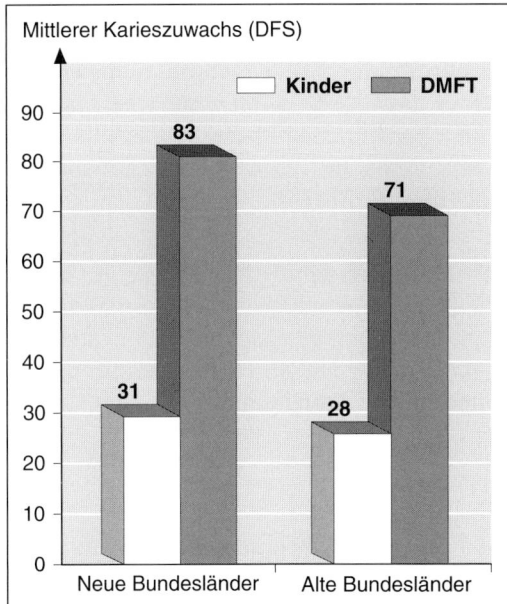

Abb. 10-1 Kariesverteilung. Nach jüngsten repräsentativen Erhebungen entfallen in den neuen Bundesländern auf 31% der acht- bis neunjährigen Kinder 83% der Karies. In den alten Bundesländern entfallen auf 28% dieser Kinder 71% der Karies dieser Altersgruppe. Diese Angaben basieren jeweils auf dem DMFT-Index.

Für die zahnärztliche Praxis ist diese Risikodefinition weniger gut geeignet. Denn dort besteht die Möglichkeit, jeden Patienten seinem individuellen Risiko entsprechend mit abgestuften Individualprophylaxe-Programmen zu betreuen. Es wird also kein Test benötigt, mit dem das Screening einer ganzen Population mit der Fragestellung „Risiko: ja oder nein?" vorgenommen werden kann. Vielmehr möchte man für jeden einzelnen Patienten wissen, wie hoch sein persönliches Risiko einzuschätzen ist, um ihm das Maß an Prophylaxe zuteil werden zu lassen, das er zur Erhaltung seiner Gesundheit benötigt.

Da in Deutschland fast jeder Erwachsene an Karies erkrankt ist, braucht also auch fast jeder Mensch Prophylaxe. Entscheidend ist, daß nicht jeder gleichviel braucht.

> Aufgabe eines Karies-Risiko-Tests für die zahnärztliche Praxis muß es daher sein, zu bestimmen, wieviel Prophylaxe der individuelle Patient benötigt.

10.2 Mundhygienestatus

Nur an plaquebedeckten Zahnflächen kann Karies entstehen. Es liegt also nahe, das Ausmaß der Plaquebesiedelung der Mundhöhle zu ermitteln und auf dieser Basis eine Risikobestimmung vorzunehmen. Zu diesem Zweck bedient man sich sogenannter **Mundhygieneindizes** (s. Kap. 12.1). Dieser zunächst sehr logisch erscheinende Ansatz hat jedoch in der Praxis nur zu unbefriedigenden Ergebnissen geführt. So konnte in mehreren wissenschaftlichen Untersuchungen bezüglich des Kariesbefalls kein Unterschied zwischen Personen mit guten und schlechten Mundhygieneindizes gefunden werden. Wie ist dies zu erkären?

- Erstens können Mundhygieneindizes nicht zwischen kariogener und nicht kariogener Plaque unterscheiden. Nach der spezifischen Plaquetheorie muß eine Plaque Streptococcus mutans enthalten,

um Karies verursachen zu können. Ist dies nicht der Fall, so ist die Plaque nicht als kariogen einzustufen.
- Zweitens werden von den heute gängigen Mundhygieneindizes (Quigley-Hein, OHI, API, PBI u.a.) die Kariesprädilektionsstellen (Fissuren, approximaler Kontaktbereich) kaum berücksichtigt. Sie sind auch nicht dafür entwickelt worden, sondern sollen vielmehr die aus parodontalprophylaktischer Sicht interessanten Bereiche (Zahnhalsbereich und gingivaler Sulkus) bewerten.

Wenn man mit Mundhygieneindizes Kariesrisikodiagnostik betreiben will, verlangt man also etwas von ihnen, was sie nicht leisten können und wozu sie auch nicht konzipiert sind.

Neben den beiden genannten Gründen kommt für alle Plaqueindizes hinzu, daß sie nur Momentaufnahmen darstellen. Sie sind dann unwirksam, wenn der Patient sich entgegen seinen sonstigen Gewohnheiten vor einem Zahnarztbesuch ausnahmsweise gründlich seine Zähne putzt. Unter diesem Aspekt ist der PBI günstiger zu bewerten, weil er das Ergebnis einer zumindest mehrere Tage bestehenden Plaque repräsentiert und durch einmaliges gründliches Zähneputzen nicht beeinflußbar ist.

> Zusammenfassend ist zu sagen, daß Mundhygieneindizes zur Kariesrisikodiagnostik nicht geeignet sind. Sie stellen jedoch ein wichtiges Hilfsmittel zur Motivierung von Patienten dar.

10.3 Diätanamnese

> Eine kariogene Plaque kann nur dann Karies verursachen, wenn ihr entsprechendes Substrat (= Zucker) zugeführt wird. Deshalb macht es prinzipiell Sinn, mit Fragebögen zur Ernährung diesen Kariesrisikofaktor zu erheben.

In der praktischen Umsetzung ergeben sich dabei jedoch Schwierigkeiten, vor allem deshalb, weil es sehr umständlich ist, über mehrere Tage exakt aufzuzeichnen, was an Nahrungsmitteln aufgenommen wurde. Dies trifft erfahrungsgemäß vor allem für die zwischendurch verzehrten „Snacks" zu, die ja bei der Entstehung von Karies eine ganz besonders wichtige Rolle spielen. Oft ist das Ernährungsprotokoll gerade nicht greifbar, wenn man eine Zwischenmahlzeit zu sich nimmt und später hat man die Eintragung vergessen.

Die Zuverlässigkeit von Ernährungsaufzeichnungen läßt auch deswegen meistens zu wünschen übrig, weil man gegenüber der Prophylaxehelferin oder dem Zahnarzt ungerne zugibt, schon wieder „gesündigt" zu haben. Daher wird die eine oder andere süße Zwischenmahlzeit gerne „vergessen".

Die genannten Gründe, verbunden mit der Tatsache, daß die Ernährung ja nur ein Faktor bei der Entstehung der Karies ist, führen dazu, daß die Diätanamnese als Instrument zur Kariesrisikodiagnostik kaum geeignet ist. Verglichen mit dem dafür zu betreibenden Aufwand ist ihr Nutzen gering.

> Es ist daher empfehlenswert, die Diätanamnese nicht generell bei allen Patienten einzusetzen, sondern nur gezielt, um z.B. einer atypischen oder besonders extremen Karies auf die Spur zu kommen. Wenn sie so eingesetzt wird, kann eine Diätanamnese manchmal Erstaunliches zu Tage fördern.

10.4 Karieserfahrung

Häufig wird versucht, das Kariesrisiko eines Patienten aufgrund seiner in der Vergangenheit gemachten „Karieserfahrung" zu bestimmen. Dieser Versuch beruht auf der Annahme, daß das Kariesrisiko eines Menschen eine feste Größe ist, die keinen Veränderungen unterworfen ist. Unter dieser Vorausset-

zung erscheint es vernünftig, aus der Vergangenheit auf die Zukunft zu schließen: „Wer bereits viele kariöse Läsionen hat, wird in Zukunft noch mehr dazubekommen".

Tatsächlich trifft die Voraussetzung, die zu dieser Schlußfolgerung führt, jedoch nicht zu. Das Kariesrisiko ist in Wirklichkeit glücklicherweise eine veränderliche und damit auch durch Prophylaxe beeinflußbare Größe. Veränderte Mundhygiene- und Ernährungsgewohnheiten, aber auch Fluoridzufuhr verändern das Kariesrisiko.

Andererseits ist es häufig so, daß einmal „liebgewonnene" Gewohnheiten (oft sind es schlechte Angewohnheiten, wie unzureichendes Zähneputzen) nicht ohne weiteres aufgegeben werden. Deshalb läßt sich eine zukünftige Kariesentwicklung manchmal schon aus der bereits vorhandenen Karies ableiten, die im Rahmen einer Gesamt-Risikoeinschätzung immer als ein Faktor mit einbezogen werden sollte. Eine Kariesrisikobestimmung mit ihr allein ist jedoch nicht möglich.

10.5 Spicheltests

Mikrobiologische und chemisch-physikalische Spicheltests sind prinzipiell ein guter Ansatz, das Kariesrisiko zu bestimmen.

> Durch den Nachweis und die zahlenmäßige Bestimmung der Kariesleitbakterien Streptococcus mutans und Lactobacillus im Speichel wird indirekt bestimmt, ob und in welchem Umfang eine säureproduzierende und damit kariogene Plaque vorliegt.

Da die Besiedelung der Mundhöhle auch ein Spiegel der Ernährungsgewohnheiten ist (Selektionsvorteil kariogener Bakterien bei zuckerreicher Ernährung), werden diese indirekt miterhoben. Weil die Entstehung einer kariösen Läsion das Produkt aus kariogenem Angriff und körpereigener Abwehr ist, macht es natürlich auch Sinn, die Wirtsfaktoren zu

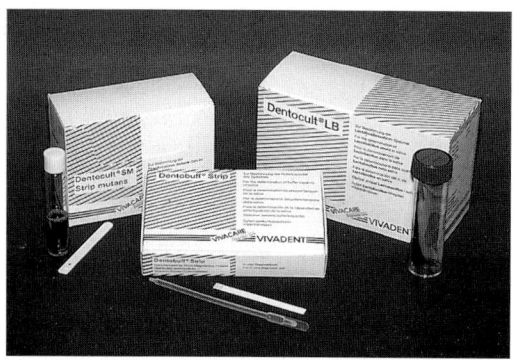

Abb. 10-2 Test-Kits zur Bestimmung von Streptococcus mutans, Lactobacillus sowie Fließrate und Pufferkapazität des Speichels sind im Handel erhältlich. Mit diesen Tests allein läßt sich jedoch noch keine ausreichende Bestimmung des Kariesrisikos vornehmen.

bestimmen. Dies versucht man durch **Messung von Fließrate** und **Pufferkapazität** des Speichels. **Testkits,** die eine Kariesrisikodiagnostik auf der Basis der Bestimmung von Streptococcus mutans, Lactobacillus sowie Fließrate und Pufferkapazität des Speichels ermöglichen sollen, sind seit geraumer Zeit im Handel (Abb. 10-2).

Leider haben wissenschaftliche Untersuchungen immer wieder gezeigt, daß mit den Ergebnissen der im Handel erhältlichen Speicheltests allein keine ausreichende Bestimmung des Kariesrisikos vorgenommen werden kann. Die wichtigsten Gründe hierfür sind:

- **Mangelnde Spezifität der Nährmedien:** Diese lassen nicht nur, wie postuliert, ein Wachstum von S. mutans bzw. Lactobacillus zu, sondern auch von anderen Mikroorganismen, die nicht kariogen sind.
- **Fehlende Berücksichtigung der insgesamt besiedelten Zahnhartsubstanzoberfläche:** Die Menge der im Speichel gefundenen Bakterien steht in Beziehung zu der absoluten Zahl der auf den Zähnen sitzenden Bakterien. Eine „dünne Besiedelung" auf einer großen Fläche führt also im Speicheltest zu demselben Ergebnis wie eine

„dichte Besiedelung" auf einer kleinen Fläche.

Dieses Problem wird deutlich, wenn man das Milchgebiß eines Fünfjährigen mit einem Erwachsenengebiß vergleicht. Das bleibende Gebiß hat eine ca. doppelt so große Oberfläche. Größenordnungsmäßig findet sich dort also, verglichen mit dem Milchgebiß, bei halb so dichter Besiedelung im Speichel dieselbe Bakterienkonzentration (etwa gleicher Speichelfluß angenommen).

Da das Konzept der mikrobiologischen Tests auf der Annahme fußt, daß bei steigender Besiedelung der Zahnoberflächen mit kariogenen Bakterien auch das Kariesrisiko steigt, wird deutlich, daß der beschriebene Umstand nicht unberücksichtigt bleiben darf.

- **Beeinflussung der mikrobiologischen Tests durch die Spülwirkung des Speichels:** Da eine Funktion des Speichels darin besteht, durch seine Spülwirkung Bakterien aus der Mundhöhle zu eliminieren, hat seine Fließrate natürlich einen starken Einfluß auf die Bakterienkonzentration im Speichel. Eine hohe Fließrate führt zu einer niedrigeren, eine niedrige zu einer höheren Bakterienkonzentration, obwohl auf den Zahnflächen vielleicht gleiche Verhältnisse vorliegen.

Dieser Umstand hat, verbunden mit der Tatsache, daß die Speichelfließrate im Tagesverlauf großen **Schwankungen** unterworfen ist, zur Folge, daß die Ergebnisse mikrobiologischer Tests nur schwer reproduzierbar sind. Eine Berücksichtigung der Speichelfließrate bei der Bewertung der mikrobiologischen Tests bringt jedoch neue Probleme mit sich, weil es unter klinischen Bedingungen sehr schwierig ist, die Fließrate von Ruhespeichel exakt zu bestimmen.

Die genannten Gründe, die keinen Anspruch auf Vollständigkeit erheben, zeigen, daß die Verwendung von Speicheltests zur Risikodiagnostik derzeit noch mit vielen Schwierigkeiten verbunden ist, die allerdings nicht unlösbar erscheinen.

> Mit den momentan erhältlichen Speicheltests ist eine gute Risikodiagnostik nur möglich, wenn andere Parameter wie Mundhygiene, Ernährung und vor allem die bereits vorhandene Karies mit ihnen kombiniert werden.

10.6 Plaque Formation Rate Index (PFRI)

Auf der Suche nach einem Test mit hoher Zuverlässigkeit hat der schwedische Präventivzahnmediziner *Per Axelsson* ein vielversprechendes Verfahren entwickelt. Sein Plaque Formation Rate Index (PFRI) ermittelt das Kariesrisiko auf der Basis der **Neubildungsgeschwindigkeit von Plaque.**

Er bewertet alle Zahnflächen außer den okklusalen und registriert die Plaquemenge, die sich dort innerhalb von 24 Stunden nach einer professionellen Zahnreinigung bildet. Wie bereits dargelegt, muß Plaque, auch wenn sie reichlich vorhanden ist, nicht unbedingt kariogen sein. Deshalb führt *Axelsson* zusätzlich einen **Dentocult®-SM-Test** durch, um zu prüfen, ob die vorhandene Plaque Streptococcus mutans enthält. Wenn die Testperson S.-mutans-negativ ist, dann wird ihr Kariesrisiko immer als niedrig eingestuft.

Für die Aussage S.-mutans-negativ ist der Dentocult®-SM-Test sehr zuverlässig, denn auch wenn man davon ausgehen muß, daß auf dem Teststreifen noch andere Mikroorganismen wachsen können, dann bedeutet „keine Bakterien" ja mit Sicherheit auch „kein S. mutans". Falls der S.-mutans-Test jedoch positiv ausfällt, dann ergibt er in Kombination mit dem PFRI eine Zuteilung in eine bestimmte Risikogruppe. Die Kombination des S.-mutans-Tests mit dem PFRI erhöht seine Zuverlässigkeit sehr, so daß damit insgesamt eine **gute Risikodiagnostik** möglich ist.

Tabelle 10-1 Einteilung des PFRI-Testergebnisses in fünf Gruppen.

Index	Zahnflächen Befall in %	Plaquebildungsrate
I	1–10	sehr gering
II	11–20	gering
III	21–30	mittel
IV	31–40	stark
V	> 40	sehr stark

Allerdings sind zwei Untersuchungstermine erforderlich:

- **Erster Termin:**
  - Dentocult®-SM-Test,
  - professionelle Zahnreinigung, Kontrolle der vollständigen Belagentfernung mit einem Plaquerelevator.
- **Zweiter Termin** (24 Stunden später):
  - Bewertung der Plaque an allen Zähnen (Ja-/Nein-Entscheidung) an folgenden

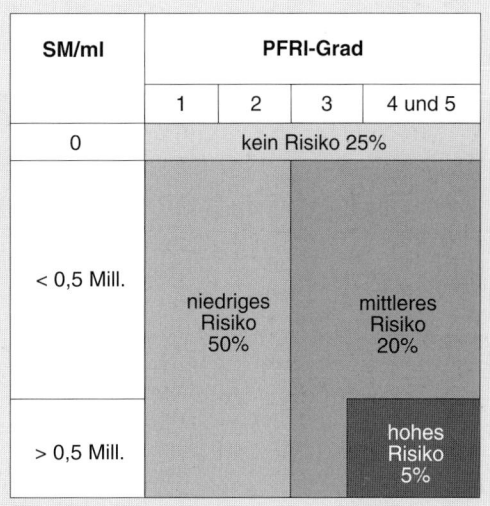

Abb. 10-3 Schema zur Berechnung des Kariesrisikos nach *Axelsson*. Die Ergebnisse aus einem Dentocult®-SM-Test werden mit dem PFRI kombiniert. Bei negativem SM-Testergebnis liegt nie ein Risiko vor. Ein hohes Risiko existiert dann, wenn der SM-Test einen Wert von mehr als 0,5 Millionen Keime/ml Speichel ergibt und gleichzeitig ein PFRI von mindestens 4 vorliegt.

Flächen: mesiobukkal, bukkal, disto-bukkal, mesiolingual, lingual und disto-lingual.

Die Berechnung der Zahnflächen mit Plaque erfolgt nach folgender Formel:

$$\frac{\text{Gesamtzahl der Flächen mit Plaque} \times 100}{\text{Anzahl der Zähne} \times 6}$$

Ermittlung des Testergebnisses. Der Dento-cult®-SM-Test wird nach 48 Stunden nach folgendem Schema bewertet:

- 0 = S.-mutans-negativ,
- 1 = < 0,5 Millionen Keime je ml Speichel,
- 2 = > 0,5 Millionen Keime je ml Speichel.

Das Ergebnis des PFRI wird in **fünf Gruppen** eingeteilt (Tabelle 10-1).

Die Kombination des Ergebnisses des S.-mutans-Tests mit dem PFRI ergibt nach dem in Abb. 10-3 dargestellten Schema das individuelle Kariesrisiko.

Für den Einsatz in der Individualprophy-laxe ist der Test nach *Axelsson* als das derzeit beste Verfahren anzusehen. Allerdings läßt sich auch aus ihm nicht direkt die für den Patienten erforderliche Recallfrequenz für Individualprophylaxesitzungen ableiten.

Als ungefähres Richtmaß für die Frequenz, mit der Prophylaxesitzungen mit professio-neller Zahnreinigung und Fluoridierung erfolgen sollen, kann in etwa folgendes gel-ten:

- kein Risiko: einmal jährlich,
- geringes Risiko: ca. zweimal jährlich,
- mittleres Risiko: ca. vier- bis sechsmal jähr-lich,
- hohes Risiko: ca. zwölfmal jährlich.

11 Psychologie

Thomas Schneller

11.1 Zahnmedizinische Prävention – Psychologische Sichtweise

Das zahnmedizinische Modell der Karies- bzw. Parodontitisentstehung übersieht sehr gerne, daß ein Mensch als der Träger von Zähnen und Zahnfleisch, denen Zucker mit der Zeit bei am Ort belassener Plaque den Garaus machen kann (s. Kap. 5), ein entscheidender Faktor ist.

Dieser Mensch ist beeinflußbar, z.B. durch Werbung junger attraktiver sehr sportlicher Damen, die – trotz anscheinend ständigen Genießens von Lila Pausen und anderen süßen Kraftspendern, die so wertvoll wie ein Steak oder zwei Liter Milch sein sollen – meistens schneller schwimmen und höher springen als die Konkurrentinnen (naschen diese zuwenig?). Zum Glück ist dieser Mensch allerdings auch beeinflußbar durch eine strahlend aussehende, gut gelaunte und überzeugende Prophylaxehelferin, die dem Patienten souverän demonstriert, daß man sich mit ein wenig Köpfchen weitgehend kariesfrei halten kann. Aber zugegeben, schwer hat man es gegen die Fernseh- und Litfaßsäulenkonkurrenz schon.

Dem „medizinischen Modell" der Kariesentstehung kann ein „biopsychosoziales Modell" gegenübergestellt werden, das die Karies und Parodontitis nicht quasi im Reagenzglas betrachtet, sondern als vom menschlichen Verhalten und seinen gegebenen Lebensumständen abhängig sieht (Abb. 11-1).

Die genetische Ausstattung eines Individuums mag für die körperlichen Voraussetzungen der individuellen Erkrankungsanfälligkeit mitverantwortlich sein. Ebenso sind dies allen weltweit bekannten epidemiologischen Studien zur Mundgesundheit zufolge aber auch die wirtschaftlichen und sozialen Verhältnisse, die über den Einfluß auf die Gesundheitseinstellungen und das Gesundheitsverhalten die individuelle Erkrankungsanfälligkeit mitbeeinflussen.

> Ob jemand also gar keine, viel oder wenig Karies bekommt, hängt nicht nur vom mikrobiologischen Zusammenspiel der zu sich genommenen Kohlenhydrate mit den bakteriellen Mikroorganismen der Plaque ab, sondern vom Verhalten der Menschen und von den sozialen und gesellschaftlichen Verhältnissen, die ihr Leben bestimmen.

Sozialmedizinische Studien haben eindeutig herausgefunden: je besser und umfassender die Gruppenprophylaxe und allgemeine Aufklärung, je weniger Karies und Zahnfleischentzündungen existieren. Je ungehemmter die Süßigkeitenwerbung und je geringer die Aufklärung, um so mehr Karies, Zahnfleischentzündungen und vorzeitigen Zahnausfall gibt es.

Man hat prinzipiell mehrere Ansatzpunkte, um die Karies in der Bevölkerung zu bekämpfen:

- **Veränderung der Lebensumstände** (z.B. Einschränkungen der Werbefreiheit für Süßwaren und -getränke, kein Süßwarenverkauf in Schulen, Konserven und Backwaren mit fluoridiertem Salz),

- **Einflußnahme auf die Normen und Werte der Gesellschaft** (z.B. Betrachtung des Zahnfleischblutens als Symptom einer Erkrankung und nicht als „normal", kariesfreies Aufwachsen in Kindheit und Jugend ist allgemein möglich und sollte „normal" sein),

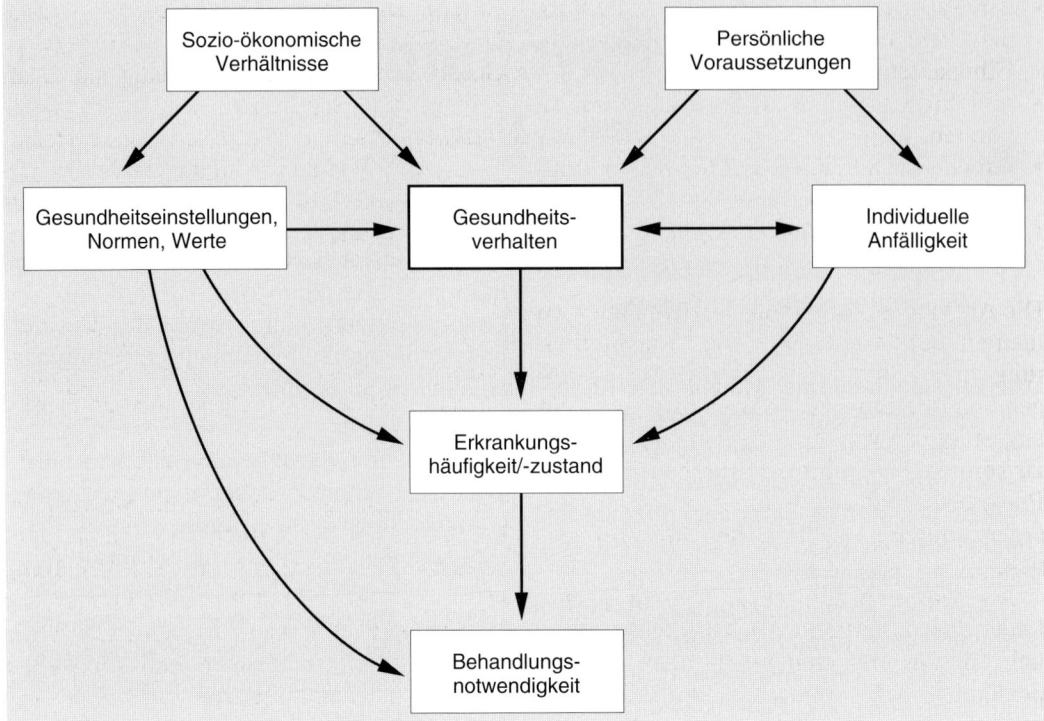

Abb. 11-1 Das biopsychosoziale Modell der Erkrankungsentstehung berücksichtigt medizinische, psychologische und gesellschaftliche Voraussetzungen.

- **Einflußnahme auf kollektives und individuelles Gesundheitsverhalten** (hier sind die Gruppen- und die Individualprophylaxe angesiedelt),
- **regelmäßige professionelle Plaqueentfernung** in dem persönlichen Risiko entsprechenden zeitlichen Abständen.

Alle Maßnahmen haben eine gewisse Berechtigung. Als am wirksamsten hat sich eine Kombination von gezielter Öffentlichkeitsarbeit, systematischer Gruppenprophylaxe für die Kinder und Jugendlichen und eine gekonnte Individualprophylaxe für Erwachsene und besondere Risikopatienten erwiesen. Kommt eine Gesellschaft zu der Entscheidung, die Verhütung von Zahn- und Zahnfleischerkrankungen überwiegend über einen individual-präventiven Ansatz zu versuchen, so ist dies relativ personalaufwendig und damit entsprechend kostspielig.

11.2 Ziele und Aufgaben der Individualprophylaxe

Ziel der Individualprophylaxe ist die Verhütung weiterer oraler Erkrankungen; ihr Weg geht über die **Bewußtmachung** der vorhandenen und zu erwartenden Gesundheitsprobleme. Bei vielen Patienten ist eine Einstellungs- und Verhaltensänderung erforderlich. Dies erfordert von der Prophylaxehelferin die kompetente Anwendung **verschiedener Kommunikationsfertigkeiten:**

- eine tragfähige Arbeitsbeziehung zu einem Patienten herstellen zu können,
- zuhören zu können,
- eine (Pflege-)Anamnese erheben zu können,

- den Patienten richtig einschätzen zu können (Persönlichkeit, Mitarbeitsbereitschaft, Fähigkeiten),
- sein Interesse wecken, ihn motivieren zu können,
- ihn effektiv aufklären und beraten zu können,
- eine Verhaltensumstellung anleiten zu können.

Die Aufgabe ist nicht einfach: viele Patienten meinen, schon alles über die Gesunderhaltung ihrer Zähne zu wissen und auch genügend dafür zu tun. Sie müssen also geschickt angesprochen werden, um überzeugt werden zu können. Eine jahrelang durchgeführte alte Pflegegewohnheit muß durch neue Elemente ergänzt und ins tägliche Leben integriert werden.

Als Warnung sei schon vorweg gesagt: Ohne daß der Patient die klare Notwendigkeit erkennt und greifbare Vorteile für sich persönlich sieht, wird er sein Pflege- und/oder Ernährungsverhalten nicht dauerhaft ändern und immer wieder in seine alten Gewohnheitsmuster zurückfallen. Wer glaubt, Gesundheitsberatung sei einseitig mit „Aufklärung" über die Erkrankungsursachen und was der Patient dagegen tun könne gleichzusetzen, befindet sich auf dem Holzweg. Die Annahme, daß, wenn der Patient nur das Richtige wisse, er auch das Richtige tun werde, ist irrig.

> Korrektes Wissen ist zwar eine Vorbedingung für das Verständnis der Zusammenhänge, bedeutet jedoch noch lange nicht richtiges Handeln.

Der psychologische Weg vom **Wunsch** zu handeln, über die **Absicht** zu handeln, zum **Entschluß** zu handeln bis zur **Handlung** selbst, ist lang. Und da es sich bei der Mundpflege um täglich wiederkehrende mehrfache Entscheidungen und Tätigkeiten handelt, wird die Aufgabe nicht einfacher (Abb. 11-2).

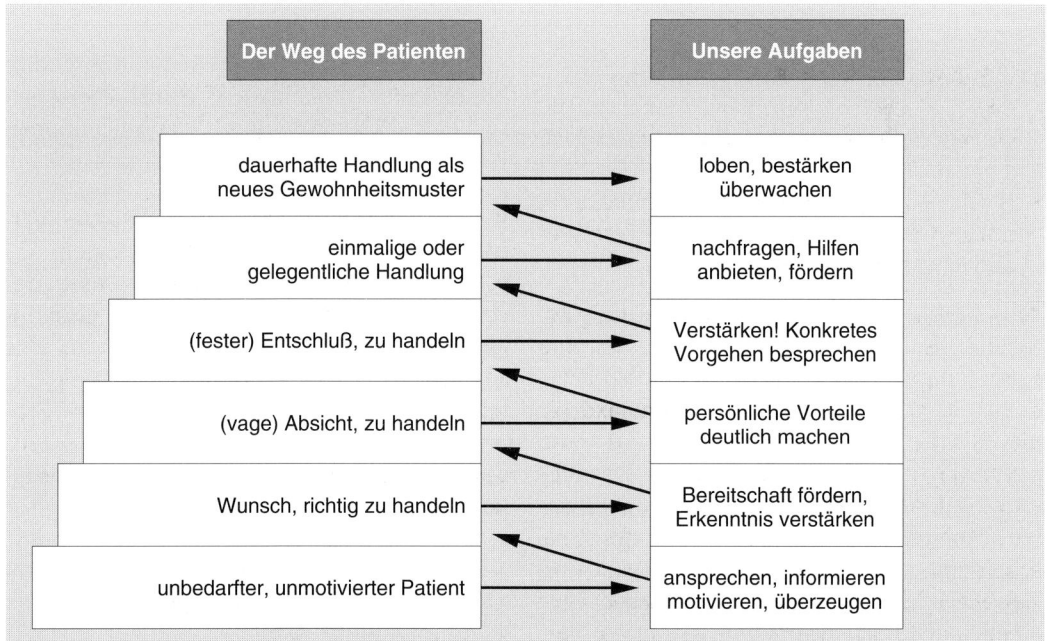

Abb. 11-2 Der lange Weg vom „ahnungslosen" Patienten mit einer „Pseudozahnpflege" zum Patienten mit dauerhaft korrekter und wirksamer Mundpflege.

11.3 Kommunikation: Gesprächs- gestaltung mit dem Patienten

11.3.1 Methoden zur Bewußtseins- förderung

Zur Gesprächsgestaltung gehören:

- **Erheben von Informationen** (z.B. bei der Pflegeanamnese):
  - benötigte Fähigkeiten: aufmerksam zuhören; richtig fragen; Vertrauen er- wecken, Gesprächsebenen erkennen, Wichtiges notieren,
- **Geben von Informationen** (z.B. bei der Befundmitteilung und Wissensvermitt- lung);
  - benötigte Fähigkeiten: persönliche An- sprache, logischer Aufbau, richtige Aus- wahl, verständliche Sprache, Einsatz von unterstützenden Medien.

Darüber hinaus muß die Fähigkeit zu über- zeugen und zu motivieren vorhanden sein. Dies kann man nur, wenn man selbst von sei- ner Aufgabe vollkommen überzeugt und motiviert ist.

11.3.2 Ziele der Gesprächsgestaltung

Ziel der Gesprächsführung im ersten wesent- lichen Teil der Prophylaxesitzungen ist, dem Patienten die Notwendigkeit bewußt zu machen, mehr für seine Mundpflege tun zu müssen. Dazu muß seine Bereitschaft zu pro- phylaktischen Maßnahmen geweckt werden. Er muß zu einer bewußten Entscheidung für den Erhalt seiner Zähne und seines gesunden Gebisses geführt werden.

Dies sollte Aufgabe des Zahnarztes sein, der den Patienten zuerst sieht und nach sei- ner Diagnose die Entscheidung trifft, was prophylaktisch und therapeutisch zu tun ist. Er sollte bereits durch die Befundmitteilung den Patienten zur Prophylaxe motivieren, sein Gesundheitsbewußtsein fördern und eine gemeinsame, von beiden getragene Ent- scheidung herbeiführen (gut dargestellt im Videofilm: „Wege der Motivation", 1994).

11.3.3 Ansprache des Patienten, Eindruck vom Patienten

Bei der Beratung zu einer verbesserten Mundpflege geht es nicht nur um die Wis- sensvermittlung („Aufklärung"). Zunächst muß der Patient auf geeignete Weise, d.h. ihn nicht beschuldigend oder bloßstellend, son- dern im Gegenteil ihn neugierig machend und motivierend, auf seine Mundpflege hin angesprochen werden. Schon dies spielt sich nicht nur auf der kognitiven Sachebene ab, sondern enthält für den Beratungsverlauf entscheidende emotionale und soziale Antei- le, die erkannt und berücksichtigt sein wol- len (Abb. 11-3).

Um diese Kompetenz zu erwerben, sind „aktives Zuhören" und die Beobachtung der non-verbalen Patientenreaktionen zu trainie- ren. Da die „Aufklärung" nicht für alle Pati- enten gleich sein kann, weil die Patienten nicht gleich sind, sondern verschiedene Vor- aussetzungen mit in die Beratung bringen, ist eine Verhaltensanamnese des bisherigen Pfle- geverhaltens sowie der Gesundheitseinstel- lungen des Patienten notwendig. Dies ist teils Aufgabe des Zahnarztes, teils Aufgabe der Prophylaxehelferin.

Viele Zahnärzte haben leider Angst, dies könne zuviel Zeit kosten. Dabei übersehen sie, daß diese Zeit durch die gewonnenen Informationen und die dadurch ermöglichte genauere Patienteneinschätzung dazu führt, daß viel zielgenauer und individueller bera- ten werden kann, was dann wieder nicht nur Zeit, sondern auch Rückschläge und Frustra- tionen erspart. Wer alle Patienten nach einem einmal gelernten „Schema F" aufklärt, geht nicht auf die Patienten ein, betreibt keine „Individual"-Prophylaxe.

Der an die Prophylaxehelferin delegierte – und damit hoffentlich schon vom Zahnarzt motivierte – Patient muß zunächst einge- schätzt werden hinsichtlich seiner Bereit- schaft zur Mitarbeit (davon hängt ab, wieviel Mühe man sich mit ihm gibt und welche Ziele angestrebt werden) und der bei ihm noch vorhandenen Mundpflegedefizite. Der Patient wird aber nur offen und ehrlich ant-

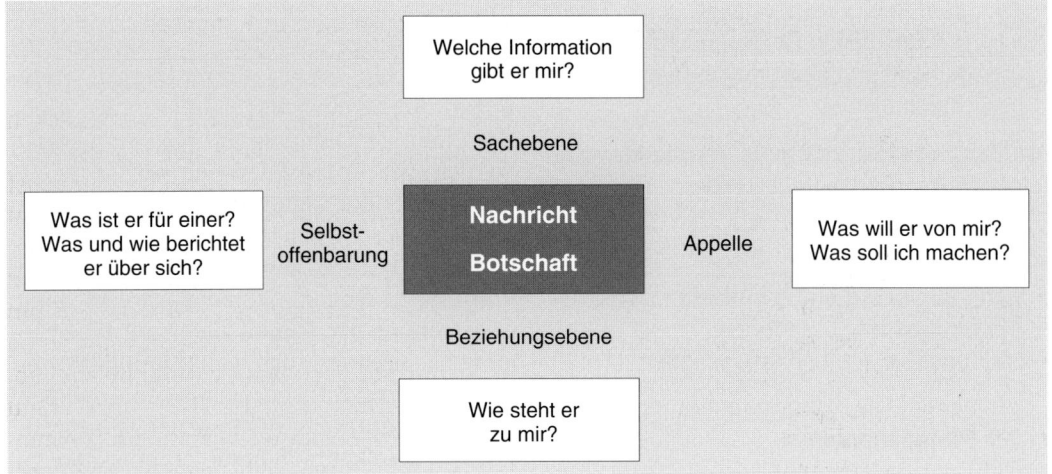

Abb. 11-3 Das Kommunikationsmodell nach *Schulz von Thun* (1981).

worten, wenn er Vertrauen gewinnt und unsere Kompetenzen anerkennt.

11.3.4 Aufbau von Vertrauen

Nicht nur wir schätzen den Patienten ein, sondern er schätzt auch uns ein: „Was ist sie für eine? Die Zahnputzsklavin der Praxis? – Vielleicht ein bißchen doof? – Na, wenigstens bohrt sie nicht!" Es wäre gut, wenn bereits bei der „Überweisung" des Zahnarztes (Delegation) dieser unsere besonderen Kompetenzen betont, indem er z.B. sagt:

„Wollen Sie wissen, wie es zu Ihrer Zahnfleischentzündung gekommen ist und was Sie dagegen tun können?" . . . „Wären Sie damit einverstanden, daß Ihnen meine Prophylaxehelferin die Zusammenhänge einmal genau erklärt und Ihnen im Prophylaxeraum ausführlich zeigt, was wir dagegen tun können, um ein weiteres Fortschreiten zu verhindern?" . . . „Ja, das finde ich prima. Dann lassen Sie sich doch vorne am Empfang gleich zwei Termine für Frau Sauber geben. Ich lasse mir dann von ihr berichten und sehe Sie anschließend wieder."

Natürlich ist dies nur ein Beispiel von mehreren guten Möglichkeiten. Es zeigt dem Patienten bereits, daß es sich hier um eine spezialisierte, ziemlich eigenständig arbeitende Mitarbeiterin handelt, deren Arbeit großen Einfluß auf die weitere zahnmedizinische Behandlung hat.

Kommt der Patient schließlich zum ersten Prophylaxe-Termin, sollte mit der Begrüßung die eigene Vorstellung verbunden werden. Zum Beispiel:

„Guten Tag, Herr Heinz, ich freue mich, daß Sie so pünktlich gekommen sind. Ich bin Frau Sauber und habe vor zwei Jahren die Prophylaxe in dieser Praxis übernommen. Zu meinen Aufgaben gehört es, Ihnen die Zusammenhänge Ihrer Erkrankungen genau zu erklären und mit Ihnen zu erarbeiten, was wir und Sie dagegen tun können. Sind Sie denn überhaupt an Einzelheiten interessiert?" . . . „Dr. Holz erzählte mir, Sie haben hier eine Entzündung Ihres Zahnfleisches?" . . . „Wir haben hier eine kleine Videokamera, mit der kann ich Ihnen auf diesem Bildschirm einmal Ihr entzündetes Zahnfleisch zeigen, damit Sie genau wissen, worum es hier überhaupt geht. Wollen wir damit mal beginnen?"

(Natürlich tut es ein herkömmlicher beleuchteter Vergrößerungsspiegel auch, wohingegen ein einfacher Handspiegel nicht eindrucksvoll genug wäre, um eine Betroffenheit des Patienten auszulösen.)

Durch eine solche Begrüßung

- betonen Sie Ihre besondere Kompetenz, ohne zu übertreiben,
- vermitteln dem Patienten, hier ist er richtig und wird persönlich angenommen,
- geben ihm ständig die Möglichkeit, einzuhaken, Fragen zu stellen, etwas zu verneinen,

- erkennen sein Interesse bzw. seine Hemmungen an dieser Beratung und können dies dementsprechend im weiteren Verlauf berücksichtigen.

Am besten faßt der Patient Vertrauen, wenn folgende **Regeln** beachtet werden:

- genau zuhören,
- Interesse zeigen,
- sich auf den Patienten einlassen,
- ihn für sein Interesse loben,
- eine positive Atmosphäre schaffen.

11.3.5 Pflegeanamnese

Die Erhebung der allgemeinen Anamnese (Persönlichkeit und sozialer Background des Patienten, bisherige Erfahrungen mit Zahnärzten, Vorbehandlungen, Gesundheitseinstellungen, andere Erkrankungen, Medikamente) ist, neben der Befunderhebung, Aufgabe des Zahnarztes. Auch über die bisherigen Einstellungen und Maßnahmen zur Zahnpflege informiert er sich schon grob. Aufgabe der Prophylaxehelferin ist dann die genaue Erhebung der Pflegeanamnese als konkrete Ausgangslage der Prophylaxebemühungen mit diesem Patienten.
Dazu gehört die Erhebung verschiedener Informationen.

Wie pflegt der Patient zur Zeit sein Gebiß?
Die anamnestische Informationserhebung kann z.B. folgendermaßen eingeleitet werden:

„Herr H., auf dem Videobild haben wir eben gesehen, daß Ihr Zahnfleisch an einigen Stellen entzündet ist und daß an diesen Stellen noch Zahnbelag zu finden war. Um die Zahnfleischentzündung einzudämmen und auch um weitere Karies zu verhindern, müssen wir die Zahnbeläge restlos entfernen. Das ist für uns beide eine Aufgabe: Zum einen werde ich heute gründlich Ihren Zahnstein und die Plaque – so nennen wir die weichen Zahnbeläge – entfernen, so daß Sie heute wunderbar gesäubert aus der Praxis gehen. Da sich die Plaque aber ziemlich schnell wieder neu bildet, sollten Sie diese Aufgabe dann zu Hause fortsetzen. Dazu werde ich Ihnen nachher eine Zahnpflegetechnik zeigen, mit der Sie auch aus den schwierigen Stellen am Zahnfleischsaum die Plaque entfernen können. Sind Sie soweit damit einverstanden?"

Es sollte vom aktuellen Problem des Patienten ausgegangen werden. Je deutlicher der Patient seine oralen Erkrankungen wahrnimmt, um so einsichtiger ist er in der Regel. Betroffen gemacht, kann ihm nun erklärt werden, was er tun kann, um wieder gesund zu werden oder weiteren Schaden zu verhindern. Immer wieder sollte seine Bereitschaft überprüft werden, dies auch wirklich hören und tun zu wollen. Bestehen Zweifel daran oder stimmt der Patient nicht mit Überzeugung zu, sollte er noch weiter motiviert werden (s. Kap. 12.1), bevor mit der Anamnese oder der Informationsvermittlung fortgefahren werden kann. Stimmt er hingegen zu, kann man fortfahren:

„Gut, damit ich Ihnen nun nichts umsonst erkläre, was Sie vielleicht schon wissen, muß ich mir erstmal einen Überblick über Ihre bisherige Zahnpflege verschaffen. Wie beurteilen Sie denn selbst Ihre bisherige Zahnpflege so im ganzen?"

Diese Frage ist günstiger als z.B.: „Wann haben Sie denn in letzter Zeit immer Ihre Zähne geputzt?", da hier der Patient selbst am Stück über seine Zahnpflege berichten kann, und besonders wichtig, weil er uns auch einen Einblick in seine bisherigen Einstellungen und in sein Mundgesundheitsbewußtsein gibt. So kommen wir leicht in ein lockeres Gespräch mit dem Patienten und müssen schließlich kaum noch ergänzende direkte **W-Fragen** (wann? wo? wie oft? wie lange? warum?), nach der Häufigkeit, den Zeitpunkten, der jeweiligen Dauer und der Regelmäßigkeit seiner häuslichen Zahnpflege stellen. Nachdem der Patient auch noch die verwendeten Hilfsmittel einschließlich der Fluoride geschildert hat, sollte er anschließend die bisher angewendete Zahnputztechnik und -systematik am Waschbecken zeigen. Es hat sich als sinnvoll erwiesen, wenn der Patient bereits zur ersten Prophylaxe-Sitzung seine eigenen Zahnpflegeutensilien (Zahnbürste, Zahnpasta, ggf. Mundwasser o.ä.) mitbringt. Darauf muß er vom Zahnarzt oder bei der Terminvergabe von der Rezeptionshelferin hingewiesen werden.

Schon daraus kann man auf die Zuverlässigkeit und Mitarbeitsbereitschaft (= Compliance) des Patienten schließen. Hat er seine Zahnbürste vergessen, müssen Anforderungen sehr vorsichtig an den Patienten herantragen und seine Mitarbeitsfähigkeit erneut geprüft werden. Bringt er seine normale in Gebrauch befindliche Zahnbürste und Zahnpasta mit, sollte man sich versichern, ob er zufällig oder bewußt eine „geeignete" Bürste und eine optimal fluoridierte Zahnpasta benutzt. Wenn er die Kriterien kennt, ist es nicht nötig, weiter darauf einzugehen; kennt er sie nicht, müssen sie ihm vermittelt werden. Bringt der Patient eine nagelneue Zahnbürste mit, bedeutet dies wohl meistens, daß seine alte Zahnbürste unseren (und seinen!) Ansprüchen wohl nicht mehr entspricht. An eventuell mitgebrachten sonstigen Zahnpflegematerialien kann leicht erkannt werden, welche korrekten oder falschen Annahmen und Ansprüche der Patient von einer guten Mundpflege hat.

Welchen Eindruck macht der Patient? Bei diesem Gespräch und durch die Beobachtung des Patienten erfahren wir, welche Kenntnisse und Einstellungen der Patient von der Zahnpflege hat und wie er sich in anderen Bereichen „pflegt". Hat er z.B. saubere Fingernägel, legt er Wert auf sein Äußeres (Frisur, Kleidung, Kosmetik), lebt er in anderen Bereichen eher gesund (radfahren, Sport treiben, bewußt essen) oder eher ungesund (rauchen, Cola trinken, Süßigkeiten essen)? Je bewußter der Patient schon bisher mit seinem Körper und seiner Gesundheit umging, um so problemloser ist die Behandlung. Scheint er sich aus der Meinung anderer wenig zu machen, eckt er z.B. gerne an, muß seine Motivstruktur hinterfragt werden.

> Von der Beantwortung der Frage, ob der Patient genügend Einsicht, Willen und Energie aufbringen wird, um an einem Verhaltensänderungsprogramm mitzumachen, hängt es ab, welche prophylaktischen Ziele mit ihm angestrebt werden können.

Welche Kenntnisse besitzt der Patient?

- Weiß der Patient, wie es zu Karies kommt?
- Weiß der Patient, wie es zu Gingivitis/Parodontitis kommt?
- Kann der Patient daraus ableiten, welche Folgerungen für seine Selbstvorsorge zu ziehen sind?
- Weiß der Patient, wie er Krankheitsanzeichen bei sich selbst erkennen kann (Plaque, Karies, Gingivitis vs. saubere entzündungsfreie Zahnfleischsäume)?
- Weiß er schon, wie er den Erfolg seiner prophylaktischen Maßnahmen selbst kontrollieren kann?
- Versteht der Patient die Zusammenhänge zwischen Ernährung und Karies, zwischen der Plaquebildung und seinen Indexwerten?
- Weiß der Patient über Fluoride und nützliche Mundpflegeprodukte Bescheid (Nutzen, Anwendungsweise)?

Das Vorliegen/Nichtvorliegen dieser Kenntnisse muß nicht stur abgefragt werden, sondern läßt sich so nebenbei im Gespräch (= zweiseitiger Dialog) rund um die Zahnpflegedemonstration erfahren. Einfaches Schlagwortwissen wie „nach jeder Mahlzeit die Zähne putzen", „Zucker verursacht Karies" oder „zweimal im Jahr zum Zahnarzt" reicht nicht aus. Die Zusammenhänge müssen vom Patienten verstanden werden und auf die eigene Gebißsituation bezogen werden können.

Auch diese Fragen sollten nicht per Katalog hintereinander abgefragt werden. Sinnvoller ist ein **„offener" Einstieg**, der wieder von der konkreten Erkrankung des Patienten ausgeht:

„Aus Ihrem Krankenblatt ersehe ich, daß Sie in den letzten Jahren immer wieder Karies und auch Sekundärkaries um bereits gelegte Füllungen herum bekommen haben? Haben Sie eine Vorstellung, wie es zu diesen Löchern an den Zahnzwischenräumen kommt?"

Analyse der Defizite (Tab. 11-1). Ein **Wissensdefizit** liegt vor, wenn die Kenntnisse fehlen, warum und wie Zahnpflege betrieben werden muß. Der entsprechende präventive

Tabelle 11-1 Wichtige Begriffe zur Verhaltensdiagnostik bei der zahnärztlichen Individualprophylaxe (nach *Weinstein, Getz* und *Milgrom*, 1989).

Wissens-defizit	Kenntnisse fehlen, warum und wie Zahnpflege betrieben werden muß. Verständnis für die Zusammenhänge der Krankheitsentstehung und der Präventionsmöglichkeiten fehlen. **Interventionsansatz:** Wissen und Verständnis wirksam vermitteln
Fertigkeits-defizit	Manuelle Fertigkeiten im Umgang mit der Zahnbürste und/oder der Zahnseide sind unzureichend. Patient kann z.B. die Rückstände einer Plaqueeinfärbung nicht selbst entfernen. **Interventionsansatz:** Handhabungen demonstrieren, Übungen anleiten, Effekte kontrollieren
Durch-führungs-defizit	Der Patient weiß und kann alles Notwendige, führt das gewünschte Verhalten aber nicht hinreichend durch. **Interventionsansatz:** Vertiefte Motivationsanalyse; erneute Motivierung; ggf. Bedingungen der Durchführung ändern – oder notfalls Patient für (vorläufig?) „ungeeignet" erklären

Interventionsansatz ist, Wissen und Verständnis im notwendigen Ausmaß zu vermitteln (s. Kap. 11.5.3).

Ein **Fertigkeitsdefizit** liegt vor, wenn die Fertigkeiten zum Umgang mit der Zahnbürste und/oder Zahnhölzchen/Zahnseide fehlen. Wenn es dem Patienten z.B. nicht gelingt, seine angefärbte Plaque restlos wegzuputzen. Als Interventionsansatz muß hier ein Fertigkeitstraining erfolgen, also die Demonstration, die angeleitete Übung und eine Kontrolle der notwendigen Handlungen (s. Kap. 11.5.4).

Bei Patienten, die bisher noch nicht oder nur laienhaft präventiv betreut wurden, kom-

men häufig beide Defizite gemeinsam vor. Es kommt dann darauf an, das Ausmaß der Defizite im einzelnen festzustellen und im gegebenen Maße das Verständnis zu fördern und die notwendigen Fähigkeiten zu trainieren.

Ein **Durchführungsdefizit** kann nur bei Patienten vorkommen, die bereits prophylaxeerfahren sind. Ihnen wurde bereits alles Wissenswerte berichtet und alles Notwendige gezeigt. Dennoch führen sie nicht die notwendige Mundpflege durch. Ursache kann eine unwirksame „Pseudo-Prophylaxe" sein, die nicht fachgerecht ausgeführt wurde und den Patienten nicht wirklich angesprochen hat. Falls die Wissensvermittlung und das Fertigkeitstraining allerdings optimal waren, hat die Motivierung nicht ausgereicht. Der Patient hat noch nicht klar genug erkannt, warum er für sich (nicht für uns!) eine konstante bessere Zahnpflege durchführen muß. Der Interventionsansatz ist in diesem Falle eine „vertiefte Motivationsanalyse" mit einer erneuten Motivierung (Kap. 11.4).

Welche Folgen haben die existierenden Verhaltensweisen? Die Wissens- und Pflegedefizite des Patienten führen in der Regel zu Plaquerückständen im Gebiß und zu Schädigungen der Zähne und des Zahnfleisches. Aus diesen Zusammenhängen ergibt sich auch das Risiko des Patienten, weitere Oralerkrankungen zu bekommen. Diese Zusammenhänge sollten aber auch dem Patienten möglichst anschaulich geschildert werden, da sie ein wesentliches Element der Motivierungsstrategie (s. Kap. 11.4.2) darstellen. Die Logik derartiger „Wenn Sie diese Art der Pflege beibehalten, dann wird sich der bisher entstandene Schaden nicht abbremsen lassen"-Sätze verstehen alle über zehnjährigen Patienten sehr gut.

Welche Faktoren erschweren zur Zeit eine bessere Mundhygiene? Abschließend sollte die Frage geklärt werden, welche körperlichen und welche psychischen Umstände eine Verbesserung der Zahnpflege erschweren können. An physischen Faktoren sind vor allem zu nennen: Gebißunregelmäßigkeiten, kieferorthopädische Apparaturen, Mängel in der motorischen Koordinationsfähigkeit (vor allem bei Kindern und Behinderten). Schlechte Füllungen und überstehende Kronenränder sollte der Zahnarzt schon beseitigt haben, bevor er den Patienten zur Prophylaxe delegiert.

Zu den psychologischen und sozialen Faktoren, die eine bessere Zahnpflege behindern können, zählen persönliche Probleme (z.B. Phase der „Null-Bock"-Mentalität oder eine Ehekrise), soziale Probleme (kein Geld für die Pflegemittel) oder familiäre Einstellungen (z.B. „Da haben wir noch ganz andere Probleme, das soll mal der Zahnarzt machen!").

11.3.6 Abklärung der Mitarbeitsbereitschaft

Die Abklärung, ob der Patient zur aktiven Mitarbeit an einem Prophylaxe-Programm bereit ist oder nicht, zählt zu den wichtigsten psychologischen Aufgaben im Rahmen der Prophylaxe überhaupt. Hier entscheidet sich, ob der Zeitaufwand einer Prophylaxe gerechtfertigt ist. Wer kennt nicht die Situation, in der ein Patient „aufgeklärt" wird, worüber er offensichtlich (Mimik, nonverbale Reaktionen!) gar nichts hören möchte? *Weinstein* et al. (1989) bezeichneten die Feststellung der Problemeignerschaft und der Mitarbeitsbereitschaft als ersten und wichtigsten Schritt der Individualprophylaxe. Sie beobachteten, daß bei der Prophylaxe der Patient sein Problem und Anliegen oft gar nicht erkennt, sondern empfindet, die Prophylaxe-Helferin habe ein Problem, indem sie andauernd versucht, ihm etwas über Zahnpflege beizubringen. „Vielleicht ist die nur zu faul, bei mir den Zahnstein und die Plaque zu entfernen", mag er sich denken. Diese Optik ist aber grundlegend falsch und führt zu vielen Mißerfolgen. Bereits vor jeglichen prophylaktischen Unterweisungen und Demonstrationen sollte also abgeklärt und klargestellt werden, daß wir uns nur bemühen, um dem Patienten Hilfestellung bei der Lösung seiner Gebißerkrankungen zu geben.

Dazu muß der Patient:

- **erkennen, daß er selbst ein Gesundheitsproblem hat** (z.B. können wir fragen: „Ist es Ihnen egal, wenn Sie immer wieder neue Löcher in den Zähnen kriegen?", „Wissen Sie, daß wir an diesem Zahn die Füllung schon zum dritten Mal in sieben Jahren erneuern müssen?", „Ist es Ihnen denn wirklich gleichgültig, schon bald eine Brücke bekommen zu müssen?")
- **sich selbst für dieses Problem auch zuständig fühlen,** und nicht die Verantwortung dafür an andere abschieben. Hier hilft die Feststellung oder die Frage: „Leider kann ich nicht täglich Ihre Plaque entfernen.", „Wären Sie bereit, für ein gesundes Zahnfleisch mehr Zeit bei der Zahnpflege aufzuwenden?"

Nur wenn der Patient offen seine Bereitschaft zur Änderung seiner Verhaltensweisen (Mundhygiene, Ernährung, Fluoridierung, regelmäßige zahnärztliche Kontrollbesuche) erklärt hat, lohnt es sich, ihm ein Prophylaxe-Programm anzubieten. Ob dem Patienten ein „volles Programm" oder nur einzelne Präventionsschritte angeboten werden, hängt weiter von seiner Änderungsfähigkeit und Compliance (Mitarbeit) ab. Die **Änderungsfähigkeit** kann man bereits vor dem Programmstart noch während der Anamnese abschätzen, indem man Fragen zu beantworten versucht:

- Wie ist das allgemeine Gesundheitsbewußtsein ausgeprägt?
  Günstige Prognose: treibt gerne Sport, ernährt sich gesund, hat schon mal ein Diät-Programm oder eine Raucherentwöhnung o.ä. erfolgreich durchstanden.
  Ungünstige Prognose: raucht, hat deutliches Übergewicht, wirkt ungepflegt.
- Worauf führt der Patient seine Erfolge und Mißerfolge zurück (locus of control)?
  Günstige Prognose: vertraut auf eigene Anstrengungen, setzt sich realistische Ziele.
  Ungünstige Prognose: glaubt an Glück, Pech, Schicksal, Vererbung, Horoskope.
- Verfügt der Patient über funktionierende soziale Unterstützung?

Günstige Prognose: beide Ehepartner oder ganze Familie wollen Zahnpflege verbessern.

Ungünstige Prognose: wenn z.B. der Mutter die Bedeutung der Zahnpflege nicht bewußt ist.

- Leidet der Patient gerade unter Streß oder Konflikten?

Günstige Prognose: ruhige, gesicherte Lebenssituation, keine großen Belastungen.

Ungünstige Prognose: Lebenskrise, familiäre oder berufliche Belastungen, Dauerstreß.

Nicht jeder Patient sollte durch ein Routineprogramm geschleust werden. Wichtig ist die Auswahl der Personen, mit denen man präventiv arbeiten möchte. Persönliche Eigenschaften haben einen bedeutsamen Einfluß auf die Ergebnisse der Individualprophylaxe. Gerade am Anfang der selbständigen Arbeit mit Patienten ist es wichtig, selbst genügend Erfolgserlebnisse zu haben, um nicht bald zu resignieren oder frustriert den falschen Schluß zu ziehen: „Die Patienten sind ja alle dumm, die wollen ja gar nichts von der Zahnpflege wissen!"

11.4 Methoden der Motivierung

Motivieren bedeutet, Menschen durch Überzeugung zu bestimmten Handlungen und Verhaltensweisen zu bewegen. Erfolgreiche Individualprophylaxe ist ohne Motivation nicht denkbar.

11.4.1 Zur Motivierbarkeit von Patienten

Ein Drittel der Patienten (je nach Praxislage 20–40%) braucht nach allgemeiner Einschätzung gar nicht motiviert zu werden, da sie bereits motiviert sind. Sie erwarten von ihrem Zahnarztteam eine genaue Aufklärung über ihren Gebißzustand und darüber, was sie selbst für ihre Zahngesundheit tun können. Man rennt bei ihnen praktisch „offene Türen" ein. Ein weiteres Drittel der Patienten (30–50%) könnte zu einer verbesserten

Mundpflege motiviert werden, wenn der Zahnarzt und seine Prophylaxehelferin es richtig anstellen. Es verbleibt ein letztes Drittel (10–30%), bei dem in der Tat alle Motivierungsversuche scheitern müssen, da diesen Patienten der grundlegende Bildungshintergrund und die Zukunftsorientierung fehlen. Zudem haben sie oft vielfältige gravierendere Probleme (Arbeitslosigkeit, sozialen Streß). Auch der finanzielle Faktor spielt hier eine Rolle: nicht jede Familie kann sich alle acht Wochen neue Zahnbürsten und teure Zahnpasten für alle Familienmitglieder leisten.

Dennoch kann auch für diese Patienten viel getan werden (professionelle Zahnreinigung in regelmäßigen Intervallen, Fluoridierung, Versiegelung); wegen der geringen Compliance dieser Patienten dürfen diese Maßnahmen allerdings keinen großen Eigenanteil der Patienten enthalten.

Die psychologische Aufgabe ist hier, diese Patienten zu entdecken (s. Kap. 11.3.6). Unmotivierte Patienten „belehren" zu wollen, ist wenig sinnvoll. Durch ein aufgezwungenes Gespräch verschließen sich diese Patienten nicht nur noch mehr, sondern sie lassen sich zur Abwehr dieser unerwünschten „Aufklärung" nur noch unlogischere Argumente einfallen („Killerphrasen") als ohnehin schon. Daher sollte man diesen Patienten zu einem Zeitpunkt Hilfe anbieten, zu dem sie dazu bereit sind und sie nicht allzusehr bedrängen.

Die Herausforderung besteht somit vor allem darin, die mittlere Gruppe so zu motivieren, daß sie begierig ist, mehr über die Möglichkeiten ihrer Gebißgesundheit zu erfahren und diese dann in tägliche Handlungen umzusetzen. Dafür wurde von dem amerikanischen Dentalpsychologen *Chambers* (1986) ein **dreistufiges Vorgehen** vorgeschlagen.

11.4.2 Drei Schritte der Motivierung

- **Erster Schritt:** Dem Patienten muß möglichst sachlich aufgezeigt werden, wohin sein derzeitiges Pflegeverhalten führen wird:

– weitere Kariesläsionen und Zahnfleischentzündungen,
– baldige Funktionseinbußen (Aussehen, Kauen, Sprechen),
– vorzeitiger Zahnverlust, der durch Brücken, Prothesen oder Implantate aufwendig ersetzt werden muß,
– hohe Kosten, lange Behandlungssitzungen, Schmerzen.
• **Zweiter Schritt:** Dem Patienten muß geholfen werden, sich an seine eigenen Werte zu erinnern:
– gesund sein und bleiben,
– ein langes Leben, gutes Aussehen,
– beliebt sein, schlau sein, fit sein,
– zu den Besseren/Schlaueren gehören.

Erkennt der Patient, daß er mit seinem derzeitigen Verhalten seine persönlichen Ziele nicht erreichen kann, fragt man ihn, ob er sich nicht verbessern möchte. Der Patient muß entscheiden, ob er Instruktionen möchte und ob wir ihm dabei helfen sollen.

• **Dritter Schritt:** die eigentliche Verhaltensänderung auf seinen Wunsch hin:
– die notwendigen Informationen erteilen (Wissensvermittlung),
– die richtigen Hilfsmittel und das richtige Vorgehen demonstrieren,
– dies mit ihm üben und vorhandene Unfertigkeiten partnerschaftlich korrigieren (Fertigkeitstraining),
– das Gelernte in einer späteren Sitzung überprüfen und gegebenenfalls erneut korrigieren, bevor mit dem nächsten Schritt fortgefahren wird.

11.4.3 Bedingungen für eine erfolgreiche Motivierung

Das Erzeugen von Angst, Wecken von Schuldgefühlen oder Beschämen des Patienten hat sich als unwirksam und sogar kontraproduktiv erwiesen. Ebenso läßt sich gegen den emotionalen Widerstand von Vorurteilen und Glaubenssätzen („Fluoride sind Chemie, also sind sie giftig"!) schlecht motivieren. Manche Personen sind (besseren) Argumenten und wissenschaftlichen Sachverhalten

gegenüber nicht offen, sondern gefühlsmäßig voreingenommen.

Für eine erfolgreiche Motivierung sollten drei Bedingungen erfüllt sein:

• Der Patient muß überhaupt motivierbar sein.
• Das Ziel muß eindeutig sein (d.h. erkennbar, erreichbar, realistisch, wünschenswert).
• Der Zahnarzt und die Prophylaxehelferin müssen selbst eindeutig vom Nutzen der Prophylaxe und von der Wirksamkeit ihrer Methoden überzeugt sein.

11.5 Das Präventionskonzept der „oral self care" im Überblick

11.5.1 Konzept der sechs Schritte (nach Weinstein et al.)

Weinstein et al. (1989) haben das praktisch-präventive Vorgehen vieler Zahnärzte untersucht und eine Mängelanalyse erstellt, aus der sie ein strategisches Konzept entwickelten, nach dem Zahnärzte ihre Patienten häufiger und sicherer zu einem andauernden Prophylaxeerfolg führen können. Dieses Konzept umfaßt sechs Schritte, die sinnvollerweise auf zwei bis fünf Sitzungen aufgeteilt werden. Tabelle 11-2 faßt die sechs Schritte zusammen.

11.5.2 Zielbestimmung und Interventionsplanung

Da die ersten beiden Schritte bereits ausführlich beschrieben wurden (s. Kap. 11.3.5), soll im folgenden näher auf die übrigen Schritte eingegangen werden. Wie die konkreten Zwischenziele gefunden und die ersten Interventionsschritte geplant werden, soll folgendes Beispiel deutlich machen.

Beispiel:
Erstes Zwischenziel kann sein, die Zahnbürsttechnik effektiver zu machen, so daß der Zahnfleischsaum und die Zahnzwischenräume besser gereinigt werden können.

Tabelle 11-2 Übersicht über den Prozeß der Verhaltensänderung.

1. Schritt: Feststellung der Problemeignerschaft und Bereitschaftsabklärung	**4. Schritt: Konkrete Planung der prophylaktischen Intervention**
– Wer hat das Problem? (nicht ausreichende Mundpflege; Zahnschäden)	– Bei Vorliegen eines Wissensdefizits müssen die notwendigen Informationen sachgerecht vermittelt,
– Ist Bereitschaft vorhanden, daran zu arbeiten? Oder kann sie geweckt werden?	– bei Vorliegen eines Fertigkeitsdefizits die notwendigen Fertigkeiten demonstriert und trainiert,
	– bei Vorliegen eines Durchführungsdefizits muß eine vertiefte Motivationsanalyse zur Erkundung der Ursachen durchgeführt werden.
2. Schritt: Analyse des bisherigen Zahnpflegeverhaltens	– Zur Planung der Einstellungs- und Verhaltensänderung gehört vor allem, **wie** die bisherige automatisierte Zahnpflegegewohnheit verändert und langfristig auf einem höheren Niveau neu stabilisiert werden kann.
– Per Anamnese und „Vorputzen" feststellen, welches Pflegeverhalten bereits vorliegt und richtig gemacht wird bzw. was noch fehlt oder falsch gemacht wird (Ausgangslage).	**5. Schritt: Die eigentliche Interventionsdurchführung**
– Art des Problems: zuwenig, zuviel, zu oberflächlich? Falsche Hilfsmittel? Falscher Zeitpunkt, falsche Technik, fehlende Systematik?	– Der Interventionsplan muß jetzt unter Beachtung von lernpsychologischen Prinzipien (s.u.) umgesetzt werden. Bei Nichterreichen eines Zwischenziels müssen die Schwierigkeiten des Patienten offen besprochen und analysiert werden.
– Liegt ein Wissens-, ein Fertigkeits- oder ein Durchführungsdefizit vor?	– Gegebenenfalls Modifizierung der Zielsetzung oder des Interventionsplanes.
3. Schritt: Bestimmung der kurz- und langfristigen Präventionsziele	**6. Schritt: Festigung des neuen Gewohnheitsmusters**
– Aufgrund des zahnmedizinischen Befundes und weiterer Erkrankungsrisikos, der Gesamteinschätzung der Persönlichkeit und der Analyse der individuellen Pflegedefizite wird das im Endeffekt angestrebte Pflegeniveau dieses Patienten festgelegt.	– Damit das neue Gewohnheitsmuster nach Beendigung der prophylaktischen Anleitung nicht nachläßt oder wieder zusammenbricht, sollten bestimmte Vorkehrungen getroffen werden (z.B. Rückfall-Prophylaxe; Recall).
– Um dieses zu erreichen, wird es in mehrere kleinere, konkret erreichbare Zwischenschritte für die einzelnen Prophylaxe-Sitzungen aufgeteilt.	

Um die alte „Pseudozahnpflege" zugunsten dieser neuen aufwendigeren Pflegetechnik aufzugeben, wird vorgesehen, vor der Instruktion und nach einer Woche des häuslichen Übens Zahnpflege-Indizes zu erheben, die angeben, bis zu welchem Wirkungsgrad der Patient seine schädlichen Zahnbeläge entfernen konnte. Durch die Differenz des alten unbefriedigenden zum neuen besseren Index-Wert soll dem Patienten bewußt werden, daß er selbst mit der neuen Pflegemethode „seinem Ziel", seine Zahngesundheit zu erhalten, wesentlich näher kommt.

Erst später werden nach deutlich herausgestellten Anfangserfolgen die Mundpflegezeitpunkte optimiert (z.B. Zahnpflege nach dem Frühstück) oder zusätzlich die Benutzung der Zahnseide gelehrt.

Schließlich werden die geplanten prophylaktischen Interventionen durchgeführt, der Interventionsplan überwacht und gegebenenfalls modifiziert.

11.5.3 Wissensvermittlung

Bei der Informationsvermittlung sollte beachtet werden:

- Die Vorbereitung des Patienten: er muß es wissen wollen! Wenn der Patient nicht interessiert und aufmerksam zuhört, haben wir einen Fehler gemacht! (z.B. Monolog nach „Schema F"?)

- Das „Setting" muß stimmen: Prophylaxe-raum, aufrechte Sitzhaltung, Waschbecken, beleuchteter Vergrößerungsspiegel, Zeit und Ruhe, keine Behandlungserwartung mehr.
- Der Umfang der Aufklärung orientiert sich an den Wissensdefiziten des Patienten. Ein sinnvoller Umfang hängt ab von dem objektiv Notwendigen und von der subjektiven Aufnahmebereitschaft und Verständnisfähigkeit des Patienten. Die meisten erwachsenen Patienten schätzen eine sachliche individuelle Aufklärung, die ihnen ein Verständnis der wichtigsten Zusammenhänge (Krankheitsentstehung, Gegenmaßnahmen) ermöglicht.
- Die Qualität der Informationsvermittlung wird durch die Verständlichkeit der Inhalte festgelegt. Die Beachtung von **fünf rhetorischen Grundprinzipien** (*Schneller* et al., 1990) kann die Aufmerksamkeit, das Verständnis und die Behaltensleistung steigern:
  - Strukturierung des Gesprächs (Gliederung; logischer, systematischer Aufbau),
  - Einfachheit der Sprache (bekannte Wörter, kurze Sätze),
  - Prägnanz (weder zu kurz noch zu weitschweifig),
  - Stimulanz (bildhafte Vergleiche und einprägsames Anschauungsmaterial),
  - Einbindung des Patienten in das Gespräch (interaktiver Kommunikationsstil, „entdeckendes" Lernen).
- Sinnvolle Medien sind stets individuell auszuwählen und gezielt einzusetzen. Der Problem- und Situationsbezug sollte immer erkennbar bleiben. Vorsicht ist bei Dia-Serien oder einem Gedudele von „Aufklärungsvideos" im Wartezimmer geboten! Am besten bewährt haben sich selbst zusammengestellte Prophylaxe-Atlanten.
- Der Information sollte die Umsetzung in konkrete Handlungen folgen. Das Spiralenmodell (Erklären – Demonstrieren – Einüben – Rückmeldungen über die Effektivität geben) hat sich für die einzelnen Prophylaxeschritte bestens bewährt (Abb. 11-4).

- Weitere Grundregeln einer effektiven Informationsvermittlung sind:
  - von sich aus erklären, nicht auf Fragen warten, aber auch nicht monologisieren!
  - Gesprächsregeln vereinbaren (Patient zum Unterbrechen und Nachfragen auffordern),
  - ein gemeinsames Problemverständnis fördert die Mitarbeit des Patienten,
  - Schlüsselinhalte am Beginn,
  - am Schluß zusammenfassen (lassen), konkrete Aufgaben festlegen, eventuell noch eine gute Broschüre mitgeben, die das Gesagte unterstreicht.

Mögliche **Fehler** bei der Informationsvermittlung sind:
- am Patienten „vorbeireden", seine Problematik und die Situation nicht berücksichtigen,
- seine Verständnisfähigkeit unterschätzen oder überschätzen,
- zuviel auf einmal vermitteln wollen,
- autoritäres Vorgehen (lautes Sprechen, geringe körperliche Distanz, Rechthaberei) führt zu „emotionalem Abschalten",
- Verallgemeinerungen oder Entlarvungen („Hab' ich's mir doch gedacht!") wirken entwürdigend,
- zumindest anfangs keine Kritik äußern, niemals Schuldgefühle wecken.

11.5.4 Fertigkeitstraining

Das Herzstück jeder Prophylaxe-Unterweisung ist das Fertigkeitstraining. Es sollte erst begonnen werden, nachdem beim Patienten das Wissen und die Einsicht vorhanden sind, wozu (für welchen Zweck) und warum (aus welchem Grund) dies für ihn notwendig ist. Man geht dabei immer vom bisherigen Ausführungsniveau des Patienten aus, das man sich anfangs demonstrieren läßt. Man kann alte Gewohnheiten (z.B. die Bürsttechnik) qualitativ verbessern wollen oder sie quantitativ steigern wollen (z.B. zweimal tägliche Zahnpflege statt einmal), oder man möchte die bisherigen Pflegehandlungen um eine neue (z.B. Zahnseidebenutzung) ergänzen.

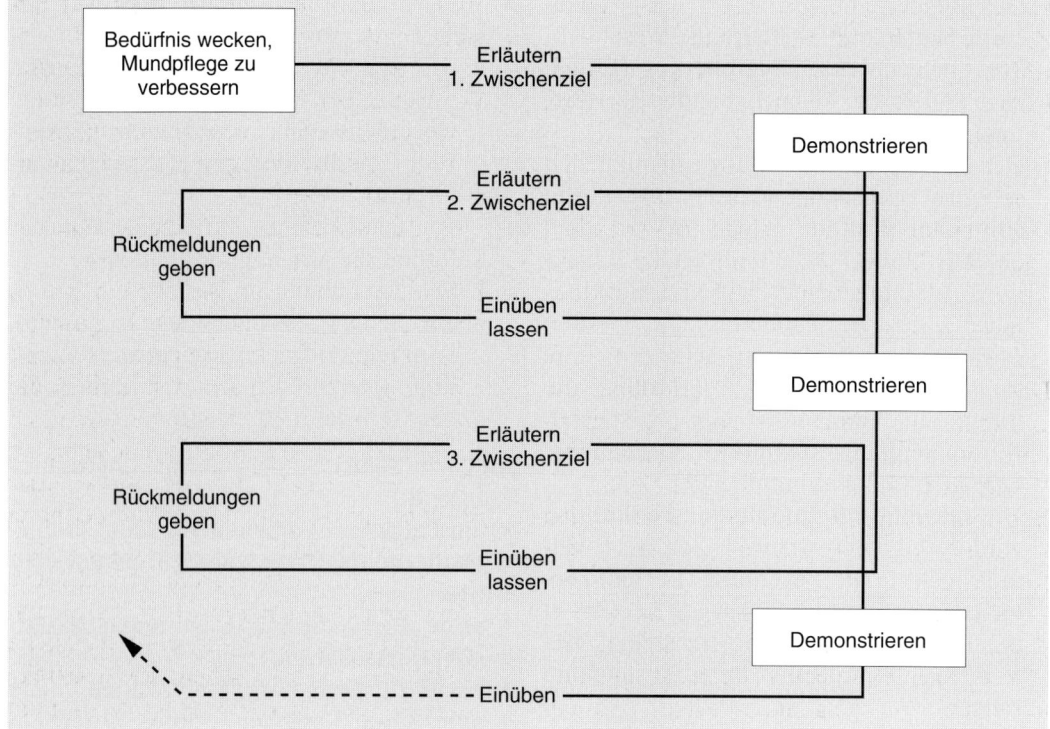

Abb. 11-4 Ablaufschema des Verhaltenstrainings zu einer wirksamen Mundpflege.

Aus psychologischer Sicht sind dies drei unterschiedlich schwierige Aufgaben. Entsprechend muß man den Trainingsansatz planen und durchführen, um wirksam zu sein.

Grundsätzlich kann bei größeren Pflegedefiziten dem Patienten nicht alles auf einmal erklärt und demonstriert werden. Die Anforderungen einer solchen Verhaltensumstellung wären zu hoch, so daß er wahrscheinlich nichts davon umsetzen würde. (Dies hätte nichts mit der Faulheit des Patienten zu tun, sondern mit falscher Anleitung!) Es sollte ein Vorgehensplan aufgestellt werden und über mehrere Sitzungen stufenweise durchgeführt werden. Die Anforderungen und Schwierigkeiten sollen stufenweise, langsam, aber stetig erhöht werden (s. Abb. 11-4).

Dabei wird dem Patienten zunächst das **erste Zwischenziel** erläutert, z.B. die Verbesserung seiner Zahnpflegetechnik, um besser die innen gelegenen Zahnfleischsäume reinigen zu können. Am Modell werden die Gebiete gezeigt, auf die es ankommt, die Haltung der Zahnbürste und die korrekten Bürstbewegungen werden demonstriert, dann sollte der Patient selbst üben. Dabei sollten ihm freundlich-sachliche Rückmeldungen gegeben werden und z.B. seine Handhabung der Bürste korrigiert werden, bis er sein Ziel gut und sicher in der Praxis vormachen kann. Der Patient sollte ausdrücklich für seine Geschicklichkeit gelobt werden, ebenso, wie betont werden muß, was für Vorteile mit dieser Technik gegenüber seiner alten „Pseudozahnpflege" verbunden sind. Dann bekommt er als Hausaufgabe, diese Technik bis zum nächsten Mal täglich konzentriert durchzuführen. Dieses wird ihm nicht verordnet, sondern in beiderseitigem Einvernehmen abgemacht.

In der nächsten Sitzung, meist eine Woche später, wird zunächst erfragt:
ZMP: „Wie sind Sie denn mit der Übung zurechtgekommen?"

Patient: „Och, ganz gut, nur an dem einen Zahn habe ich noch Schwierigkeiten."

ZMP: „Okay, die betrachten wir gleich näher. Haben Sie denn zu Hause regelmäßig üben können?"

> Bei einer guten Arbeitsbeziehung wird der Patient offen über seine Schwierigkeiten oder Mängel sprechen können, da er ein Ziel hat und weiß, daß wir ihm dabei helfen wollen.

Dennoch muß bei dieser Kontrollbesprechung auf die Glaubwürdigkeit der Darstellung, das noch vorhandene Engagement des Patienten und auf seine aktuelle Bedürfnislage geachtet werden. Seine Schwierigkeiten werden besprochen, ggf. noch nötige weitere Korrekturen in der Pflegetechnik gegeben. Besteht der Eindruck, der Patient beherrscht den ersten Verhaltensschritt jetzt sicher, wird zum **zweiten Zwischenziel** übergegangen und mit der Erläuterung dieses Zieles und der entsprechenden Demonstration begonnen (z.B. der vollständigen Bass-Technik und -systematik). Das Fertigkeitstraining kann beendet werden, wenn der Patient die Zahnpflege sicher beherrscht und den Erfolg selbst kontrollieren kann. Damit sollte er seine orale Situation einigermaßen stabil halten können.

11.5.5 Festigung des neuen Gewohnheitsmusters

Durch die angeleiteten und kontrollierten Übungen in den zwei bis fünf Wochen während des Intensivtrainings ist der Beginn der Umstellung von den alten uneffizienten Verhaltensweisen zu einem neuen Gewohnheitsmuster gebahnt. Damit dieses neue Gewohnheitsmuster nach der Beendigung der Interventionen und Kontrollen nicht nachläßt oder wieder zusammenbricht, können schon in den beiden letzten Prophylaxesitzungen bestimmte Vorkehrungen getroffen werden.

Nach *Weinstein* et al. (1989) sind die **Leitideen:**

- Langsamer Abbau der zahnärztlichen Kontrolle und Unterstützung: z.B. können

zwischen der vorletzten und letzten Sitzung bei der Prophylaxehelferin nicht wie vorher eine Woche, sondern zwei oder drei Wochen liegen.

- Vermehrte Übernahme von Selbstkontrolle und -verantwortung durch den Patienten. Die Fremdverstärkung wird abgebaut und der Patient zu Möglichkeiten der Selbstverstärkung angeleitet.

- Diskussion über das Verhalten bei/nach einem möglichen Rückfall: Wer so systematisch wie beschrieben eine effektive Zahnreinigungstechnik erlernt hat und dabei auch verstanden hat, worum es eigentlich genau geht, der verlernt die grundlegenden Prinzipien nie mehr. Bei Jugendlichen oder in Lebenskrisen kann es aber dennoch sein, daß die tägliche Ausführung in der notwendigen Gründlichkeit phasenweise „vergessen" werden kann (z.B. bei einem Ferienaufenthalt). Ist solche „menschliche Schwäche" vorherzusehen, kann bereits während der letzten Prophylaxe-Sitzung darüber gesprochen werden, wie sich der Patient dann verhalten sollte. In der Regel ist er jetzt in der Lage, nach so einem Rückfall bald selbst wieder zur neuen Gewohnheit zurückzukehren.

- Festlegung des nächsten Recall-Termins zur Auffrischung und Erfolgskontrolle. Bleiben dennoch Zweifel über die weitere Mitarbeit des Patienten, sollte der nächste Recall-Termin schon in zwei oder drei Monaten angesetzt werden; erst bei Beibehaltung der erlernten Gewohnheit könnte danach z.B. auf ein Sechs-Monats-Recall übergegangen werden.

11.5.6 Vorgehen beim Durchführungsdefizit: Vertiefte Motivationsanalyse und gemeinsame Suche nach einem Ausweg

Kommt der Patient einige Monate nach dem intensiven Prophylaxe-Training wieder in die Praxis, wird er vom Zahnarzt und/oder der Prophylaxehelferin aufgefordert:

- die Veränderung seiner Mundpflege subjektiv zu beurteilen,

- den Trend seines individuellen Prophylaxe-Verhaltens zu bewerten,
- den Grad seines „Erfolgs" subjektiv mit anderen oder mit früher zu vergleichen.

Bei richtiger Patientenauswahl und guter Anleitung sollte es hier kaum unliebsame Überraschungen geben. Sollte im Einzelfall ein ausführlich unterwiesener Patient dennoch bei seinen alten uneffektiven Zahnpflegegewohnheiten geblieben sein, gilt es im Gespräch und auch mit realistischer Selbstkritik, die Gründe dafür herauszufinden. Dabei ist sehr auf das Gesprächsklima zu achten, da eine „Kontrolle" wie eine „Abmahnung" klingen kann und vorhersagbar Ängste, Minderwertigkeitsgefühle oder Trotz hervorrufen kann. Es kann objektive oder subjektive Barrieren beim Patienten geben, die mittels weiterer Verhaltensanalyse herausgefunden werden können:

- Wann, unter welchen ganz konkreten Umständen zeigt der Patient das gewünschte Pflegeverhalten? Was empfindet er dabei, wie fühlt er sich? Was sind die unmittelbaren Konsequenzen dieses Verhaltens?
- Wann, unter welchen Bedingungen unterläßt der Patient das erforderliche Pflegeverhalten? Lassen sich mögliche Barrieren ausräumen (z.B. Gedränge im Badezimmer am Morgen)?
- Kann man die äußeren Umstände so verändern, daß der Patient die Zahnpflege nicht „vergißt"? (z.B. Erinnerungskarte [Aufkleber] an den Spiegel kleben, Zahnseide auf die Spiegelablage legen, nicht zurück ins Schränkchen, etc.)
- Erscheint dem Patienten der Aufwand zu groß? Ist er vom Erfolg der Zahnpflege nicht überzeugt?

Versteht man dadurch die spezifische Situation und die Probleme des Patienten besser, kann man gemeinsam nach einem Ausweg suchen. Häufig hilft:

- die Bedingungen so zu verändern, daß das gewünschte Verhalten wahrscheinlicher wird (**Auslösereiz finden**),

- **nicht zuviel auf einmal erwarten,** in kleineren Schritten vorgehen. Oft muß man insbesondere junge Patienten bremsen, zu hohe Ansprüche an sich selbst zu stellen.
- wirksame Anreize **(Verstärker)** für regelmäßige und gründliche Zahnpflege einsetzen. Den Erfolg sichtbar (Anfärbung) oder zählbar (Vergleich von Indizes vorher – nachher) machen.
- empathisch, bei etwas hysterischer Persönlichkeitsstruktur sogar übertrieben die Fortschritte des Patienten herausstellen (Reduktion der Zahnfleischblutung, Rückgang der Schwellung, Plaquefreiheit, saubere Zunge, guter Geschmack, kein Mundgeruch, keine neuen Läsionen).
- nicht nur Gesundheitsmotive, auch Kraft, Aussehen, Lachen und Klugheit betonen.

11.6 Beurteilungsbogen zum eigenen Training

Ein Beurteilungsbogen mit den wichtigsten Charakteristika einer erfolgreichen Prophylaxesitzung für Zahnärzte ist bereits veröffentlicht worden (*Schneller* et al., 1990). Da er sich in Seminar- und Praxisfortbildungen erfolgreich einsetzen ließ, wird dieser Beobachtungsbogen zur Selbstüberprüfung oder zur Fremdbeurteilung erster prophylaktischer Trainingssitzungen hier in der Form für Prophylaxehelferinnen vorgestellt (Tabelle 11-3).

Er hat den Zweck, nach einer vollständigen Prophylaxesitzung selbst, in der Fortbildung von den anderen Fortbildungsteilnehmerinnen oder einer befreundeten Kollegin ausgefüllt zu werden, um zu erkennen, inwieweit die wesentlichsten psychologischen Prophylaxeschritte erfolgreich umgesetzt werden. Können alle Fragen mit „Ja" beantwortet werden, ist eine Einstellungs- und Verhaltensänderung des Patienten höchstwahrscheinlich. Dies ist in Frage gestellt, wenn nur eine negative Antwort („Nein", „Weiß nicht") auftaucht. In diesem Fall wird die achte Frage nach den Verbesserungsmöglichkeiten wichtig.

Tabelle 11-3 Beurteilungsbogen für Prophylaxe-Sitzungen (Form: Prophylaxehelferinnen [ZMP]).

	Ja	Nein	Weiß nicht
1. Hat die ZMP herausgefunden (bzw. ist sie sicher), ob die mangelnde Mundpflege des Patienten auf einem Wissens-, einem Fertigkeits- oder auf einem Durchführungsdefizit beruht?	[ ]	[ ]	[ ]
2. Haben Sie den Eindruck, daß die ZMP über Art, Form und Umfang der bisherigen häuslichen Zahnpflege (Ausgangslage) Bescheid weiß?	[ ]	[ ]	[ ]
3. Hat der Patient sein orales Problem erkannt und eindeutig die Bereitschaft signalisiert, daran aktiv (mit-)arbeiten zu wollen?	[ ]	[ ]	[ ]
4. Halten Sie die Wissensvermittlung der ZMP für patientenbezogen und effektiv? (Anwendung der 5 Verständlichkeitskriterien)	[ ]	[ ]	[ ]
5. Halten Sie den Demonstrations- und Übungsteil (das Fertigkeitstraining) für richtig indiziert und effektiv dargeboten? (ausreichend Lob?)	[ ]	[ ]	[ ]
6. Wie beurteilen Sie das soziale Klima? Ist die ZMP-Patienten-Beziehung hinreichend gut für eine dauerhafte Verhaltensänderung?	[ ]	[ ]	[ ]
7. Glauben Sie – alles in allem gesehen – daß der Patient durch diese Interventionen sein Pflegeverhalten langfristig verändern wird?	[ ]	[ ]	[ ]
8. Was müßte in der Interaktion mit diesem Patienten verbessert werden, damit er eine erfolgreiche Selbstvorsorge durchführen kann?	. . . .		

12 Praxis der Prophylaxe

Jean-François Roulet, Susanne Fath, Stefan Zimmer

12.1 Motivierung des Patienten

Jean-François Roulet

12.1.1 Grundsätzliches

Patienten zu Verhaltensänderungen zu bewegen, ist das Schwierigste in der Präventivzahnmedizin. Es gelingt nur, wenn die Patienten sich dazu aus freien Stücken entscheiden. Ziel der Motivierung ist es, den in Sekundenbruchteilen erfolgten Entschluß „jawohl, ich will" herbeizuführen. Damit ist die Motivierung jedoch noch nicht zu Ende, denn der Patient muß auf Grund des Wollens auch darin unterstützt werden, seinen Entschluß umzusetzen.

Somit läuft die Motivierung über mehrere Stufen ab, die aufeinander aufbauen:

- Konfrontation mit Information,
- Erkennen, daß Information für einen selbst wichtig ist,
- Entschluß, die Information für sich persönlich umzusetzen,
- Aneignen der neuen Verhaltensweise,
- Aufrechterhalten der neuen Verhaltensweise.

Auf dem Weg der Motivierung begibt sich der Behandler auf eine schwierige Gratwanderung. Informationsvermittlung ist einerseits wichtig, denn nur, wenn der Patient weiß, worum es geht, wird er in der Lage sein, sich für eine Veränderung zu entscheiden. Hier droht aber auch große Gefahr: Da die geforderte Verhaltensänderung primär unangenehm ist, wird der Patient dazu tendieren, **Verdrängungsmechanismen** aufzubauen, die darauf abzielen, die Information zwar zur Kenntnis zu nehmen, sie aber nicht auf sich selbst zu beziehen. Ein typisches Beispiel:

Der Arzt, der raucht, kennt sehr genau die gesundheitlichen Gefahren, hofft aber, daß es ihn selbst nicht trifft.

Der Versuch, den Patienten mit der Information zu konfrontieren, indem man ihn einbezieht, d.h. ihn betroffen macht, ist genau so wichtig wie gefährlich. Auch hier droht die Gefahr der geistigen Abschottung, die dazu führt, daß der Patient keine Empfehlung mehr von uns entgegennimmt, weil er sich negativ klassifiziert fühlt. Ein typisches Beispiel: Die Patienten wissen inzwischen alle, daß man die Zähne putzen sollte. Wenn nun in der ersten Sitzung, zwar wohlgemeint, der Zahnarzt oder die DH oder ZMF/P dem Patienten, auch nur zwischen den Zeilen, z.B. durch Anfärbung der Beläge, vermittelt, daß er ein „Oralschwein" sei, seine Zähne dreckig oder ähnliches seien, so wird der Patient mit aller Wahrscheinlichkeit seinen Behandler in Zukunft als Berater ablehnen, denn niemand will mit negativen Attributen, wie z.B. schmutzig, belegt sein.

> Zur Motivierung benötigt man neben innerer Festigkeit und eigener Überzeugung dessen, was vermittelt werden soll, auch viel Einfühlungsvermögen.

Schließlich sollte man sich bei der Informationsvermittlung auf das Vokabular und den Wissensstand des Patienten einstellen können. Es ist ein Unterschied, ob man einem Professor für Mikrobiologie oder einem medizinisch völlig Ungebildeten etwas über Plaque erzählt. In diesem Zusammenhang sei daran erinnert, daß die Patienten in der Regel die zahnmedizinische Fachsprache nicht verstehen. Für Zahnarzt, DH und ZMF/P selbstverständliche Begriffe sind in der Regel für Patienten völlig fremd. Sie wissen z.B.

nicht, was mesial oder distal ist. Daher muß man sich sehr darum bemühen, alles in einfacher, allgemein verständlicher Form zu erklären. Auch sollte man sich davor hüten, in einen Monolog zu verfallen, ähnlich wie dies Reiseführer oft tun, bei denen man den Eindruck hat, es laufe ein Tonband ab, das monoton plappert und nicht zu stoppen ist. Der Patient sollte möglichst schnell in die Aktion mit einbezogen werden.

Daraus wird klar, daß eine Motivierung persönlich erfolgen muß. Es ist nicht möglich, über einen anonym im Wartezimmer laufenden Videofilm Patienten zu motivieren. Ebensowenig eignen sich Informationsbroschüren, die im Wartezimmer ausliegen.

12.1.2 Techniken bei der ersten Motivierung

Am Ende der ersten Motivierung sollte der Patient „jawohl, ich will" sagen. Dieses Ziel erreicht man über zwei Mechanismen: das **Vermitteln von Information** über den Zusammenhang von Plaque und Karies bzw. Parodontalerkrankungen und die **Erzeugung von Betroffenheit** beim Patienten. Die Botschaft muß lauten: „Du bist krank, aber wir können gemeinsam etwas dagegen tun."

Erzeugung von Betroffenheit

Mehrere Wege führen hier zum Ziel. Bei der ersten Untersuchung muß man den Patienten auf das Problem, das er/sie hat, aufmerksam machen. **Dem Patienten muß demonstriert werden, daß er Plaque hat.** Eine gute Methode ist, dem Patienten einen Spiegel zu geben und die Beläge durch Abstreifen von den Zähnen zu zeigen.

In diesem Zusammenhang sollte man grundsätzlich darauf hinweisen, daß die Mundhygienebemühungen des Patienten positiv gesehen werden und daß Plaque an bestimmten Stellen vorhanden ist, weil die Mundhygienetechnik noch nicht ganz perfekt ist. Gleichzeitig ist dem Patienten an seinen eigenen Zähnen zu erläutern, daß diese Plaque pathologische Folgen hat. Findet man

eine gut sichtbare kariöse Läsion, kann sie dem Patienten gezeigt werden, mit dem kurzen Hinweis, daß die Plaque, die mit Substrat versorgt wird, daran schuld ist. Viel häufiger wird man aber Gingivitis finden. Daran kann man dem Patienten erklären, daß die Stoffwechselendprodukte der Mikroorganismen in der Plaque für den Körper Gifte sind und er sich mit einer Entzündung dagegen wehrt. Noch beeindruckender ist in der Regel, wenn man eine Blutung provoziert, um dem Patienten deutlich zu machen, daß sein Zahnfleisch krank ist. Dieses wird ihm/ihr einleuchten. Jetzt ist der Patient betroffen.

Man kann diese Betroffenheit unterstützen, indem man einen **Blutungsindex** aufnimmt. Der **Papillenblutungsindex** (PBI) hat sich hier gut bewährt (Abb. 12-1). Dem Patienten muß erklärt werden, was man tut und was die Zahlen bedeuten, die aufgeschrieben werden. Er wird dann ganz bestimmt aufmerksam zuhören. Als Alternative zum PBI kann man auch einen einfachen Blutungsindex in Anlehnung an den Plaqueindex von *O'Leary* verwenden. In diesem Fall wird pro beurteilter Fläche nur entschieden, ob es blutet oder nicht, und dem Patienten wird das Verhältnis blutender Flächen im Verhältnis zu allen vorhandenen Flächen in Prozentzahlen mitgeteilt. Der Vorteil eines solchen Vorgehens ist, daß dasselbe Schema für Blutung und für Mundhygienekontrolle (Plaque) verwendet werden kann (Abb. 12-2). Solche Indizes eignen sich auch gut für spätere Verlaufskontrollen. Besonders zu Beginn eines Prophylaxeprogramms wirken sich die dokumentierten Erfolge im Sinne einer verbesserten Mundgesundheit sehr motivationsfördernd aus.

Auch mit einem Phasenkontrastmikroskop (Abb. 12-3) kann man dem Patienten auf eindrucksvolle Art die Mikroorganismen seiner Plaque zeigen. Ein wenig Plaque wird abgestreift und in einem Tropfen Kochsalzlösung auf einen Objektträger gebracht. Sofort kann der Patient das rege Leben der Mikroorganismen in seiner Plaque im Mikroskop betrachten.

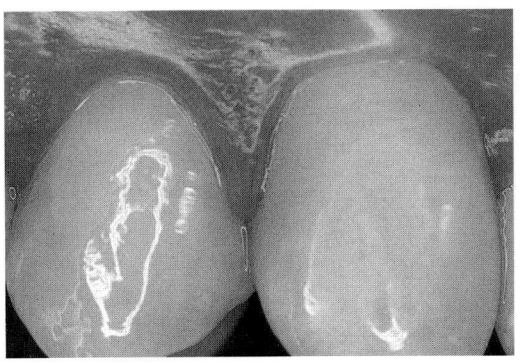

a

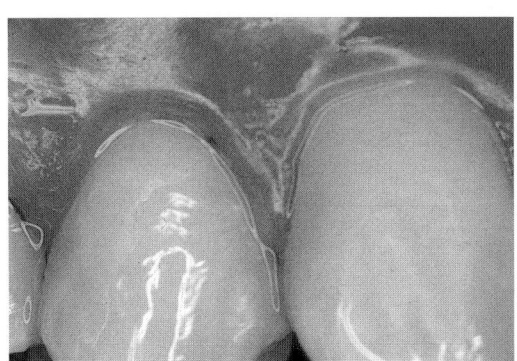

b

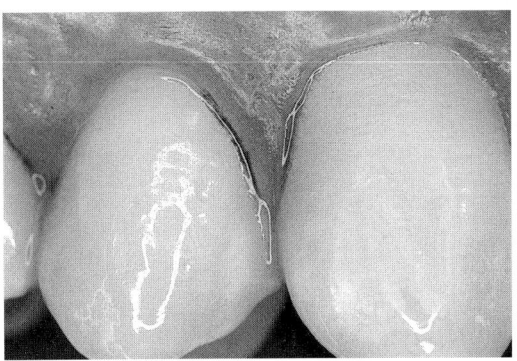

c

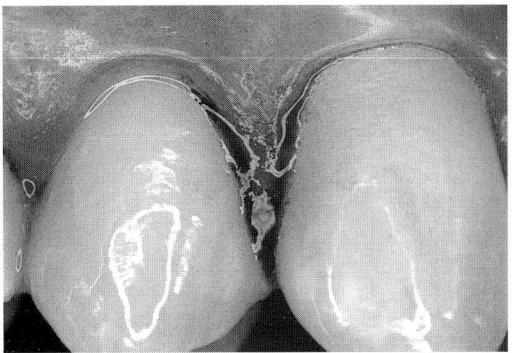

d

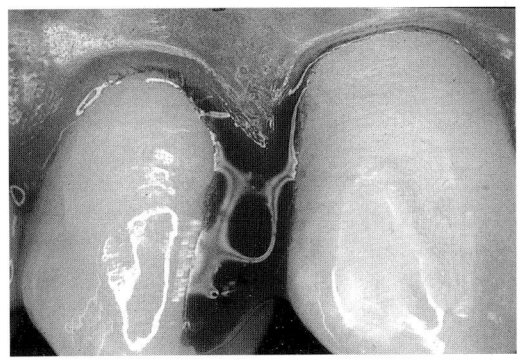

e

Abb. 12-1 Benotungen des Papillenblutungsindexes:
a) PBI-Grad 0: keine Blutung,
b) PBI-Grad 1: einzelne Blutpunkte,
c) PBI-Grad 2: Blutpunkte verlaufen zur Linie,
d) PBI-Grad 3: Interproximalraum füllt sich langsam mit Blut,
e) PBI-Grad 4: sofortige massive Blutung.

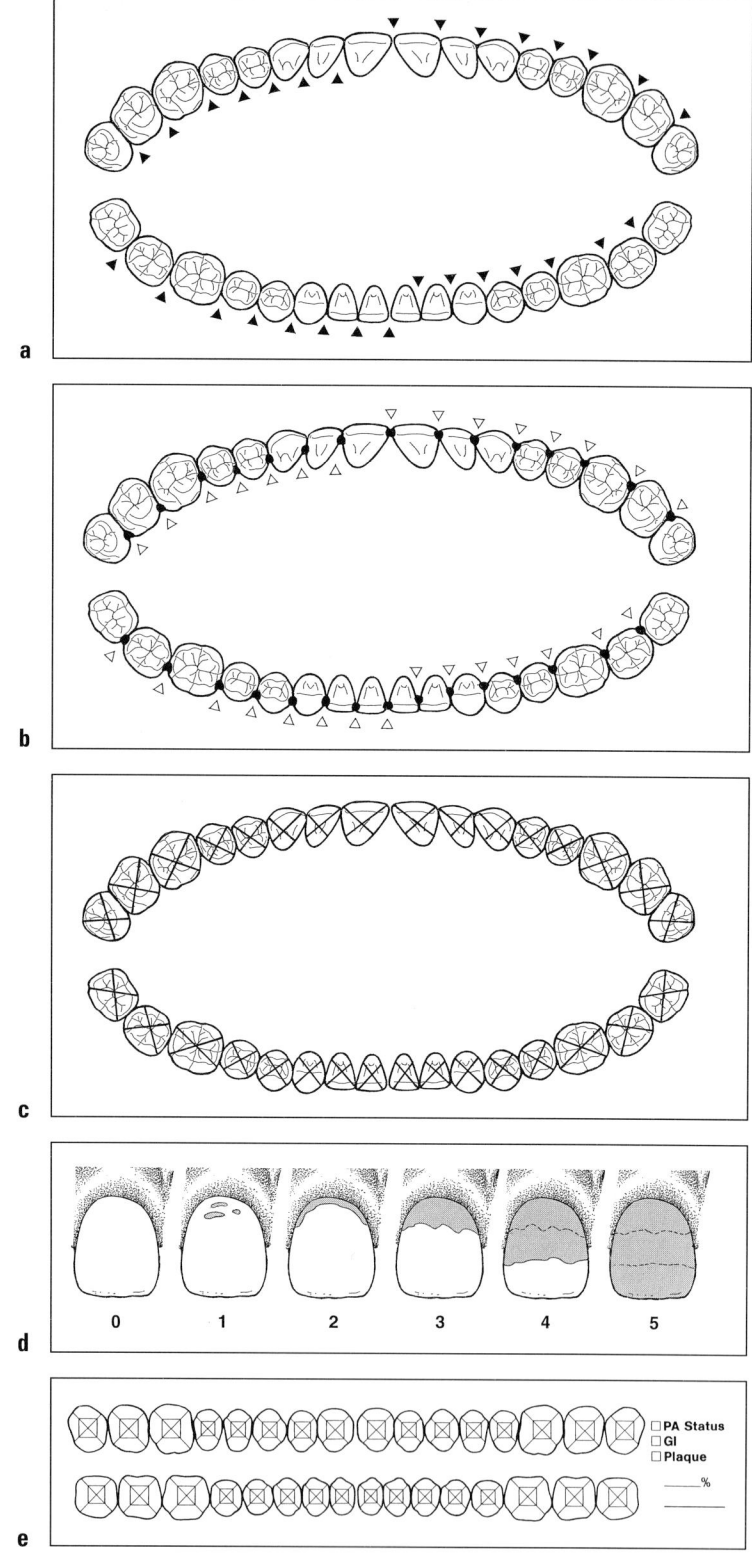

◁ **Abb. 12-2** Indizes zur Erfassung der Mundhygiene.
a) Der Papillenblutungsindex (PBI) mißt den Entzündungsgrad der Gingiva über ihre Blutungsneigung. Mit einer Parodontalsonde werden die mesialen Anteile der Papillen ca. 1 mm tief ausgestrichen. Dies erfolgt im 1. und 3. Quadranten oral, im 2. und 4. Quadranten bukkal. Die nach max. 30 sec ggf. erscheinende Blutung wird wie folgt beurteilt:
0: keine Blutung, 1: vereinzelte Blutpunkte, 2: Blutpunkte verlaufen zu einer Linie, 3: Interproximalraum füllt sich langsam mit Blut, 4: sofortige massive Blutung. Der PBI wird als Summe der Werte angegeben. Beim Vollbezahnten, dessen Maximalwert bei 112 liegt, gilt ein PBI von 10 als gut.
b) Approximalraum Plaque Index (API). Wie beim PBI wird der API im 1. und 3. Quadranten von oral, im 2. und 4. von bukkal gemessen. Mit einer Sonde wird mit oder ohne Plaqueanfärbung nur bestimmt, ob im Approximalraum Plaque vorhanden ist oder nicht. Der API wird in % angegeben und wie folgt berechnet: Summe der plaquepositiven Approximalräume × 100 / Summe aller Approximalräume. Werte unter 20% zeigen eine gute Mundhygiene an. Da nur die Approximalräume erfaßt werden, ist es ein relativ empfindlicher Index.
c) Der Plaqueindex nach *O'Leary* betrachtet alle Zahnflächen außer den Okklusalflächen (4 Flächen/Zahn). Für jede Fläche wird nach Anfärben festgestellt, ob Plaque vorhanden ist oder nicht. Der Index wird in % wie folgt berechnet: Summe der plaquebedeckten Zahnflächen × 100 / Summe aller Zahnflächen. Mit diesem Index wird die Mundhygiene mit wenig Aufwand recht genau charakterisiert. Werte unter 20% gelten als vertretbar.
d) Plaqueindex nach *Quigley-Hein* (QH-Index). Dieser Index erfaßt nur die fazialen Zahnflächen, dafür aber sehr differenziert nach Plaqueanfärbung. Es werden 6 Schweregrade der Plaquebesiedelung unterschieden. Die Summe der Bewertungsgrade dividiert durch die Zahl der bewerteten Zähne ergibt den QH-Index.
e) Dieses von *T. Roulet-Mehrens* entwickelte Schema läßt sich universell einsetzen zur Dokumentation aller oben beschriebenen Indizes, aber auch von Sondierungstiefen, „bleeding on probing" oder Zahnlockerungen. Im klinischen Gebrauch wird es entweder als Klebe-Etikett im Verlaufsblatt bei der entsprechenden Sitzung angebracht, oder mehrere solcher Dokumentations-Scheumata werden zu einem Mundhygieneblatt zusammengefaßt, was die Verlaufskontrolle vereinfacht.

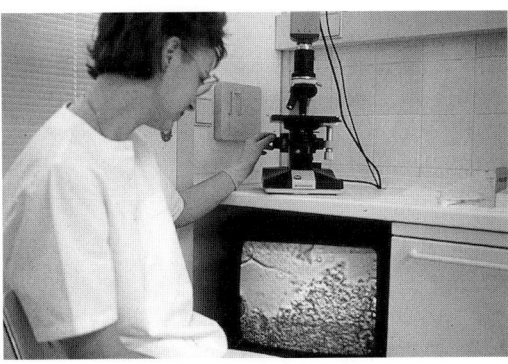

Abb. 12-3 Phasenkontrastmikroskop für die Vitalmikroskopie von Plaque. Ein TV-Bildschirm ist besonders günstig, weil die Patienten ohne besondere Instruktion die Plaque sehen können.

Vermitteln von Information

Nun muß der zweite Schritt, die Informationsvermittlung, erfolgen. Hier gibt es wiederum mehrere Wege.

Der Zahnarzt, die DH oder ZMF/P führt nun mit dem Patienten ein kurzes informatives Gespräch, in dem das Wissen über die Ätiologie der Karies und Parodontopathien in einfacher verständlicher Form erklärt wird. Dabei sollte man möglichst auf lokale Situationen beim Patienten selbst eingehen, um den Bezug zu seiner Erkrankung zu fördern. Da Bilder oft mehr sagen als tausend Worte, ist das Hinzuziehen von **Schautafeln oder Abbildungen** von Vorteil. Hier sind der Phantasie keine Grenzen gesetzt. Von selbst zusammengestellten Bilderserien (nicht zu viele Bilder, der Patient muß die Information auch aufnehmen können) bis zur Verwendung von käuflich zu erwerbenden Hilfsmitteln zur Motivierung (z.B. SSO-Atlas oder Quintessenz Dental-Atlas) ist alles hilfreich. Eine andere gute Idee ist, die Erklärung durch eine Zeichnung des Behandlers, die während des Gespräches entsteht, zu unterstützen (Abb. 12-4). Diese kann auf einem selbstdurchschreibendem Papier erfolgen. Das Original nimmt der Patient mit, die Kopie verbleibt zur Dokumentation in der Akte.

Das Informationsgespräch muß im Kopf des Zahnarztes, der DH oder ZMF/P bereits

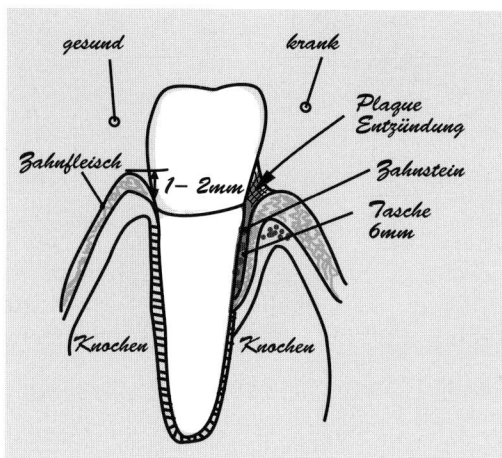

Abb. 12-4 Beispiel einer während des Motivierungsgespräches entstandenen Zeichnung.

gut strukturiert vorliegen. Es ist von Vorteil, wenn man mehrere Varianten für verschiedene Situationen im Repertoire hat (Vorsicht: „Reiseführereffekt!"). Diese Vorstrukturierung ist wichtig, um erstens das Gespräch in zeitlich definierten Grenzen zu halten und zweitens, um bei sehr interessierten Patienten trotz vieler Fragen nicht den Faden zu verlieren. An ein solches Gespräch muß sich die erste Runde der Mundhygieneinstruktion anschließen, da der Patient nun offen für Veränderungen ist.

Ein grundsätzlich anderer Weg ist, die Informationsvermittlung aus der Praxis heraus zu nehmen. Diese Idee basiert auf der Erkenntnis, daß der Patient dann Informationen am besten aufnimmt, wenn er sich wohl fühlt und darauf einstellen kann. Deshalb sollte man mit Hilfe kurzer **Audio- oder Videokassetten** die Möglichkeit schaffen, daß sich der Patient zu Hause informiert. Da in heutiger Zeit fast jeder entsprechende Geräte besitzt, wird man damit viele Patienten erreichen. Bei dieser Methode ist der initiale Aufwand größer, man erspart sich aber später im Praxisablauf viel Zeit. Es ist zu empfehlen, mehrere Varianten solcher Kassetten herzustellen, um die Patienten zielgerichtet und problembezogen ansprechen zu können. Folgende Varianten sind sinnvoll: Kassetten für

Eltern (Kinder kann man nicht ohne Eltern motivieren!), Jugendliche, Gesunde, Patienten mit hoher Kariesaktivität, Patienten mit Parodontitis. In einer solchen Kassette müssen natürlich auch die notwendigen präventiven Maßnahmen (incl. Kosten) erläutert werden. Nachdem der Patient diese Informationen zur Kenntnis genommen hat, kann er entscheiden, ob er zur Prophylaxe mit allen Konsequenzen bereit ist.

12.1.3 Remotivierung

Alle guten Vorsätze lassen nach. So auch der Wille, die Zähne perfekt zu putzen. Die Erfahrung zeigt, daß nach einer Prophylaxesitzung die Qualität der Mundhygiene wieder abnimmt (Abb. 12-5). Wenn nun der Patient zur Recall-Sitzung erscheint, muß man ihn remotivieren. Jetzt bestehen aber ganz andere Voraussetzungen. Der Patient ist informiert, man muß ihn lediglich neu betroffen machen. Da er inzwischen die Zusammenhänge und auch die Schwierigkeiten einer „perfekten" Mundhygiene kennt, kann man in der Recall-Sitzung problemlos die Plaque des Patienten anfärben. Jetzt wird eine solche Aktion als Erfolgskontrolle oder Hinweis auf Problemzonen verbucht und nicht mehr als persönliche Beleidigung gesehen.

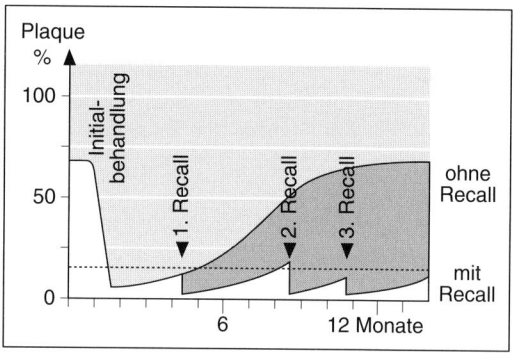

Abb. 12-5 Im Laufe der Zeit nimmt die Qualität der Mundhygiene ab. Durch die Remotivierung in der Recall-Sitzung muß der Patient wieder auf ein hohes Mundhygieneniveau gebracht werden (nach *Rateitschak, K. H.,* et al., 1984).

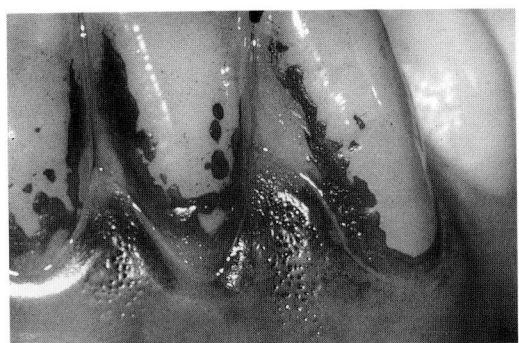

Abb. 12-6 Mit Farbstoff angefärbte Plaque.

Zum Anfärben der Plaque werden verschiedene grüne, rote oder blau-violette Farbstoffe verwendet. Es handelt sich in der Regel um Lebensmittelfarbstoffe, die als ungiftig gelten. Der Farbstoff wird mit einem Wattepellet auf die Zähne aufgetragen, anschließend läßt man den Patienten spülen. Die Plaque wird damit selektiv angefärbt (Abb. 12-6). Da Gingiva, Zunge und eventuell auch die Lippen mit angefärbt werden, sind vorher immer die Patienten zu fragen, ob man anfärben darf. Hat ein Patient hinterher eine wichtige Verabredung, zu der er nun „bunt" hingehen muß, kann dieses ernsthafte Probleme ergeben.

Selbstverständlich eignen sich sowohl der PBI als auch andere „Blutungstests" sehr gut als Indizes zur Remotivierung der Patienten. Bei Patienten mit hohem Kariesrisiko ist ein Laktobazillentest (s. Kap. 10.5) in der Recall-Sitzung zur Remotivierung zu empfehlen, da er ein einigermaßen sensibler Indikator für den Zuckerkonsum ist.

12.2 Mundhygieneinstruktion

Susanne Fath

Die häusliche Mundhygiene ist eine wichtige Voraussetzung für die langfristige Gesunderhaltung der Zähne und des Zahnhalteapparates. Eine effektive Mundhygiene durchzuführen ist jedoch keine Fähigkeit, die der Mensch in unserer Gesellschaft sich sozusagen automatisch aneignet, wie das Laufen oder das Sprechen. Häufig geben die Eltern eben kein ausreichendes Vorbild ab, sondern können nur ihre eigenen Fehler und Unzulänglichkeiten „vererben". Da das Gebiß nun aber eine Region des Körpers darstellt, deren gründliche Reinigung schwierig ist, und das Wissen über die Pflege der Zähne bei uns relativ wenig verbreitet ist, kommt der Anleitung durch einschlägig ausgebildete Personen in der Prophylaxe große Bedeutung zu.

Will man den Patienten mit Erfolg dazu bringen, seine Mundhygienegewohnheiten zu ändern, so braucht man dazu einerseits psychologisches Einfühlungsvermögen, andererseits aber die nötigen Fachkenntnisse, insbesondere über die zur Verfügung stehenden Hilfsmittel und deren Anwendungsmöglichkeiten. Dies soll das Thema des folgenden Kapitels sein.

12.2.1 Die richtige Zahnbürste

Die Zahnbürste ist zweifellos das gebräuchlichste Utensil, das für die Mundhygiene eingesetzt wird. Entsprechend groß ist auch die Marktvielfalt der angebotenen Produkte. Um aus diesem breiten Angebot die richtige Bürste auswählen zu können, sollten einige Kriterien beachtet werden.

Größe des Bürstenkopfes

Der Kopf der Zahnbürste darf nicht zu groß sein, damit er auch ohne Probleme in die distalen, schwer erreichbaren Bereiche des Zahnbogens vorgeschoben werden kann und im Mund gut beweglich ist. Eine **Länge von 2–2,5 cm** ist sicherlich eine gute Richtmarke. Die Breite sollte **drei bis vier Borstenreihen** nicht überschreiten.

Ein großer, kräftiger Mann mit einer geräumigen Mundhöhle wird sich jedoch möglicherweise mit einer größeren Bürste wohler fühlen, ein Patient mit ausgeprägtem Würgereiz eine Kinderzahnbürste bevorzugen. Diese individuellen Unterschiede zu berücksichtigen und im Einzelfall die passende Empfehlung auszusprechen, macht die Qualität einer versierten Prophylaxe-Spezialistin aus.

Griff

Der Griff der Zahnbürste sollte **stabil** sein und lang genug, um bequem und sicher gefaßt werden zu können. **Abwinkelungen,** die den Zugang zu den Distalregionen erleichtern sollen, sind zweckmäßig, ebenso Retentionen oder Stopper für die Finger, die verhindern, daß der Griff aus der Hand rutscht, wenn er mit Wasser oder Speichel benetzt wird. Elastische Elemente dagegen können dazu führen, daß die Bewegungen der Bürste im Mund unpräzise werden und Schmutznischen nicht erreichen.

Ein konfektionierter Bürstengriff läßt sich im übrigen in der Zahnarztpraxis mit einfachen Mitteln modifizieren, z.B. mit Silikon oder Kaltpolymerisat. So kann für Patienten mit motorischen Schwierigkeiten (Gichthände, Zustand nach Schlaganfall, andere Behinderungen) der Griff verbreitert und der Hand individuell angepaßt werden.

Borsten

Grundsätzlich empfehlen sich aus hygienischen Gründen **Kunststoffborsten.** Heute werden überwiegend Polyamide (Nylon®) verwendet, da dieses Material kein Wasser aufnimmt und porenfrei hergestellt werden kann.

Die Borsten sollten an der Spitze auf jeden Fall **abgerundet** und **poliert** sein, um unnötige Verletzungen der Hart- und Weichgewebe auszuschließen. Dies ist heute bei allen Qualitätsprodukten gewährleistet. **Naturborsten** sind in der Regel scharfkantig und aufgrund des Markkanals in der Mitte der Borste hygienisch bedenklich (Abb. 12-7).

Die Anordnung der Borsten auf dem Kopf ist variantenreich. Er sollte jedoch immer möglichst dicht bestückt sein (**„multi-tufted"**). Klassisch und für die Reinigung sicher zweckmäßig ist das **plane Borstenfeld,** bei dem die Borstenenden eine Ebene bilden (z.B. von Oral B oder Wybert). In letzter Zeit werden allerdings zunehmend Alternativen angebo-

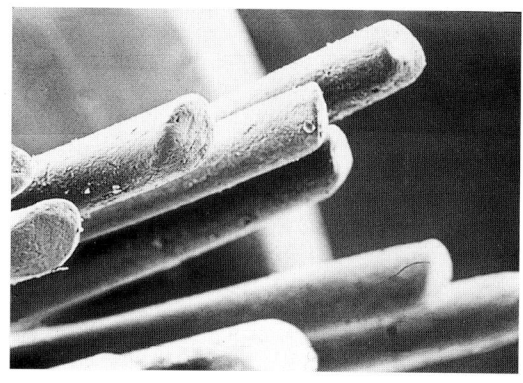

a

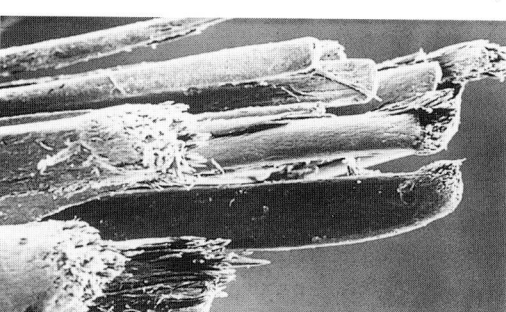

b

Abb. 12-7 Elektronenmikroskopische Darstellung von abgerundeten Kunststoffborsten (**a**) und Naturborsten (**b**).

ten: die V-Bürste erlebt eine Wiederbelebung, nun endlich mit abgerundeten Borsten (z.B. von Blend-a-med), ein leicht **konvexes Borstenfeld** hat sich seit langem gut bewährt (von Butler). Einzelne leicht ausgestellte Borstenbüschel am Rand und unterschiedliche Borstenhöhen in der Mitte erwecken zwar auf den ersten Blick den Eindruck einer „ausgefransten" Bürste, zeigen aber auch bei leicht unpräziser Bürsttechnik einen guten Reinigungseffekt (z.B. von Colgate). Hier sollten also keine Dogmen aufgestellt werden, vielmehr ist Experimentierfreudigkeit gefragt.

Bei der Frage der Borstenhärte sollte auf **mittelharte bis weiche Borsten** verwiesen werden, insbesondere bei eifrigen Putzern. Harte Borsten führen bei täglicher Anwendung über lange Zeiträume leicht zu Abrasionen, und der häufig erhoffte Effekt der „Zahnfleischmassage" erbringt keine Stärkung der gingivalen Abwehrkräfte.

Bürsten für spezielle Einsatzgebiete

Für bestimmte Situationen wird eine Reihe von Spezialbürsten angeboten. Dazu gehören:

- Kinderzahnbürsten mit besonders kleinen Köpfen und weichen Borsten,
- Monobüschelbürsten, die nur ein einzelnes, dickes Borstenbüschel haben, mit dem für die normale Zahnbürste unzugängliche Nischen (z.B. freiliegende Wurzelgabelungen: Furkationen) geputzt werden können,
- Sulkusbürsten (nur ein bis zwei Borstenreihen) z.B. für die Anwendung zwischen Brackets und Gingivasaum,
- handliche Prothesenbürsten mit großem Borstenfeld für herausnehmbaren Zahnersatz,
- Reisezahnbürsten, die sich zum Transport auf Taschenformat zusammenstecken lassen (s. Abb. 12-8).

Zahnbürsten werden natürlich im Gebrauch mit den Keimen der Mundhöhle kontaminiert. Um das Wachstum dieser Keime auf der Bürste zu begrenzen, ist es wichtig, die Bür-

ste nach Gebrauch unter reichlich fließendem Wasser zu reinigen und sie möglichst aufrecht stehend an der Luft trocknen zu lassen. Trotzdem sollte sie nach ca. **acht bis zwölf Wochen** ausgewechselt werden, auf jeden Fall dann, wenn die Borsten anfangen, sich nach außen zu verbiegen. Seit einiger Zeit sind im Handel Bürsten mit auswechselbarem Kopf erhältlich, wo nur noch ein neuer Kopf eingesetzt werden muß, was Kosten und Müll sparen hilft (z.B. von Wybert).

Es ist auch zu bedenken, daß über die Zahnbürste Erreger von Mensch zu Mensch übertragen werden können, zumal beim Zähneputzen durchaus auch kleine Läsionen der Schleimhaut entstehen können, die dann als Infektionspforte wirken.

> Die „Familienzahnbürste" sollte daher auf jeden Fall durch die „Exklusivzahnbürste" abgelöst werden!

12.2.2 Zahnputztechniken

Der Einwand vieler Patienten, sie putzten ihre Zähne doch wirklich regelmäßig, hat sicher oft seine Berechtigung. Die Effektivität ihrer Bemühungen läßt sich jedoch fast immer mühelos durch eine Plaqueanfärbung vor Augen führen. Allein die fleißige Anwendung der Zahnbürste bringt eben doch nicht den erhofften Erfolg, das „Wie" spielt hier eine große Rolle.

Um die Zahnputzmethode zu einem individuellen Optimum zu führen, brauchen die Patienten eine sorgfältige Anleitung, die die Besonderheiten des einzelnen berücksichtigt. Hier bietet die Kenntnis der bislang in der Literatur beschriebenen unterschiedlichen Zahnputztechniken wichtiges Hintergrundwissen, aus dem dann im Einzelfall eine „individuelle" Methode zusammengestellt werden kann.

Dabei ist es wichtig, daß der Patient einmal vor den Augen der Person, die ihn anleiten will, seine gewohnte Zahnputztechnik durchführt, so daß richtige Elemente, Probleme und Fehler erkannt werden können. Die

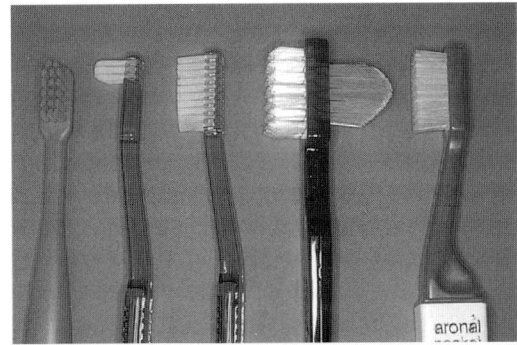

Abb. 12-8 Einige Zahnbürsten für spezielle Einsatzgebiete. Von links nach rechts: Kinderzahnbürste, Monobüschelbürste, Sulkusbürste, Prothesenbürste, Reisezahnbürste.

Zahnputzinstruktion muß dann – jeweils auf die spezielle Problemstellung abgestimmt – die vorhandene Technik verfeinern und weiterentwickeln. So sollte bei einem Patienten, der vornehmlich horizontal „schrubbt", der Schwerpunkt auf der Verkleinerung der Bewegungen liegen. Ein anderer, der über Rezessionen klagt, sollte seiner Putztechnik vertikal-rollende Elemente hinzufügen.

Wichtig ist auch, den Patienten aufzufordern, nach einer **gleichbleibenden Systematik** zu putzen. Er könnte z.B. die Regionen, wo er Schwierigkeiten hat (was durch die Anfärbung klar zu erkennen ist), zuerst reinigen und mit den Stellen, wo er eher zuviel putzt, aufhören. Eine erfahrene Prophylaxe-Helferin wird auch schnell erkennen, wenn einzelne Gebißabschnitte durch bestimmte Putzgewohnheiten regelmäßig übersprungen werden, wie z.B. die typischen „Wendestellen", also die Zähne, wo der Patient die Zahnbürste dreht und neu ansetzt. Es ist aber psychologisch ungünstig, die vorhandene Putztechnik vollständig zu verwerfen und zu versuchen, dem Patienten eine „Lehrbuchmethode" beizubringen. Er nimmt das Demonstrierte leichter an und setzt es eher in die Tat um, wenn er auf seinen Gewohnheiten aufbauen kann.

Putztechnik nach Bass

Diese Technik könnte man als „Basistechnik" bezeichnen, die auch in der überwiegenden Zahl der Fälle empfohlen werden kann. Mit ihrer Hilfe erreichen die Borsten der Zahnbürste den approximalen Winkel zwischen zwei Zähnen und können auch bis in den Sulkus vordringen.

Vorgehen. Dazu muß die Bürste in einem Winkel von ca. 45° zur Zahnreihe angesetzt werden, so daß die Borsten schräg von oben und der Seite auf die Zahnoberfläche und den Zahnfleischsaum treffen. Dann wird die Bürste gerade so stark angedrückt, daß das Zahnfleisch darunter blutleer wird, was sich aber nicht unangenehm anfühlen darf. Schließlich „rüttelt" man die Bürste mit kleinen Horizontalbewegungen auf der Stelle hin und her

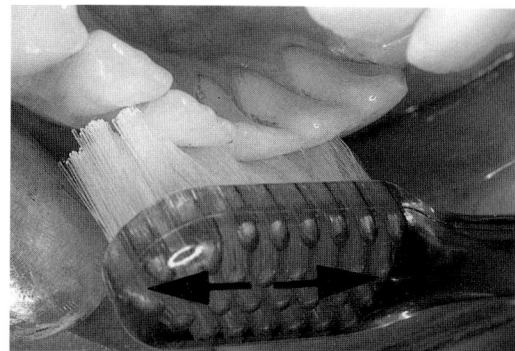

Abb. 12-9 Bass-Technik. Die Bürste wird im 45°-Winkel am Gingivasaum angesetzt und rüttelnd in Pfeilrichtung bewegt. Die Borsten können so in die Approximalbereiche eindringen.

(Abb. 12-9). Durch die **Rüttelbewegungen** arbeiten sich die Borsten in die Zwischenräume und den Sulkus und reinigen diese schwer zu erreichenden Stellen. Auf diese Weise putzt man die gesamte Zahnreihe in kleinen Abschnitten von je zwei bis drei Zähnen.

Es ist wichtig, wirklich **abschnittsweise** vorzugehen, sonst wird aus der Rüttelbewegung schnell wieder ein horizontales Abbürsten der Zahnreihe, wobei die Borsten über die Zwischenräume hinweggleiten. Im oralen Frontzahnbereich kann es hilfreich sein, den Bürstenkopf senkrecht zu stellen (Abb. 12-10). Die Kauflächen werden mit senkrecht aufgesetzter Bürste ebenfalls in kleinen Rüttelbewegungen gereinigt.

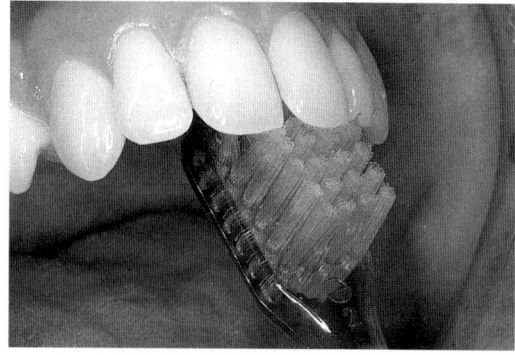

Abb. 12-10 Bass-Technik. Hinter den Frontzähnen kann die Bürste aufrecht angesetzt werden.

Anfangs muß man sich auf die Einhaltung der kleinen Bewegungen sehr konzentrieren, auch nimmt diese Vorgehensweise naturgemäß mehr Zeit in Anspruch. Zusätzlich kommt es gerade an entzündeter Gingiva zu Beginn zu vermehrtem Zahnfleischbluten, da das Weichgewebe durch die Bürste mechanisch stärker beansprucht wird. Durch die effektivere Reinigung gerade des Saumbereiches klingt die Gingivitis jedoch rasch ab und die Blutungen verschwinden. Auf dieses Phänomen muß der Patient jedoch hingewiesen werden, damit er nicht aus Angst vor Schaden in seinen Pflegebemühungen nachläßt.

Modifizierte Stillman-Technik

Patienten mit Rezessionen sollten den von koronal kommenden Andruck der Borsten auf den Zahnfleischsaum vermeiden. Für sie eignet sich eine Methode besser, die den Gingivarand von apikal nach koronal stimuliert. Dies kann durch die in dieser Technik enthaltende Abrollbewegung „von Rot nach Weiß" erreicht werden. Um gleichzeitig aber eine ausreichende Plaqueentfernung zu erzielen, wurde die Rollbewegung mit den schon erläuterten Rüttelbewegungen kombiniert. Dadurch ist sie der reinen „Rollmethode von Rot nach Weiß" überlegen.

Vorgehen. Die Zahnbürste wird zu Beginn mit den Borsten zur Umschlagfalte parallel zur Zahnreihe angelegt. Unter leichtem Andruck rollt man sie dann gegen die Zähne, so daß die Borsten in die Zwischenräume dringen können. Die Bürste wird nun unter Rütteln langsam nach koronal geführt und schließlich zur Kaufläche hin abgerollt (Abb. 12-11). Auch dies geschieht langsam, kontrolliert und abschnittsweise (der Anfänger kann dabei bis zehn zählen). Pro Abschnitt wird der gleiche Bewegungsablauf einige Male wiederholt.

Diese Methode erfordert einige Geschicklichkeit und kann wirklich korrekt nur an den bukkalen Flächen durchgeführt werden. Aber dort befinden sich in den meisten Fällen auch die Rezessionen. Der Sulkus wird bei dieser Technik allerdings oft nicht zufriedenstellend gereinigt.

Putztechnik nach Fones

Dies ist eine leicht zu erlernende Methode, die besonders für Kinder oder Patienten mit motorischen Schwierigkeiten zu empfehlen ist.

Vorgehen. Die Zähne werden in Kopfbißposition aufeinandergestellt und die Bürste senkrecht zur Zahnoberfläche aufgesetzt. Die Putzbewegungen bestehen nun aus Kreisen, mit denen die Zahnflächen und die Gingiva des Ober- und Unterkiefers bearbeitet werden (Abb. 12-12). Auf den oralen Flächen werden kleinere Kreise bei geöffnetem Mund ausgeführt.

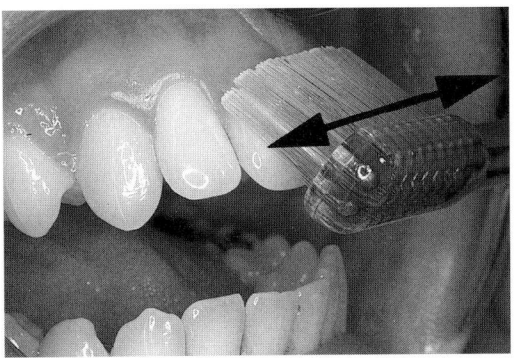
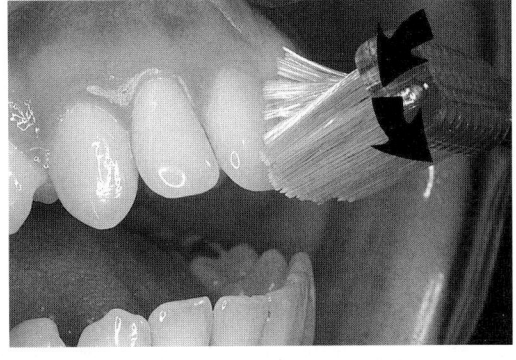

a   b

Abb. 12-11 Stillman-Technik. Ansetzen der Bürste mit den Borsten zum Vestibulum und Einrütteln entsprechend der *Bass*-Technik **(a)**, abschließende Roll-Bewegung nach koronal **(b)**.

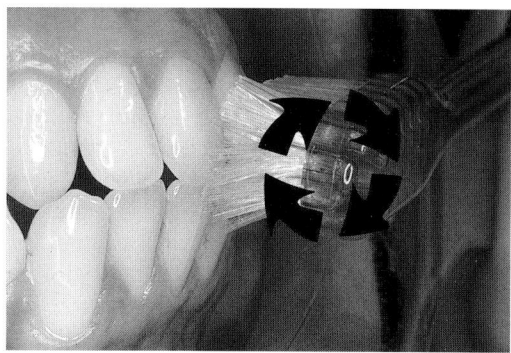

Abb. 12-12 Fones-Technik. Die Bürste wird senkrecht auf die Zahnreihe aufgesetzt und kreisend bewegt.

Auch diese Technik hat ihre Mängel bei der Reinigung der Zwischenraum- und Sulkusregionen.

Putztechnik nach Charters

Eine Sonderstellung unter den Bürstmethoden nimmt die *Charters*-Technik ein. Sie dient in erster Linie der Stimulierung des marginalen Weichgewebes und könnte deshalb eher als Massagemethode bezeichnet werden. Vom Ablauf her gleicht sie der modifizierten *Stillman*-Technik, jedoch in genau umgekehrter Richtung.

Vorgehen. Zu Beginn wird die Bürste mit nach koronal zeigenden Borsten an die Zahnreihe angelegt und dann rüttelnd nach apikal abgerollt. Das Borstenfeld übt so einen von koronal kommenden Impuls auf das Weichgewebe aus, der dazu beiträgt, daß sich wulstiges Gewebe mit der Zeit einebnet.

Deshalb hat diese Technik ihre Indikation vor allem nach parodontalchirurgischen Eingriffen. Wegen der begrenzten Reinigungswirkung sollte sie jedoch nicht ausschließlich und für längere Zeit angewendet werden. Da sie wie die modifizierte Stillman-Technik auch schwer zu erlernen ist, ist sie auch nur für Patienten mit guter Grundhygiene und hoher Motivation geeignet. Ihre klinische Bedeutung bleibt aus den genannten Gründen gering.

12.2.3 Hilfsmittel für die Zwischenraumpflege

Die Zahnzwischenräume sind sowohl für die Karies- als auch für die Parodontitisentstehung Prädilektionsstellen, weil sich hier die Beläge besonders gut etablieren können. Natürliche Reinigungseinflüsse wie der Speichelfluß kommen kaum zum Tragen, so daß recht schnell eine pathogene Flora entstehen kann, die u.U. über lange Zeiträume ungestört bleibt.

> Die regelmäßige Säuberung der Zahnzwischenräume im Rahmen der häuslichen Mundhygiene ist eine der wichtigsten Prophylaxemaßnahmen, die dem Patienten vermittelt werden können.

Auch quantitativ fällt sie ins Gewicht, machen die Approximalflächen doch immerhin ca. 40% der Gesamtzahnflächen eines Gebisses aus! Andersherum gesprochen: mit der Bürste können nur ca. 60% der Zahnoberflächen gereinigt werden.

Natürlich ist die Zwischenraumreinigung schwieriger durchzuführen als das Putzen mit der Zahnbürste und wird deshalb gerne vernachlässigt. Die Prophylaxehelferin sollte Möglichkeiten finden, dieser Tendenz entgegenzuwirken und die Motivation zur Zwischenraumpflege zu stärken. Patienten mit erhöhtem Kariesrisiko oder einer Parodontitis sollten Ihr Mundhygieneprogramm beispielsweise mit der Reinigung der gefährdeten Approximalräume beginnen und erst anschließend die weniger problematischen Glattflächen bürsten.

Es sollte nach Möglichkeit neben der Zahnbürste **nur ein zusätzliches Hilfsmittel** empfohlen werden, um den Ablauf der häuslichen Zahnreinigung so unkompliziert zu halten, wie es geht. Dieses Hilfsmittel muß wiederum auf die individuelle Gebißsituation und auch auf das manuelle Vermögen des Patienten abgestimmt werden. Im folgenden werden die wichtigsten auf dem Markt erhältlichen Zwischenraum-Hilfsmittel vorgestellt.

Zahnseide ("Floss")

Das wichtigste Hilfsmittel zur interdentalen Zahnpflege ist ohne Zweifel die Zahnseide. Leider ist ihr Gebrauch in Deutschland noch längst nicht so verbreitet wie z.B. in den USA und Kanada, wo bürsten und "flossen" untrennbar zusammengehören. Marktbeobachtungen haben ergeben, daß im Jahre 1994 in Deutschland durchschnittlich 0,04 Packungen Zahnseide pro Einwohner verkauft wurde. Dies entspricht etwa einem täglichen Pro-Kopf-Verbrauch von nur 0,8 cm. Um alle Approximalräume eines komplett bezahnten Gebisses mit Zahnseide zu reinigen, braucht man jedoch 50–60 cm Zahnseide.

Zahnseide wird heute natürlich nicht mehr aus Seide hergestellt, sondern aus **Nylonfäden.** Sie wird in unterschiedlichen Stärken, gewachst oder ungewachst angeboten. Auch Zahnseide mit Geschmackszusätzen oder fluoridgetränkte Produkte sind erhältlich. In jüngster Zeit wurden auch Zahnseiden mit verbesserten Gleiteigenschaften entwickelt, die es besonders leicht machen, über enge Kontaktpunkte hinweggeführt zu werden. Sie bestehen entweder aus speziellen Teflon-Fasern (z.B. Glide®) oder die Faser wurde mit Silikon bedampft (z.B. Colgate®-Zahnseide). Es wird unterschieden:

- **Gewachste Zahnseide:** Gewachste Zahnseide ist meistens durch die zusätzliche Beschichtung etwas dicker als ungewachste. Dafür läßt sie sich leichter über den Kontaktpunkt führen und spleißt nicht so schnell auf. Das kann für den Anfänger hilfreich sein, später überwiegen jedoch die Vorteile der ungewachsten Zahnseide. Im Gebrauch wird zudem das Wachsmaterial auf die Zahnoberfläche verteilt, was die Einwirkung von Zahnpastabestandteilen (z.B. Fluorid) behindern kann. Ihr Haupteinsatzgebiet liegt deshalb eher im Bereich der zahnärztlichen Behandlung.
- **Ungewachste Zahnseide:** Sie besteht aus feinen Einzelfasern, die sich im Gebrauch aufspleißen und so den Reinigungseffekt vergrößern. Plaquebestandteile können zwischen den Fasern festgehalten und

damit besser entfernt werden. Ungewachste Zahnseide kann sehr dünn hergestellt werden, was bei engstehenden Zähnen mit strammen Kontaktpunkten von großem Vorteil ist. Sie zeigt auch an, wenn die Zahnoberfläche im Zwischenraum Rauhigkeiten oder Stufen aufweist – in diesem Fall bleiben die feinen Einzelfasern hängen und die Seide zerfasert sich oder reißt ganz ab. Der Patient erkennt so schnell die Notwendigkeit einwandfrei gestalteter Restaurationsränder für eine effektive Approximalraumhygiene. Die ungewachste Zahnseide sollte deshalb für die häusliche Mundhygiene bevorzugt werden.
- **"Dento-Tape" (Zahnband):** Das Tape ist eine bandförmige Zahnseide. Naturgemäß ist es dicker als normale Zahnseide und kann deshalb nur von Patienten mit ausreichend durchlässigen Kontaktpunkten angewendet werden. Durch seine Breite hat es einen guten Reinigungseffekt und ist z.B. auch für den professionellen Gebrauch im Rahmen der Politur der Zwischenräume zu empfehlen.

Anwendung. Die Handhabung dieses wichtigen Hilfsmittels erfordert einiges Geschick und vor allem Übung. Sie muß deshalb mit dem Patienten trainiert werden, und zwar so lange, bis er die Technik beherrscht. Dabei ist es natürlich unabdingbar, daß der Trainer/die Trainerin den Umgang mit der Seide selbst praktiziert und die Kniffe und Schwierigkeiten aus eigener Erfahrung kennt!

Zahnseide sollte vor der Zahnbürste eingesetzt werden. Zum einen ist die Motivation zu Beginn des Zähneputzens noch am höchsten und man unterliegt weniger der Versuchung, das "Flossen" nach dem Zähnebürsten einfach wegzulassen. Zum zweiten können die Wirkstoffe der Zahnpaste die gereinigten Flächen der Zwischenräume anschließend besser erreichen.

Für ein vollbezahntes Gebiß benötigt man 50–60 cm Zahnseide. Für jeden Approximalraum sollte ein neues, sauberes Stück verwendet werden, um jedes Mal die optimale Reinigungswirkung zu haben.

Die Seide wird hauptsächlich von Daumen und Zeigefinger gehalten und geführt. Die freien Enden können um die Mittelfinger der rechten und linken Hand gewickelt werden. Die linke Hand wickelt dann die verschmutzten Anteile auf, während von der rechten frische Zahnseide abgewickelt wird. Bei dieser Methode schnürt man sich jedoch leicht die Fingerspitzen ab. Eine andere Möglichkeit besteht darin, den Faden durch den Handteller nach hinten zu führen, um den Ringfinger herum zu fixieren und das Ende nach vorne herabhängen zu lassen. Auch hier kann der Faden abschnittsweise erneuert werden, schneidet aber nirgends ein.

Egal wie man den Faden nun um die Hand gewickelt hat, es muß ein kurzer Abschnitt von wenigen Zentimetern zwischen den Zeigefingern und Daumen beider Hände für den Reinigungseinsatz gespannt werden. Dieser Abschnitt wird nun mit Gefühl und sägenden Bewegungen über den Kontaktpunkt hinweggeführt. Erst wenn der Faden durch den Kontaktpunkt geglitten ist, wird er nacheinander an die beiden angrenzenden Approximalflächen angelegt und dicht anliegend auf und ab bewegt. Die Zahnflächen führen den Faden dabei. Er wird bis in den Bereich des Zahnfleischsulkus vorgeschoben, um auch dort die am Zahn haftende Plaque „abzuschaben" (Abb. 12-13). Bitte die Seide **nicht horizontal hin und her ziehen!** Das hat keinen Reinigungseffekt und erzeugt relativ schnell Furchen in der Zahnhartsubstanz.

Die Zahnfläche ist sauber, wenn die Zahnseide ein leises, quietschendes Geräusch erzeugt, ähnlich dem Geräusch, das entsteht, wenn man das Wasser aus frischgewaschenem Haar streicht. Nun wird die Zahnseide entweder wieder durch den Kontaktpunkt nach koronal oder seitlich aus dem Zwischenraum entfernt. Bei der letzteren Methode muß eine Hand den Faden allerdings loslassen, sie empfiehlt sich nur bei sehr schwergängigen Kontaktpunkten.

Auch der Gebrauch der Zahnseide sollte **systematisch** sein: man beginnt z.B. unten rechts mit dem letzten Zwischenraum und geht von Zahn zu Zahn bis nach links hinten. Das gleiche folgt dann im Oberkiefer.

Superfloss

Superfloss ist eine **Sonderform der Zahnseide.** Sie besteht aus einem normalen Zahnseidenteil, einem bauschigen Abschnitt und einem versteiften Ende zum Einfädeln. Sie wird in Packungen mit Einzelfäden gleicher Länge angeboten, neuerdings auch von der Rolle (Oral B), wobei allerdings die steifen Einfädelabschnitte in ihrer Festigkeit reduziert sind (Abb. 12-14).

Superfloss eignet sich vor allem für leicht **erweiterte Zwischenräume** mit beginnenden Wurzeleinziehungen oder Restaurationsrändern. Hier kann sich das bauschige Mittelstück besser einlagern als die bloße Faser und reinigt gründlicher. Das klassische Einsatzge-

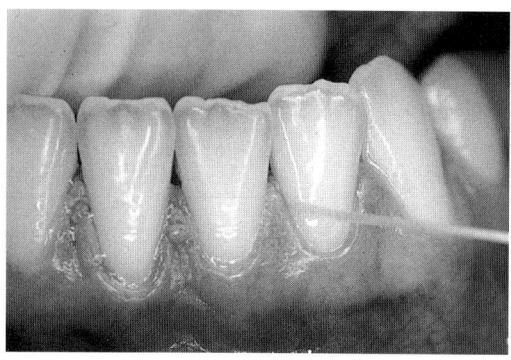

Abb. 12-13 Die Zahnseide wird beim Gebrauch bis in den Sulkus vorgeschoben.

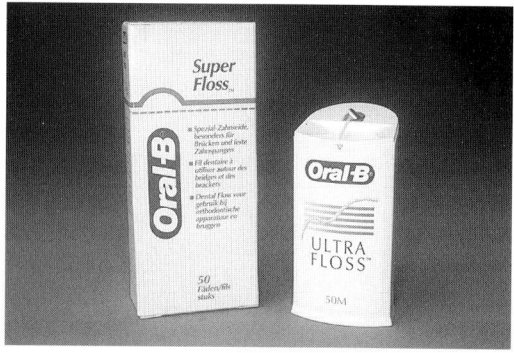

Abb. 12-14 Superfloss in einzelnen Fäden oder von der Rolle.

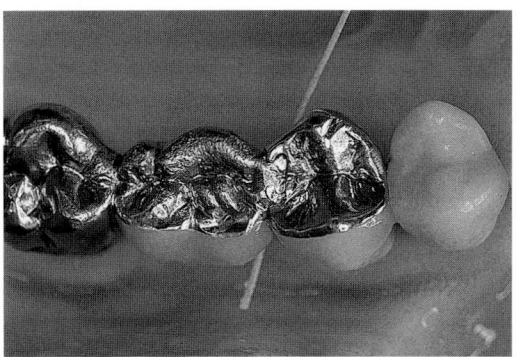

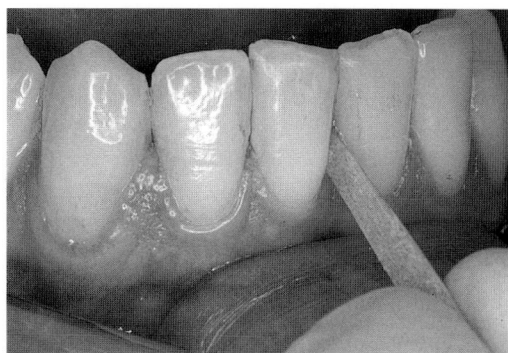

Abb. 12-15 An festsitzendem Zahnersatz kann Superfloss von der Seite eingefädelt werden.

Abb. 12-16 Korrekt in den Zahnzwischenraum eingeführtes Zahnholz.

biet für Superfloss ist die Reinigung von **festsitzendem Zahnersatz** (Abb. 12-15), insbesondere von verblockten Kronen und Brücken samt Zwischenglied. Ein weiteres Einsatzgebiet für Superfloss ist die Zwischenraumpflege in mit **festsitzenden kieferorthopädischen Apparaturen** behandelten Gebissen, wo der Faden ebenfalls von der Seite unter der Bebänderung hindurch eingefädelt werden muß.

Anwendung. Mit dem Einfädelende kann der Faden durch den Approximalraum gezogen und die Flächen unter dem Kontaktpunkt gesäubert werden. Unter Zwischengliedern muß der Faden dicht an der Restauration entlanggeführt werden, um Verletzungen der Gingiva zu vermeiden. Auch dies erfordert eine Einweisung und einige Übung.

Dreikanthölzer

Zahnhölzer mit dreieckigem Querschnitt werden aus besonders weichen Hölzern hergestellt, die nur wenig zum Splittern neigen. Sie können z.B. mit Fluorid präpariert sein.

Die Hölzchen eignen sich zur Säuberung nicht oder wenig erweiterter Zwischenräume und sind in ihrer Handhabung wesentlich unkomplizierter als die Zahnseide. Sie reinigen allerdings auch nicht so zuverlässig. Trotzdem können sie Patienten, die Schwierigkeiten haben, die Zahnseide korrekt anzuwenden, ohne Einschränkungen empfohlen

werden. Auch für unterwegs oder am Arbeitsplatz bieten sie sich an.

Anwendung. Vor der Anwendung werden sie an der Spitze mit Lippen und Zunge gut befeuchtet, um sie elastischer zu machen. Danach schiebt man das Hölzchen mit der Basis zur Papille in den Zwischenraum (Abb. 12-16). Dabei ist etwas Vorsicht angebracht: das Weichgewebe darf nicht verletzt werden! Hat man den Verlauf des Weichgewebes und der Approximalfläche ertastet, so wird das Hölzchen in kleinen Bewegungen vor und zurückgeschoben und dabei nach mesial und distal ausgelenkt. So gelingt die Säuberung des größten Teils der Approximalflächen und die Durchblutung der Papille wird angeregt. Auch die Hölzchen sollten nach ein bis zwei Zwischenräumen ausgewechselt werden.

„Micro-Brush"

Eine Modifizierung der Zahnhölzer sind kleine Kunststoffsticks, die mit Leinen beflockt sind. Ihre Anwendung entspricht dem Vorgehen bei Dreikanthölzern (Abb. 12-17).

Interdentalraumbürsten

Kleine Bürsten für die Zwischenräume kommen dann zur Anwendung, wenn der Approximalraum nicht mehr mit dem Gewebe der Papille ausgefüllt ist, also in Gebissen älterer

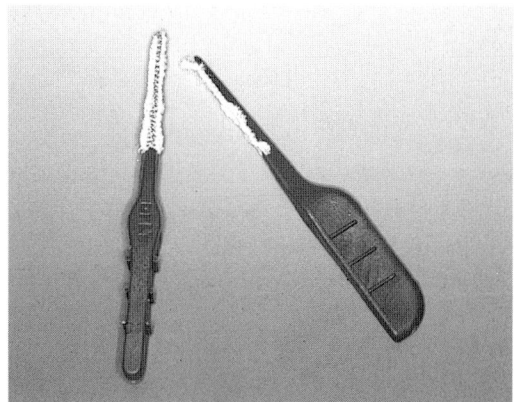

Abb. 12-17 „Microbrush" zur Reinigung der Zwischenräume.

Patienten oder von Patienten mit parodontitis-bedingtem Knochenabbau. Zähne, deren Wurzeln approximal freiliegen, offenbaren oft Einziehungen der Oberfläche, die sich mit Seide oder Superfloss nicht mehr reinigen lassen, da sich der Faden über die Konkavität spannt und die darinliegende Plaque beläßt. Hier leistet eine Bürste bessere Dienste.

Zwischenraumbürsten werden auf Halter montiert, diese Systeme sind vielfältig im Handel vertreten. Trotzdem sucht man sie in der Apotheke oder Drogerie oft vergeblich, da sie nach wie vor nur wenig nachgefragt werden. Die einzelnen Bürsten gibt es in zylindrischer Form mit verschiedenen Durchmessern oder aber konisch zugeschnitten („Tannenbäumchen", Abb. 12-18). Der

zentrale Draht, der die einzelnen Borsten hält, sollte mit Kunststoff ummantelt sein, um die Zahnhartsubstanz zu schonen und unangenehme Empfindungen an empfindlichen Dentinoberflächen und Metallrestaurationen zu vermeiden. Die Borsten selbst sind wiederum aus Kunststoff und an den Spitzen abgerundet. Das Bürstchen sollte so in den Halter montiert werden können, daß es nicht verrutscht und sein Ende verbogen wird (Verletzungsgefahr!).

Anwendung. Zur Reinigung wird die Bürste von bukkal oder oral in den Zwischenraum eingeschoben und einige Male vor- und zurückbewegt. Dies bereitet den Patienten in der Regel wenig Schwierigkeiten, weshalb dieses Hilfsmittel meist gerne angenommen wird. Die Größe der Bürsten sollte so gewählt werden, daß möglichst alle Zwischenräume bearbeitet werden können, damit nur wenig Wechsel nötig ist. Auch muß der Patient darauf vorbereitet weden, daß so ein Bürstchen die Lebensdauer seiner Zahnbürste nicht erreicht, sondern früher (nach ca. zwei Wochen) ausgewechselt werden muß.

Zahnfleischstimulatoren

Diese **Gummispitzen** (Abb. 12-19) haben nur einen begrenzten Reinigungseffekt. Sie dienen vielmehr der Straffung und Formung des Weichgewebes, insbesondere nach parodontalchirurgischen Eingriffen.

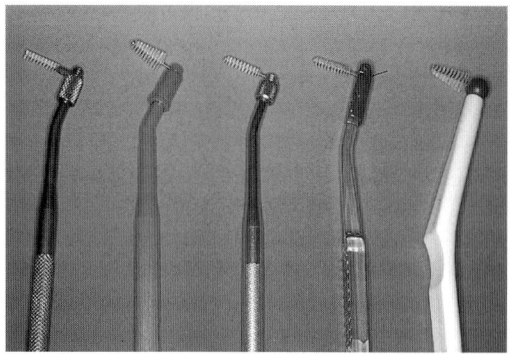

Abb. 12-18 Verschiedene Formen von Interdentalraumbürsten.

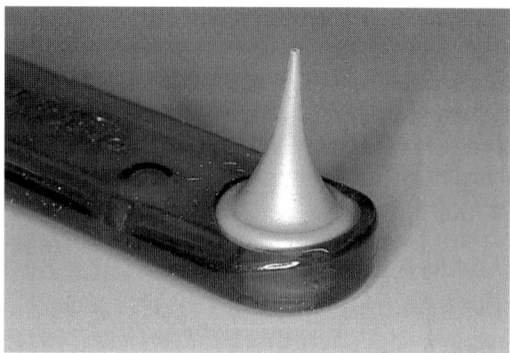

Abb. 12-19 Zahnfleischstimulator am Ende eines Bürstengriffs.

Anwendung. Sie werden schräg auf das Gewebe aufgelegt und in den Approximalraum eingeführt. Einige Rüttelbewegungen unter leichtem Druck sollen die Papille mit der Zeit leicht einebnen und kräftigen. Dieser Effekt ist jedoch auch mit einem Dreikanthölzchen erreichbar, das außerdem eine bessere Reinigung erzielt.

12.2.4 Elektrische Plaqueentfernungsgeräte

Auf dem Markt wird inzwischen eine ganze Reihe von technischen Geräten angeboten, die der bequemen, aber doch perfekten häuslichen Mundpflege dienen sollen. Dazu gehört der große Kreis der elektrischen Zahnbürsten, aber auch Mundduschen und Kombinationsgeräte, oft „Mundhygienecenter" genannt. Diese Geräte entsprechen dem Bedürfnis der Menschen nach Vereinfachung und Automatisierung. Sie versprechen bessere Reinigungsergebnisse, was vielen Verbrauchern, die sich unsicher sind, ob sie auch die richtige Zahnpflege betreiben, die Hoffnung eingibt, nun könne ja nichts mehr schiefgehen. Allerdings muß auch der Einsatz dieser Geräte mit Verstand und Know-how vorgenommen werden. Dann haben sie oft durchaus den versprochenen Effekt.

Elektrische Zahnbürsten/Plaqueentfernungsgeräte

Die Technik erlaubt es heute, mechanische Bürstenköpfe mit der Möglichkeit sehr differenzierter Bewegungsmuster herzustellen. Im Handel werden inzwischen Produkte angeboten, die feine Rüttelbewegungen bis hin zum Bewegungsmuster der Bass-Technik durchführen können (z.B. von Blend-a-med).

Andere Geräte zeichnen sich durch sehr kleine, runde Bürstenköpfe aus, die schnell hin und her rotieren und mit denen alle Abschnitte des Gebisses gut zu erreichen sind (z.B. von Braun, Oral B). Daneben existiert auch ein Gerät, auf dessen Kopf jedes einzelne Borstenbüschel rotiert werden

kann, was eine gute Reinigungswirkung, aber auch eine hohe Abrasivität bewirkt, weshalb dieses Gerät nur mit Zahngel verwendet werden sollte (von Bausch & Lomb). Die neueste Entwicklung kommt aus den USA: elektrische Zahnbürsten mit Ultraschall-Antrieb. Sie werden erst in der nächsten Zukunft auf dem deutschen Markt erhältlich sein, versprechen aber durch ihre extrem hohe Bewegungsfrequenz eine noch weit gründlichere Reinigungswirkung als konventionelle Geräte.

Trotz aller technischer Raffinessen ist der Gebrauch einer „elektrischen" dem der Handzahnbürste nicht unbedingt überlegen. Auch das elektrische Gerät muß im richtigen Winkel angesetzt, langsam und abschnittsweise über die Zahnreihen geführt und bis in schwer zugängliche Bereiche gebracht werden. Die Zahnpflege wird dadurch auch nicht schneller. Es empfiehlt sich, dem Patienten, auch wenn er ein solches Gerät benutzt, eine **Instruktion** zu geben, für die er seine Zahnbürste von zu Hause mitbringen kann. Eine andere Möglichkeit besteht darin, eines oder mehrere Geräte, von denen man überzeugt ist, in der Praxis als Anschauungsmodelle bereitzuhalten, damit der Patient, der sich gerne ein solches Gerät anschaffen möchte, auch üben kann. Die Bürstansätze lassen sich nach Sterilisation durchaus mehrmals verwenden. Für Patienten, die Schwierigkeiten haben, eine differenzierte Putztechnik mit der Handzahnbürste durchzuführen, ist eine solche Anschaffung durchaus sinnvoll. Aber auch dann, wenn das Gerät einfach nur die Pflegemotivation steigern soll, weil es damit eben mehr Spaß macht, sollte man nicht abraten, sondern durch Beratung und konkrete Anleitung dieses Vorhaben zum Erfolg führen.

Mundduschen

Mundduschen für die häusliche Zahnpflege haben einen erfrischenden und **grobreinigenden Effekt,** sind aber nicht dazu geeignet, die bakterielle Plaque, die ja fest an der Zahnoberfläche haftet, zu entfernen.

Mundduschen können nur als Ergänzung, auf keinen Fall aber als Ersatz der mechanischen Zahnreinigung gelten. Diese Information muß der Patient unbedingt bekommen, wenn er dieses Thema anspricht.

Der pulsierende Wasserstrahl entfernt Speisereste aus Retentionsnischen und verdünnt bakterielle Stoffwechselprodukte. Einen therapeutischen Effekt auf das Weichgewebe konnte man bisher nicht nachweisen. Dem vielbeschworenen Nutzen der „Zahnfleischmassage" stehen die Fachleute deshalb skeptisch gegenüber. Durch Zusatz von Mundwässern kann der erfrischende Effekt noch verstärkt werden. Fluoridpräparate und Chlorhexidin-Lösungen werden allerdings oft zu stark verdünnt.

Parodontitispatienten können mit speziellen Ansätzen eine subgingivale Spülung ihrer Taschen vornehmen. Dies kann helfen, die Entzündung auf Dauer zu eliminieren und weiteren Attachmentverlust zu verhindern.

12.2.5 Zahnpasten

Stefan Zimmer

Zahnpasten sind ein Gemisch aus folgenden Inhaltsstoffen:

- Putzkörper,
- Bindemittel,
- Feuchthaltemittel,
- Geschmacks- und Aromastoffe,
- Tenside,
- Konservierungsmittel,
- Farbstoffe,
- Wasser,
- Wirkstoffe.

Viele dieser Substanzen dienen nur dazu, der Zahnpasta Konsistenz, Geschmack und Aussehen zu verleihen. Auf sie soll hier nicht weiter eingegangen werden. Aus zahnmedizinischer Sicht interessant sind lediglich **Putzkörper, Tenside** und **Wirkstoffe,** die im folgenden besprochen werden.

Putzkörper

Um die Reinigungswirkung der Zahnbürste zu unterstützen, enthalten Zahnpasten abrasive Putzkörper. Diese sollen sowohl den Abrieb von Belägen als auch eine Politur von Zahn- und Füllungsoberflächen bewirken. Andererseits dürfen Putzkörper die Zahnhartsubstanzen nicht angreifen.

Während früher vor allem Kreide als Putzkörper fungierte, wird heute meist **Silikat** verwendet. Der Grund hierfür ist, daß Kreide in der Zahnpastatube mit Fluorid reagiert und es dadurch inaktiviert. Diese Reaktion spielt vor allem bei dem leicht löslichen Natriumfluorid (NaF) und Aminfluorid (AmF) eine Rolle. Dasselbe gilt für Dicalciumphosphat (DCP). Da es immer noch einige NaF-haltige Zahnpasten gibt, die Kreide oder DCP als Abrasivstoff enthalten, muß darauf geachtet werden.

Zahnschmelz als härteste Substanz des menschlichen Körpers ist gegen Abrasion sehr widerstandsfähig. Dentin und erst recht Wurzelzement können hingegen durch zu abrasive Putzkörper geschädigt werden. Der pH-Wert scheint die Abrasivität einer Zahnpasta nicht zu beeinflussen. Bis heute ist noch nicht geklärt, wie abrasiv eine Zahnpasta sein muß, um bei minimaler Schädigung der Zahnhartsubstanzen maximale Plaqueentfernung zu erzielen. Es kann aber davon ausgegangen werden, daß eine hohe Abrasivität kein Risiko für die Zähne darstellt, wenn die richtige Putztechnik schonend umgesetzt wird. Bei freiliegenden Wurzeloberflächen ist jedoch eine Schädigung von Zahnhartsubstanz durch zu abrasive Zahnpasten möglich.

Deshalb sollte man Patienten mit freiliegenden Zahnhälsen und/oder keilförmigen Defekten immer eine Zahnpasta mit **möglichst niedrigem RDA-Wert** (RDA = Radioactive Dentine Abrasion, s. Kap. 6.1.4) empfehlen, vor allem aber muß auf die richtige Putztechnik geachtet werden. Leider sind RDA-Werte bei Zahnpasten nicht deklariert, was die Beratung der Patienten erschwert. Da sich andererseits ihre Zusammensetzung ständig ändert, wird hier darauf verzichtet, aktuelle RDA-Werte anzugeben. Es wird angeraten, sich bei Herstellern und Handelsvertretern entsprechend zu informieren.

Sogenannte Raucherzahnpasten und Produkte, die besonders weiße Zähne versprechen, haben immer eine sehr hohe Abrasivität, wogegen sie bei Zahnpasten für empfindliche Zähne im allgemeinen besonders niedrig ist.

Tenside

Tenside werden auch Detergenzien, Schaumbildner oder oberflächenaktive Stoffe genannt. Sie sind in der Lage, Oberflächenspannungen herabzusetzen und durch sogenannte Mizellenbildung fettige Stoffe in Wasser in Lösung zu halten. Sie finden aus folgenden Gründen in Zahnpasten Verwendung:

- Sie unterstützen die **Reinigungswirkung** einer Zahnpasta und halten die vom Zahn entfernte Plaque in Lösung.
- Sie dienen als **Lösungsvermittler** für primär nicht wasserlösliche Substanzen, wie z.B. Geschmacksstoffe.
- Sie **verringern die Oberflächenspannung des Speichels,** wodurch eine bessere Benetzung der Zahnoberfläche stattfinden kann, und z.B. Fluoride auch an sehr unzugängliche Stellen (Approximalräume, Fissuren) gebracht werden können.
- Die schäumende Wirkung verursacht beim Benutzer ein **Frischegefühl.** Dies ist zwar nur ein Nebeneffekt, man darf ihn in seiner motivierenden Wirkung jedoch nicht unterschätzen. So brach in einer Studie, in der Zahnpasten mit anderen Putzmitteln (Salz u.ä.) verglichen wurden, etwa die Hälfte der Benutzer der Alternativpräparate die Untersuchung vorzeitig ab. In der Zahnpasta-Gruppe war die Ausfallquote sehr viel niedriger. Man zog den Schluß, daß der vorzeitige Abbruch mit dem fehlenden schäumenden Effekt der Alternativpräparate zusammenhing.

Das am häufigsten in Zahnpasten eingesetzte Tensid ist das **Natrium-Laurylsulfat**. Es wird in der Regel in einer Konzentration von 0,5–2% verwendet, die als sinnvoll und unschädlich anzusehen ist.

Wirkstoffe

Fluorid. Der wichtigste Inhaltsstoff in Zahnpasten ist ohne Zweifel das Fluorid. Vor allem die zunehmende Verbreitung fluoridhaltiger Zahnpasten und nicht etwa eine Verbesserung in den Mundhygiene- oder Ernährungsgewohnheiten hat dazu geführt, daß die Karies in den letzten 20–30 Jahren in nahezu allen industrialisierten Staaten zurückgegangen ist (Abb. 12-20).

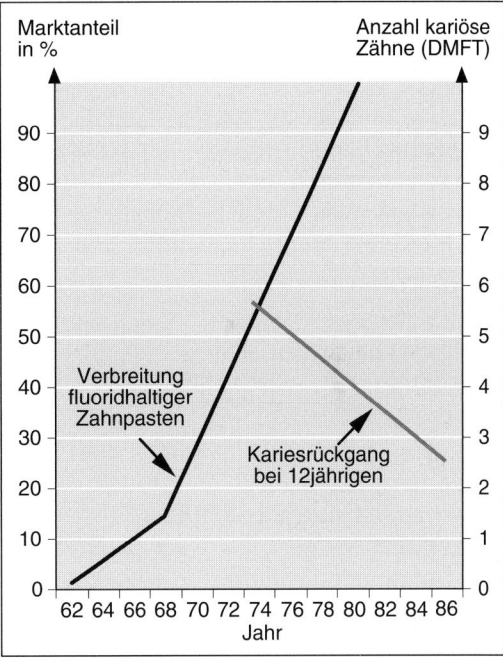

Abb. 12-20 Analysen von Daten aus fünf Industrieländern haben gezeigt, daß die Karies vor allem als Folge der zunehmenden Verbreitung fluoridhaltiger Zahnpasten in den vergangenen 20–30 Jahren deutlich zurückgegangen ist. Die von links nach rechts ansteigende Kurve zeigt den Marktanteil fluoridhaltiger Zahnpasten; die nach rechts abfallende Kurve repräsentiert den Rückgang der Karies bei zwölfjährigen Kindern als DMFT.

Die Verwendung einer fluoridhaltigen Zahnpasta dreimal täglich ist unbedingt empfehlenswert (bezüglich der geeigneten Fluoridverbindung, s. Kap. 9.8).

Zu beachten ist, daß Kinder unter sechs Jahren zur Vermeidung einer Fluorose eine Kinderzahnpasta mit reduziertem Fluoridgehalt verwenden.

Zahnsteinhemmende Zusätze. Zahnstein stellt wegen seiner rauhen und porösen Oberfläche eine gute Anheftungsfläche für Plaque dar und ist somit ein wichtiger Kofaktor für die Entstehung von Gingivitis und Parodontitis. Deshalb wird seit etwa 40 Jahren versucht, durch Zusätze in Zahnpasten eine Hemmung der Zahnsteinbildung herbeizuführen.

In heute erhältlichen Zahnpasten sind im wesentlichen zwei Substanzgruppen vertreten:

- lösliche Pyrophosphate (Tetra-Natrium-Pyrophosphat/Tetra-Kalium-Pyrophosphat) mit oder ohne Kopolymer,
- Zink-Verbindungen (Zinkzitrat/Zinkchlorid).

Diese Substanzen gehören zu den sog. **Kristallisationshemmern**, d.h. sie verhindern das Kristallwachstum von Hydroxylapatit, einem wichtigen Bestandteil des Zahnsteins. Bei dem Kopolymer, das bisweilen den Pyrophosphaten zugesetzt wird, handelt es sich um eine Mischung aus Methoxyethylen und Maleinsäure. Es wird u.a. unter dem Namen „PVA/MA" oder „Gantrez" den Zahnpasten zugesetzt. Durch diesen Zusatz soll verhindert werden, daß durch im Mund vorhandene Enzyme der Kristallisationshemmer gespalten und so inaktiviert wird.

Da menschliche Zahnhartsubstanz im wesentlichen aus den gleichen Grundbausteinen wie Zahnstein, nämlich Kalzium und Phosphat besteht, liegt die Frage nahe, ob Kristallisationshemmer unerwünschte Auswirkungen auf an der Zahnoberfläche stattfindende Remineralisationsvorgänge haben.

In wissenschaftlichen Untersuchungen haben sich jedoch keine Hinweise für eine solche nachteilige Wirkung ergeben.

Es kann als gesichert gelten, daß Zusätze von Kristallisationshemmern in Zahnpasten tatsächlich zu einer um bis zu 50% verminderten Bildung von Zahnstein führen.

Eine Zahnsteinfreiheit wird jedoch nicht erreicht. Am Gingivalsaum, der im Hinblick auf parodontale Erkrankungen sensibelsten Stelle, bleibt er in aller Regel zurück. Deshalb ist die verminderte Zahnsteinbildung lediglich als kosmetischer Effekt zu sehen.

Desensibilisierende Substanzen. Etwa jeder siebte erwachsene Zahnarztpatient leidet unter empfindlichen Zahnhälsen. Als Ursache werden Flüssigkeitsbewegungen in durch Erosion oder Abrasion eröffneten Dentintubuli diskutiert **(hydrodynamische Theorie).** Dadurch kommt es zu einer Reizbildung in der Pulpa. Die Bewegungen werden durch Austrocknung sowie thermische und osmotische Reize verursacht (Abb. 12-21 und Abb. 12-22).

Neben Fluorid, dem eine gewisse desensibilisierende Aktivität zugeschrieben wird, werden in Zahnpasten vor allem folgende Substanzen eingesetzt:

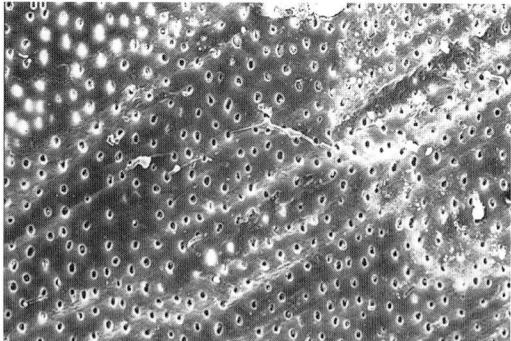

Abb. 12-21 Durch Erosion oder Abrasion können Dentintubuli eröffnet werden. Diese eröffneten Kanälchen werden als Ursache für überempfindliche Zahnhälse diskutiert (rasterelektronenmikroskopische Aufnahme, 500fache Vergrößerung).

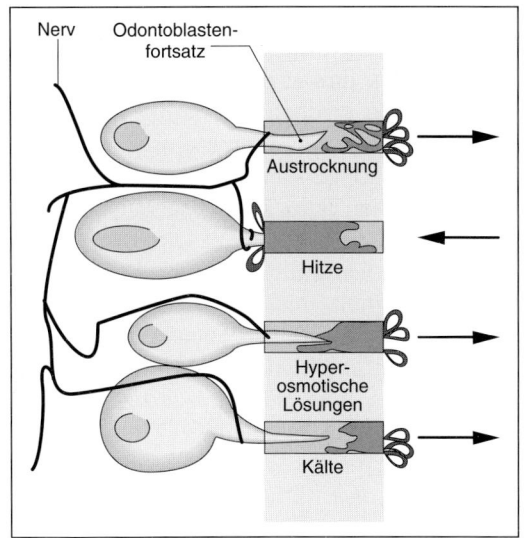

Nerv Odontoblasten-
fortsatz

Austrocknung

Hitze

Hyper-
osmotische
Lösungen

Kälte

Abb. 12-22 In den in Abbildung 12-21 dargestellten offenen Dentintubuli kann es durch verschiedene Reize zu Flüssigkeitsbewegungen kommen (hydrodynamische Theorie). Dadurch kommt es zu einer Reizbildung in der Pulpa. Die Bewegungen werden durch Austrocknung sowie thermische oder osmotische Reize verursacht. Austrocknung, hyperosmotische Lösungen und Kälte führen zu einem Auswärtsstrom der Tubulusflüssigkeit, Hitze führt zu einem pulpawärts gerichteten Strom.

- Strontiumchlorid,
- Kaliumchlorid,
- Kaliumnitrat,
- Hydroxylapatit.

Eine Zahnpasta enthält Aminfluorid in Verbindung mit Polyethylenkügelchen als Wirkstoff. Die Wirksamkeit dieser Substanzen beruht vor allem auf ihrer Fähigkeit, Dentintubuli zu verschließen und ist insgesamt als gut anzusehen.

Fast immer kommt es durch die Verwendung einer Zahnpasta für empfindliche Zähne zu einer deutlichen Linderung der Empfindlichkeit, nicht selten sogar zur völligen Beschwerdefreiheit. Dieser Effekt hält jedoch nach Absetzen der entsprechenden Zahnpasten zumeist nicht lange an, weshalb eine langfristige Verwendung empfehlenswert ist. Um nicht über der Behandlung emp-

findlicher Zahnhälse den Kariesschutz zu vergessen, muß darauf geachtet werden, daß die verwendeten Zahnpasten Fluorid enthalten.

Xylit. Der Zuckeraustauschstoff Xylit wurde bereits in Kapitel 8.3.1 besprochen. Ein karieshemmender Effekt durch Xylit als Zusatz zu Zahnpasten konnte noch nicht endgültig nachgewiesen werden. Wenn ein derartiger Effekt vorliegen sollte, wofür durchaus einige Fakten sprechen, so ist er nach derzeitigem Wissensstand in seiner Wirkung als eher gering einzustufen. Nachteilig ist ein Zusatz von Xylit in Zahnpasten jedoch keinesfalls.

Pflanzenextrakte. Jahrhundertelange Erfahrungen haben gezeigt, daß gewisse Pflanzenextrakte bestimmte heilende Wirkungen besitzen. Auch in Zahnpasten wird immer wieder versucht, sich vor allem deren entzündungshemmende Eigenschaften zunutze zu machen.

Man findet dort vor allem Extrakte aus folgenden Pflanzen:

- Roßkastanie,
- Schlehe,
- Kamille,
- Myrrhe,
- Ratanhia,
- Salbei,
- Anis,
- Minze.

Insgesamt ist die Wirkung pflanzlicher Extrakte und entzündungshemmender Zusätze in Zahnpasten jedoch wegen zu niedriger Konzentration vernachlässigbar gering. Um eine entzündungshemmende Wirkung zu erzielen, die durch normale Dosierung eines pharmazeutischen Antiphlogistikums erreicht wird, müßte das 50–200fache der normalerweise eingesetzten Dosis Anwendung finden.

Außerdem werden zum Teil antagonistisch wirkende Substanzen gleichzeitig eingesetzt (Gerbstoffe wirken adstringierend, ätherische Öle durchblutungsfördernd). Ein Zusatz von Vitamin A führt ebenfalls nur zu einer geringfügigen Verbesserung einer Zahnfleischentzündung.

> Abgesehen von ihrer vernachlässigbaren Wirksamkeit ist der Einsatz pflanzlicher Wirkstoffe in Zahnpasten generell als fragwürdig anzusehen.

Die gewünschte Wirkung zielt fast ausschließlich auf eine Hemmung von Entzündungssymptomen. Eine Entzündung stellt jedoch eine Abwehrreaktion des Körpers auf einen bestehenden Reiz dar. Wenn bei akuten Entzündungen der Einsatz eines Antiphlogistikums zur Schmerzlinderung sicherlich sinnvoll ist, so muß der ständige Einsatz entzündungshemmender Stoffe als schädlich angesehen werden, da sie zur Verschleierung eines Krankheitsbildes beitragen. Viel vernünftiger ist es, bei Auftreten einer gingivalen Entzündung, die ja in aller Regel durch Plaque verursacht wird, diesen ätiologischen Faktor durch bessere Mundhygiene auszuschalten.

Kalziumglyzerophosphat. Kalziumglyzerophosphat (CGP) wird in Zahnpasten mit dem Ziel eingesetzt, die Wirkung von Natriummonofluorphosphat (NaMFP) zu verbessern. Wissenschaftliche Untersuchungen deuten zwar darauf hin, daß dies tatsächlich in gewissem Umfang der Fall ist, konnten die Wirksamkeit jedoch nicht zweifelsfrei bestätigen.

12.2.6 Spüllösungen

Für die meisten Menschen ist das Zähneputzen eine ziemlich lästige Angelegenheit, für die man eigentlich sowieso nie Zeit hat. Deshalb erscheint die Vorstellung, daß man diese unangenehme Tätigkeit durch einfaches Spülen mit einer Mundspüllösung ersetzen kann, sehr verlockend. Dies hat zur Folge, daß den Versprechungen der Werbung sehr bereitwillig geglaubt wird, wenn sie davon spricht, daß diese oder jene neue „Wunderspüllösung" doppelt und dreifach vor Karies und „Parodontose" schützt.

Aufgrund der ständig steigenden Nachfrage ist der Markt für Mundspüllösungen in Deutschland in den letzten Jahren regelrecht „explodiert". Kennzeichnend für diesen Markt ist aber auch, daß er einem raschen Wandel unterliegt. So erscheinen ständig neue Produkte und andere verschwinden. Die in Mundspüllösungen enthaltenen Wirkstoffgruppen stellen jedoch insgesamt eine recht überschaubare Palette dar. Die wichtigsten Inhaltsstoffe werden hier besprochen.

Grundsätzlich muß zwischen **Mundwasserkonzentraten** und **gebrauchsfertigen Spüllösungen** unterschieden werden. Um aus Konzentraten eine gebrauchsfertige Lösung herzustellen, gibt man einige Tropfen oder Spritzer in ein Glas Wasser. Von den bereits gebrauchsfertig erhältlichen Lösungen soll in der Regel einmal täglich eine Menge von 10 ml zum Spülen verwendet werden.

Mundwasserkonzentrate

Konzentrate enthalten vor allem folgende **Wirkstoffe:**

- Propolis (Bienenstockextrakt),
- Phenol,
- Vitamin A,
- Fluorid.

Daneben enthalten sie zumeist ätherische Öle (z.B. Menthol) als Geschmacksstoffe, Alkohol als Lösungsmittel und Schaumbildner (Tenside).

> Mundwasserkonzentrate haben aus karies- und parodontalprophylaktischer Sicht **keinerlei Nutzen.**

Die meisten enthaltenen Stoffe sind allein schon aufgrund der **zu niedrigen Konzentrationen** als unwirksam anzusehen. So enthält eine aus einem Konzentrat gewonnene gebrauchsfertige Lösung nur noch etwa 4 ppm Fluorid (ppm = parts per million, 4 ppm bedeutet in diesem Falle: vier Teile Fluorid auf eine Million Teile Spüllösung). Als günstig wird bei Mundspüllösungen eine Konzentration von mindestens 250 ppm angesehen.

Darüber hinaus müssen einige Inhaltsstoffe sogar als schädlich bewertet werden. So wirken Propolis und Phenol sehr **stark allergisierend,** weshalb sie für den Einsatz im Mund als ungeeignet angesehen werden müssen.

Für die Prophylaxe oraler Erkrankungen sind Mundwasserkonzentrate also ungeeignet, es bleibt die Frage, ob sie denn wenigstens zur Erzielung des von vielen Menschen so geschätzten „Frischegefühls" empfehlenswert sind. Auch diese Frage muß mit einem klaren „nein" beantwortet werden.

> Chronisch schlechter Atem ist als Alarmsignal des Körpers zu verstehen. Er hat in aller Regel pathologische Ursachen und darf deshalb nicht einfach „übertüncht" werden.

Wenn die Ursachen beseitigt sind (z.B. Parodontitis, Magen-Darm-Probleme u.a.), verschwindet auch der schlechte Atem. Der gelegentlich schlechte Atem, der durch den Verzehr bestimmter Nahrungsmittel (Knoblauch, Zwiebeln u.a.) entsteht, sollte lieber mit einem zuckerfreien Kaugummi bekämpft werden. Der enthält im Gegensatz zu Mundwasserkonzentraten keine schädlichen Substanzen (z.B. Propolis, Phenol, Alkohol u.a.) und wirkt außerdem durch die Förderung des Speichelflusses kariesprophylaktisch.

Wirkstoffe

In gebrauchsfertigen Spüllösungen finden vor allem folgende Wirkstoffe Verwendung:

- Fluorid,
- Chlorhexidin,
- Cetylpyridiniumchlorid (CPC),
- Natriumlaurylsulfat (NaLS),
- Sanguinarin,
- Harnstoff,
- Allantoin,
- Zinksalze,
- Natriumbenzoat,
- Alkohol als Lösungsmittel.

Insbesondere Spüllösungen, die von Kindern verwendet werden, sollten alkoholfrei sein.

Bei Erwachsenen sollte man sich immer für das alkoholfreie Produkt entscheiden, wenn Lösungen mit ansonsten vergleichbarer Wirkung zur Auswahl stehen. Die aufgezählten Wirkstoffe haben zwar fast alle einen wissenschaftlich nachgewiesenen plaque- oder enzündungshemmenden Effekt, dieser ist jedoch meist nur sehr klein und klinisch nicht relevant.

> Eine klinische Bedeutung besitzen nur die Fluoride und Chlorhexidin.

Fluoride. Die Wirksamkeit von Fluorid wurde bereits erläutert (s. Kap. 9.6). In Spüllösungen wird es meistens in einer Konzentration von 250 ppm, mit einer Spannweite von etwa 50 bis 1000 ppm, eingesetzt. Wie bereits erwähnt, liegt die wünschenswerte Konzentration bei mindestens 250 ppm. Als besonders wirksam ist die **Kombination aus Aminfluorid und Zinnfluorid** anzusehen.

Die tägliche Anwendung von Fluoridspüllösungen ist vor allem bei Patienten mit erhöhtem Kariesrisiko als sinnvolle Ergänzung der lokalen Fluoridzufuhr zu sehen und stellt eine Alternative zur wöchentlichen Anwendung von Fluoridgelee dar. Unter einer Kosten-Nutzen-Abwägung ist das Gelee allerdings zu bevorzugen, da es wesentlich preisgünstiger und in seiner Wirksamkeit etwa vergleichbar ist. Außerdem fällt bei Verwendung von Gelee viel weniger Verpackungsmüll an. Beiden Produkten gemeinsam ist, daß sie von Kindern unter sechs Jahren wegen der Gefahr des Verschluckens und damit drohenden Fluorosegefahr nicht verwendet werden dürfen. Das gilt auch für Spüllösungen, die speziell für die Anwendung bei Kindern angeboten werden.

Chlorhexidin (CHX). Chlorhexidin gehört chemisch zur Gruppe der Biguanide und liegt in Mundspüllösungen in Form seines Diglukonates vor. Die Konzentration beträgt in gebrauchsfertigen Lösungen üblicherweise 0,1–0,2%. CHX hat eine sehr gute Substantivität, das heißt, es bindet im Mund an alle negativ geladenen Oberflächen (Schleimhaut, Zähne, Bakterienzellen und Speichel) und wird von dort langsam in die Mundhöhle abgegeben. Dadurch hat es einen **Depot-Effekt,** der eine langanhaltende Wirkung zur Folge hat. Ein- bis zweimal täglich vorgenommene Spülungen führen zu einer sehr guten Plaquereduktion und stellen eine gute Karies- und Parodontalprophylaxe dar.

Leider verursacht das regelmäßige Spülen mit CHX-Lösungen einige unerwünschte Nebenwirkungen. So führt es regelmäßig zu Geschmacksstörungen, Verfärbungen von Zunge, Zähnen und Füllungen sowie nicht selten zu Zungen- und Schleimhautbrennen und allergischen Reaktionen. Diese Nebenwirkungen verbieten einen dauernden Gebrauch von Chlorhexidin zur chemischen Plaquekontrolle.

> Die Verwendung von Chlorhexidin sollte auf drei Wochen begrenzt werden.

Die **Indikation** zum Einsatz von CHX ist vor allem die postoperativ eingeschränkte Mundhygiene. Darüber hinaus kann es bei allen Patienten mit dauerhaft eingeschränkter Mundhygiene (Behinderte, sehr alte Menschen) zyklisch für einen Zeitraum von drei Wochen eingesetzt werden (z.B. im Abstand von ca. drei Monaten). Dadurch können kariogene und paradontal pathogene Plaques deutlich reduziert werden und müssen sozusagen mit der Ausbildung ihrer Pathogenität wieder bei Null beginnen. Vor allem in bezug auf Parodontalerkrankungen sind mit dieser Strategie gute Erfolge zu erwarten, da es etwa zwei Monate dauert, bis sich eine Plaque entwickelt, die eine Parodontitis verursachen kann.

Zusammenfassend kann gesagt werden, daß Mundwasserkonzentrate generell abzulehnen sind. Gebrauchsfertige Mundspüllösungen, die Fluorid in einer Konzentration von mindestens 250 ppm enthalten, sind für die dauerhafte tägliche Benutzung zur Kariesprophylaxe insbesondere bei Menschen mit erhöhtem Kariesrisiko gut geeignet. Ein nennenswerter parodontalprophylaktischer Effekt ist von diesen Produkten nicht zu erwarten. Chlorhexidin-Spüllösungen haben zwar eine gute karies- und parodontalpro-

Tabelle 12-1 Empfehlenswerte Spüllösungen.

Empfehlenswerte Fluoridspüllösungen	Empfehlenswerte Chlorhexidinspüllösungen
für Erwachsene:	Chlorhexamed®
Meridol®	Hexoral®
Duro Dont® Zahnspülung	Lemocin® CX
Regadont Med Antiplaque®	Chlorohex®
Odol Med® 3 Antiplaque	
Oral B® Zahnspülung Kariesprophylaxe	
Oral B® Zahnspülung Plaqueprophylaxe	
Reach Antiplaque®	
Signal® Tag	
Signal® Nacht	
Viofluor®	
für Kinder ab 6 Jahre:	
Odol Med® Junior	
Oral B® Junior	

phylaktische Wirkung, sind jedoch wegen der beschriebenen Nebenwirkungen lediglich für den kurzzeitigen Einsatz (maximal drei Wochen) geeignet. Gebrauchsfertige Mundspüllösungen, die weder Fluorid in der gewünschten Konzentration, noch Chlorhexidin enthalten, sind abzulehnen. Die eingangs erwähnte Wunschvorstellung, daß man mit Mundspüllösungen das Zähneputzen mit Bürste und Zahnseide ersetzen kann, bleibt leider ein Traum. Tabelle 12-1 gibt eine Auswahl empfehlenswerter Produkte.

12.3 Ernährungsberatung

Jean-François Roulet

12.3.1 Ernährungsanamnese

Jeder Ernährungsberatung muß eine **Ernährungsanamnese** vorangehen, denn nur eine gezielte Beratung hat Aussicht auf Erfolg. Da in der Kariesentstehung das Substrat für die

Mikroorganismen (Zucker) eine zentrale Rolle spielt, muß bei jedem Patienten mit hoher Kariesaktivität als erstes das Ernährungsverhalten als mögliche Ursache abgeklärt werden. Das Mittel der Wahl ist hierzu die Ernährungsanamnese. Der Zahnarzt, die DH oder die ZMF/P muß vom Patienten verbale Aussagen über sein Ernährungsverhalten erhalten.

Allgemeine Fragen wie „Essen Sie viel Zucker?" sind hierzu völlig ungeeignet. Oft sind sich die Patienten gar nicht bewußt, daß sie Zucker in hoher Frequenz zu sich nehmen, sei es, daß sie nicht daran denken, daß der gesüßte Kaffee (mit Zucker) jedesmal eine Säureproduktion in der Plaque auslöst oder daß ihnen nicht klar ist, daß das gesunde Vitamingetränk (Brausetablette), welches über den Tag verteilt konsumiert wird, Zucker enthält oder daß die gesunde Ovomaltine in Form von Malzzucker den Mikroorganismen gutes Substrat liefert.

> Eine Ernährungsanamnese sollte ein gezieltes Gespräch sein, während dem spezifisch nach zwei Dingen gesucht wird: Zu welchen Zeiten nimmt der Patient welche Form von Zucker ein?

Da Patienten in der Regel doch irgendwie wissen, daß Zucker und Karies zusammenhängen, besteht in einem solchen Gespräch eine relativ große Gefahr der Beschönigung. Daher empfehlen wir, einen anderen Weg zu gehen. Dem Patienten wird ein kleines Notizbuch mitgegeben (je kleiner desto besser) mit der Auflage, darin für ein bis zwei Wochen mit Angabe der Uhrzeit alles zu protokollieren, was er/sie gegessen oder getrunken hat. Bei Kindern soll man die Mutter bitten, dieses zu tun, wobei dann unter Umständen die Angaben lückenhaft sein können, wenn die Kinder unkontrolliert Süßigkeiten naschen.

Diese kleine Übung ist sehr hilfreich und aufschlußreich. Erstens sieht man in deren gewissenhafter Ausführung, wie kooperativ und an seiner Mundgesundheit interessiert der Patient ist, und zweitens entwickeln die Patienten durch das Protokollieren oft erst das Bewußtsein, daß sie häufig Zucker zu sich nehmen.

12.3.2 Analyse der Ernährungsanamnese

Die Analyse des so vom Patienten erstellten Protokolls ist einfach. Der Zahnarzt, die DH oder ZMF/P muß lediglich mit einem roten Filzstift jedes eingenommene zuckerhaltige Lebensmittel unterstreichen. Auf diese Art erhält man sehr schnell ein optisches Übersichtsbild über die Einnahmefrequenz von Zucker (Abb. 12-23), das als Grundlage für das Beratungsgespräch mit dem Patienten dient.

Bei jedem zuckerhaltigen Lebensmittel, das gefunden wird, muß man folgende Unterscheidungen treffen (die Zahl der Minuspunkte bei der Beurteilung gibt den Grad der Schädlichkeit an):

- Klebriger Zucker, der eine große Verweildauer in der Mundhöhle hat (z.B. Karamelbonbons, Nußkipferl, Honigbrot). Ungünstigste Situation, da langandauernde Säureproduktion zu erwarten ist.
  Beurteilung : 3 Minuspunkte
- Es ist ein zuckerhaltiges Getränk, das nach kurzer Zeit aus der Mundhöhle ausgeschwemmt wird.
  Weniger schlimm als klebriger Zucker, dennoch führt jede Einnahme zu einem Säurestoß in der Plaque und zu Demineralisation des Schmelzes.
  Beurteilung : 2 Minuspunkte
- Zucker, der durch eine vermehrte Kauleistung die Speichelproduktion anregt (z.B. Apfel).
  Weniger schlimm, da Speichelfluß Zucker ausschwemmt und produzierte Säure puffert; dennoch wird die Plaque „gefüttert".
  Beurteilung : 1 Minuspunkt
- Zucker ist mit Säure kombiniert, so daß die Speichelsekretion angeregt wird (z.B. Südfrüchte)?
  Gleiche Problematik wie bei der vorhergehenden Frage, jedoch sind zusätzlich auch Erosionen möglich.
  Beurteilung : 1 Minuspunkt

Montag

8.30	½ Brötchen mit <u>Marmelade</u>
	½ Brötchen mit Käse
	1 <u>Joghurt</u>
	2 Tassen Kaffee, 1 Stück <u>Würfelzucker</u>,
	Kaffeesahne
11.00	1 Glas <u>Orangensaft</u>
12.30	1 Stück Fischfilet
	3 Salzkartoffeln
	1 Schale Salat (mit Salz, Pfeffer, Öl,
	Essig, <u>Zucker</u>)
	1 Glas <u>Apfelsaft</u>
	1 <u>Vanilleeis</u>
15.00	2 Tassen Kaffee, 2 Stück <u>Würfelzucker</u>,
	Kaffeesahne
	2 <u>Kekse</u>
18.30	1 Scheibe Vollkornbrot mit Salami
	1 Scheibe Weißbrot mit Schnittkäse
	1 Glas Tee (Hagebutte), 1 Stück <u>Zucker</u>
	1 Glas <u>Apfelsaft</u>
	1 kleiner <u>Apfel</u>
21.00	2 Stück <u>Vollmilchschokolade</u>

Dienstag

8.00	2 Scheiben Toast mit <u>Marmelade</u>
	2 Tassen Kaffee, 2 Stück <u>Zucker</u>, Milch
11.00	1 <u>Banane</u>
	1 <u>Joghurt</u>
13.15	1 Stück Sauerbraten
	3 Kartoffeln, wenig Soße, Sauerkraut
	1 Schale <u>Birnenkompott</u>
15.00	1 Stück <u>Torte</u> mit <u>Obst</u>
	1 Tasse Kaffee, 1 Stück <u>Zucker</u>, Milch
19.00	2 Scheiben Sonnenblumenbrot, einmal
	mit Schinken, einmal mit Quark
	1 <u>Apfelsine</u>
	1 Glas <u>Cola</u>
	1 Becher <u>Vanillepudding</u> mit <u>Schokola-</u>
	<u>densauce</u>
21.15	1 Glas Milch
	2 <u>Pralinen</u>

Abb. 12-23 Analysiertes Ernährungsprotokoll. Alle zuckerhaltigen Speisen sind rot unterstrichen. Damit läßt sich sehr leicht dem Patienten zeigen, daß die Zuckereinnahmefrequenz zu hoch ist.

An Hand der Antworten auf oben stehende Fragen muß der Zahnarzt oder die DH oder ZMF/P eine Schätzung anstellen, wie groß der Anteil an Phasen der Demineralisation unter der Plaque im Vergleich zu Phasen der Remineralisation ist. In diesem Zusammenhang sollte noch daran erinnert werden, daß nachts die Speichelsekretion auf ein Minimum reduziert ist und daher Zucker, der nach dem Zähneputzen vor dem Zubettgehen eingenommen wird, besonders kariesfördernd ist (s. Kap. 3.3).

12.3.3 Individuelle Beratung des Patienten

Das Patientengespräch über Ernährung muß **zwei Ziele** verfolgen:

- Es muß dem Patienten klarmachen, wie oft über den Tag verteilt er bei seiner Ernährungsweise durch Zuckereinnahmen in seiner Plaque eine Säureproduktion in Gang setzt.
- Es sind mit dem Patienten Wege zu diskutieren, wie bei seinen Lebensgewohnheiten die Zuckereinnahmefrequenz gesenkt werden kann.

Auf keinen Fall sollte man mit Verboten argumentieren. Es ist schon schwer genug, Veränderungen der Eßgewohnheiten herbeizuführen, Verbote würden nur zur Frustration und Mißachtung führen. Es ist schwierig, hier generalisierte Empfehlungen zu geben, da sehr individuell beraten werden muß. Das Wissen über Ernährung und Alternativen zu Zucker ist mit viel Phantasie zielgerichtet anzuwenden. Das Ziel muß sein, die Einnahmefrequenz von Zucker zu reduzieren, sei es durch Substitution mit Speisen, die süß schmecken, aber keinen Zucker enthalten, oder durch nicht süße, grundsätzlich andere Nahrungsmittel. Hier einige Beispiele, die den richtigen Weg weisen sollen:

- Der Patient gibt an, daß er über den Tag verteilt zehn Tassen Kaffee oder Tee trinkt, die je mit zwei Stück Würfelzucker gesüßt sind.

Empfehlung: Umstellung auf Süßstoff Aspartam, der nicht kariogen ist und keine geschmacklichen Nachteile bringt.

- Der Patient gibt an, daß er wegen Trockenheit im Mund mehrere Stunden am Tag saure Drops lutscht.
  Empfehlung: Umstellung auf zahnschonende Produkte. Hier ist eine gezielte Empfehlung, die vom Berater in geschmacklicher Hinsicht selbst getestet ist, immer besser als eine generelle Empfehlung. Ferner ist ein Hinweis auf eine lokale Bezugsquelle (im Laden um die Ecke, in der Drogerie an der XYZ-Straße usw.) sinnvoll, sie wirkt sich auf jeden Fall Compliance-steigernd aus.
- Der Patient kaut zuckerhaltigen Kaugummi.
  Empfehlung: zahnschonenden, zuckerfreien Kaugummi kauen, bevorzugt mit Xylit gesüßt.
- Der Patient ißt als Zwischenmahlzeiten vorwiegend Früchte, mit starker Betonung von Bananen.
  Empfehlung: Substitution durch Gemüse, wie Karotten, Tomaten, Sellerie, Paprika usw.
- Der Patient ißt als Zwischenmahlzeiten vorwiegend Kuchen, Plunder, Nußkipferl u.ä.
  Empfehlung: Umstellung auf knusprige Sandwiches mit Käse, Schinken, Salami usw.
- Der Patient hat die Angewohnheit, während der Arbeit dauernd an süßen Keksen zu knabbern.
  Empfehlung: Umstellung auf Nußmischung.
- Der Patient ißt sehr gerne und häufig Schokolade.
  Empfehlung: Größere Mengen Schokolade kaufen, z.B. in Form von großen Tafeln, statt portioniert in kleinen Häppchen und diese als Nachspeise essen.

12.3.4 Ernährungsberatung in der Gruppenprophylaxe

Gruppenprophylaxe ist die Form der Kariesvorsorge, die sich an Kinder in Kindergärten und Schulen richtet (s. Kap. 5.1.3). Hier sollte sich eine Ernährungsberatung primär an die Lehrer und Betreuer richten, die dann als Multiplikator fungieren. Empfehlungen der Lehrer an die Eltern bezüglich der Zusammensetzung der Zwischenmahlzeiten für die Pausen werden in der Regel von den Eltern ernstgenommen. Es ist eine Möglichkeit, die Kinder bezüglich ihrer Zwischenmahlzeiten an Dinge zu gewöhnen, die sich positiv auf die Zahngesundheit auswirken. Die wichtigste Empfehlung ist, statt Fertigprodukten, die oft klebrig sind und Zucker enthalten (Müsliriegel, Kindermilchschnitten, Schokoriegel usw.), den Kindern Brötchen mit Käse, Schinken, Wurst usw. oder Früchte oder Gemüse, wie Karotten, Sellerie, Paprika, Kohlrabi usw., mitzugeben.

Eine Informationsvermittlung über Ernährung an die Kinder kann nur auf spielerische Weise erfolgen. Hier muß man auf die pädagogische Erfahrung der Lehrer und Betreuer bauen. Veranstaltungen wie gemeinsames Frühstück oder Ernährungsspiele sind sehr geeignet.

Als Bezugsquellen für kindgerecht (spielerisch) aufbereitete Informationen bezüglich zahngesunder Ernährung können genannt werden:

- Informationsblatt für Pädagogen, Aktion Zahnfreundlich, Feldbergstr. 40, 64293 Darmstadt,
- Video-Kassette zum Thema „Zahngesundheit und Ernährung", Verein für Zahnhygiene e.V., Feldbergstr. 40, 64293 Darmstadt,
- Broschüre von R. Kauka „Bussi Bär. Die gesunde Zähne-Fibel", Verein für Zahnhygiene e.V., Feldbergstr. 40, 64293 Darmstadt,
- Broschüre von N. Bartsch, H. Feser und M. Kunze „Zucker-Konsum und Mißbrauch" aus der Schriftenreihe „Aufklärung über Drogen", Süddeutsche Verlagsgesellschaft Ulm,
- Informationsblatt zum Thema „Frühstück mit guten Noten", Vereinigung Getreide-, Markt- und Ernährungswissenschaft, Kronprinzenstr. 51, 53173 Bonn.

12.4 Professionelle Zahnreinigung

Susanne Fath

Mit dem Gedanken an zahnmedizinische Prophylaxe wird sehr oft die Vorstellung von Kindergruppen, von Putzinstruktionen mit der Zahnbürste und von Fluoridierungsmaßnahmen verbunden. Doch die Tätigkeit einer Zahnmedizinischen Prophylaxehelferin in der zahnärztlichen Praxis geht über diese Dinge weit hinaus. Zahlreiche wissenschaftliche Studien belegen, daß Motivierung und Instruktion alleine auf Dauer keine wesentlichen Verbesserungen der Mundhygiene und damit des Plaqueaufkommens und Entzündungszustandes der Gingiva erzielen. Dies wird erst durch professionelle Zahnreinigung erreicht.

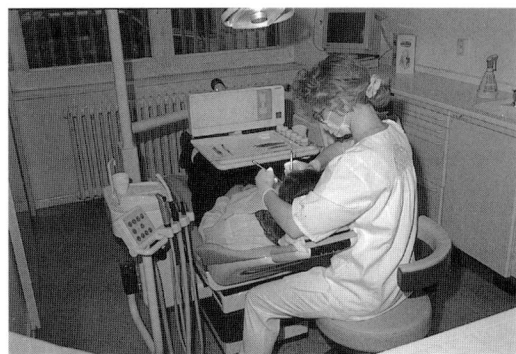

Abb. 12-24 Eine zahnmedizinische Prophylaxehelferin bei der professionellen Zahnreinigung. Der Erfolg hängt von einer guten Ausbildung und gleichbleibender Sorgfalt ab.

> Erst durch die regelmäßige Entfernung aller, auch der gewohnheitsmäßig nicht erreichten Beläge aus dem Gebiß werden Neuerkrankungen auf Dauer verhindert. Im übrigen motiviert nichts so sehr zu eigener Mundhygiene wie blanke, belagfreie Zähne.

Die Hauptaufgabe des qualifizierten Fachpersonals in der Praxis wird es also sein, die Patienten in einem organisierten System zu betreuen, und der Kern dieser Betreuung besteht in der immer wiederkehrenden, mit gleichbleibend hoher Qualität durchgeführten Reinigung sämtlicher sichtbarer Zahnflächen des Gebisses (Abb. 12-24).

Damit diese Qualität jedoch erreicht werden kann, bedarf es einer sorgfältigen Ausbildung der ausführenden Personen. Die dazu notwendigen Fertigkeiten und die Lernerfahrung kann man sich aber nur in einem praktischen Kurs unter Einbeziehung von Patienten aneignen. Das Lehrbuch kann hier nur Unterstützung zum Verständnis leisten.

Die professionelle Zahnreinigung besteht aus folgenden Einzelschritten:

- **Grobreinigung:** Entfernung harter Beläge mit:

  – Ultraschall/Airscaler („mechanische Scaler"),
  – parodontalen Handinstrumenten.
- **Feinreinigung:** Entfernung weicher Beläge, Reste harter Beläge und Pigmentierungen mit:
  – parodontalen Handinstrumenten,
  – Pulver-Wasser-Strahlgeräten.
- **Glattflächenpolitur:** Feinstreinigung und Glättung der Zahnoberflächen, Interdentalraumreinigung.

12.4.1 Mechanische Scaler

Der Begriff „Scaling" kommt aus dem amerikanischen Sprachgebrauch und bedeutet soviel wie „Belagsentfernung". Ein Instrument, mit dem man die Beläge entfernt, ist demnach ein „Scaler". Belagentfernungsinstrumente, die maschinell angetrieben werden, denen also eine Mechanik zugrunde liegt, werden unter dem Begriff „mechanische Scaler" zusammengefaßt.

Zu den mechanischen Scalern zählen im wesentlichen:

- Ultraschall-Geräte,
- Airscaler.

Beide Geräte funktionieren nach demselben Prinzip: die Arbeitsspitze wird in feine Schwingungen versetzt, die, bringt man sie in Kontakt mit Zahnsteinablagerungen, dazu führen, daß diese vom Zahn abgesprengt werden. Der Reinigungseffekt wird zudem durch die sogenannte Kavitationsbildung verbessert. Unter Kavitationsbildung versteht man das Phänomen, daß sich an der Arbeitsspitze unter dem Einfluß der Vibrationen im Wasser kleine Gasbläschen bilden, die anschließend schnell wieder zerplatzen. Dabei wird Energie freigesetzt, die die Belagsentfernung unterstützt.

Ultraschallgeräte werden heute überwiegend piezoelektrisch angetrieben, also im weiteren Sinne mit Hilfe von Strom, der einen piezoelektrischen Kristall in Schwingungen versetzt (dieser Kristall ändert seine Dimension unter dem Einfluß wechselnder elektrischer Ladungen). Sie schwingen mit einer sehr hohen Frequenz von ca. 25 000 Schwingungen/s (ca. 25 kHz). Die Schwingungsrichtung ist im wesentlichen longitudinal, also in Verlängerung der Griffachse des Instrumentes mit einer leichten seitlichen Auslenkung. Im übertragenen Sinne könnte man sagen, daß ein solches Gerät wie ein kleiner Preßlufthammer wirkt.

Der **Airscaler** schwingt ganz ähnlich, nur mit einer viel niedrigeren Frequenz. Sie liegt bei 3 500 Schwingungen/s (ca. 3,5 kHz). Er wird mit Druckluft angetrieben, man kann ihn also auf den Turbinenansatz der Behandlungseinheit aufstecken, er braucht keinen eigenen Anschluß. Auch mit diesem Gerät lassen sich harte Beläge sehr gut entfernen, auch wenn seine Leistung geringer ist als die des Ultraschallgerätes.

In der Praxis ist der Gebrauch dieser Geräte weit verbreitet, da sie scheinbar einfach und schnell anzuwenden sind und dem bloßen Auge nach ihrem Einsatz eine saubere Zahnoberfläche bieten. Um erfolgreich damit arbeiten zu können und Schäden an den Hart- und Weichgeweben zu vermeiden, muß man jedoch einige wichtige Punkte beachten.

Bei beiden Geräten muß während des Arbeitens eine **ausreichende Wasserzufuhr** sichergestellt sein, da die Arbeitsspitze sonst Temperaturen von über 200 °C erreichen und damit leicht Schäden an Zähnen und

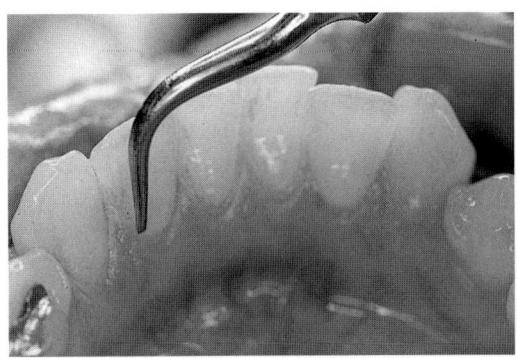

Abb. 12-25 Richtiges Ansetzen der Arbeitsspitze eines mechanischen Scalers an die Zahnoberfläche.

Schleimhäuten erzeugen kann. Sie sollten deshalb auch **nur im supragingivalen Bereich** eingesetzt werden.

Moderne Arbeitsspitzen haben eine interne Wasserzufuhr, die das Wasser direkt auf die Spitze lenkt, wo es durch die Schwingungen zu einem feinen Sprühnebel zerstäubt wird. Es entfaltet so neben der Kühlung auch eine Spülwirkung, die bei der Entfernung der Beläge hilft und das Arbeitsfeld stets sauber und übersichtlich hält. Allerdings mischt sich dieser Sprühnebel natürlich mit Mikroorganismen aus der Mundhöhle, wodurch für den Behandler eine erhöhte Infektionsgefahr entsteht. Während des Arbeitens mit diesem Gerät müssen deshalb Handschuhe, Mundschutz und Schutzbrille getragen werden, der Sprühnebel wird abgesaugt.

Entsprechend der Hauptschwingungsrichtung in der Längsachse sollte die Instrumentenspitze stets **tangential** und **drucklos** am Zahn entlang geführt werden (Abb. 12-25). Die schwingende Spitze schlägt besonders dann Partikel aus der Zahnoberfläche heraus, wenn sie in direktem Kontakt mit ihr eingesetzt wird. Man sollte diese Geräte also wirklich nur bei Vorliegen größerer Zahnsteinmengen benutzen. Auch auf die Bearbeitung der Approximalräume sollte verzichtet werden, da sonst Aussprengungen aus dem Schmelzgefüge oder noch stärker dem Dentin zu erwarten sind (Abb. 12-26), die sich auch mit einer Politur nicht mehr glätten las-

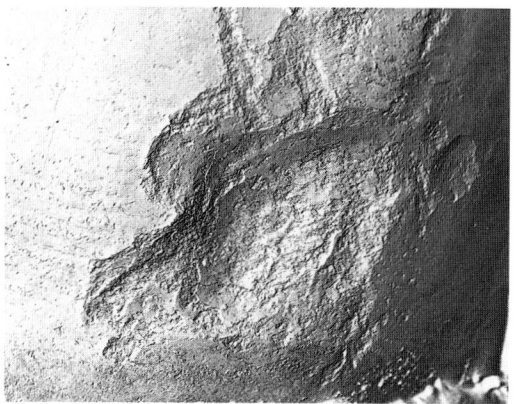

Abb. 12-26 Schmelzaussprengung nach Ultraschall-Einwirkung (elektronenmikroskopische Vergrößerung).

sen und so erneuter Belagsbildung Vorschub leisten.

Besonders problematisch ist der Gebrauch von Ultraschall oder Airscaler im **Bereich von Füllungsrändern.** Diese können leicht beschädigt werden, wodurch die Qualität der gesamten Füllung leidet und die Gefahr von Sekundärkaries steigt. Die beschriebenen Defekte summieren sich natürlich bei Mehrfachbehandlung, so daß bei einem regelmäßig zur professionellen Zahnreinigung erscheinenden Patienten darauf hingearbeitet werden sollte, daß sich der Einsatz der mechanischen Scaler erübrigt.

Die Spitze des Scalers sollte zierlich und abgerundet sein. Ein mechanischer Scaler arbeitet nicht schneidend, scharfe Kanten würden nur die Verletzung der Zahnoberfläche verstärken. Durch häufigen Gebrauch ermüdet das Material der Spitzen, weshalb man sie, um Frakturen vorzubeugen, halbjährlich auswechseln sollte.

Durch die hochfrequenten Schwingungen werden festsitzende Restaurationen oft gelockert. Bei einer Einzelkrone oder einem Inlay wird diese Lockerung meist schnell festgestellt und die Arbeit kann neubefestigt werden. Im Kronen- oder Brückenverband wird die Lösung eines einzelnen Ankers jedoch oft nicht bemerkt und Mikroorganismen können unter der Krone eindringen, was

bekanntlich bis zum Verlust des Pfeilerzahnes führen kann.

Trotz dieser Einschränkungen sind mechanische Scaler hilfreiche Instrumente, die gerade in Gebissen mit **massivem Zahnsteinbefall** wertvolle Dienste leisten. Große Mengen Zahnstein werden in relativ kurzer Zeit entfernt, Blutungen der Gingiva beeinträchtigen die Arbeit nicht, da das Arbeitsfeld durch die Wasserspülung freigehalten wird. Da die Beläge aber abgesprengt werden, bleiben immer kleine Reste an der Zahnoberfläche haften, die dann als Plaqueretentionsstellen und Kristallisationskeime für erneute Zahnsteinbildung wirken. Diese Reste sind bei guter Trocknung der Zahnoberflächen mit bloßem Auge erkennbar, feuchte Zähne dagegen sehen sauber aus. Wirklich belagsfreie Oberflächen lassen sich nur erzielen, wenn man nach dem Ultraschall/Airscaler-Einsatz mit parodontalen Handinstrumenten nacharbeitet.

Bei geringem Zahnsteinbefall sollte, auch im Hinblick auf die Gefahr der Oberflächenbeschädigung, zeitsparend auf den Einsatz dieser Geräte verzichtet werden.

12.4.2 Pulver-Wasser-Strahlgeräte

Mit dem Pulver-Wasser-Strahlgerät steht der Zahnarztpraxis ein weiteres maschinelles Hilfsmittel zur Belagsentfernung zur Verfügung, das sich in den letzten Jahren zunehmender Beliebtheit erfreut.

Sein Anwendungsgebiet liegt in der Beseitigung hartnäckiger **Pigmentbeläge** von den Zahnoberflächen, die vor allem durch Rauchen, Kaffee- und/oder Teegenuß entstehen, aber auch z.B. durch den Gebrauch bestimmter antibakterieller Spüllösungen.

Bei diesen Geräten wird einem Wasser-Luft-Spray pulverförmiges **Natriumbikarbonat** als Abrasivstoff zugesetzt. Dieses Salz besteht aus unterschiedlich großen und teilweise scharfkantigen Kristallen und ist für

Dentin, Wurzelzement und bestimmte Füllungsmaterialien, vor allem Komposite, sehr abrasiv. Schmelz dagegen besitzt eine größere Härte als Natriumbikarbonat und reagiert dementsprechend relativ unempfindlich. An der Gingiva kann das Pulvergemisch bei direktem Auftreffen oberflächliche Läsionen erzeugen, die zwar innerhalb weniger Tage wieder verheilen, für den Patienten aber trotzdem unangenehm sind.

> Es sollten nur **Schmelzoberflächen** mit diesem Gerät gereinigt werden. Auf keinen Fall sollte es an freiliegenden Wurzeln oder Kunststofffüllungen eingesetzt werden.

Der Strahl wird dabei in einem Winkel von ca. 45° gegen koronal gerichtet, damit die Gingiva möglichst nicht verletzt werden kann (Abb. 12-27). Außerdem werden so die Pulverpartikel beim Aufprall leichter abgelenkt und hinterlassen entsprechend geringere Rauhigkeiten. Der Abstand der Düse zur Zahnoberfläche sollte ca. 4–5 mm betragen. Während des Betriebs sollte der Strahl ständig in Bewegung bleiben und nicht länger auf einer Stelle verweilen.

Das Pulver-Wasser-Gemisch überstäubt während des Betriebs nicht nur den Patienten und den Behandler, sondern auch die Umgebung, also Behandlungsstuhl und alle benachbarten Flächen und darauf stehende Gegenstände. Es muß also sehr sorgfältig abgesaugt werden, um diese Kontamination gering zu halten, der Behandler benötigt selbstverständlich die entsprechende **Schutzkleidung** (Handschuhe, Mundschutz, Schutzbrille). Auch der Patient sollte mit einem großen Tuch abgedeckt werden, zusätzlich empfiehlt es sich, seine Augen z.B. mit einer Brille vor dem Staub zu schützen, insbesondere, wenn er Kontaktlinsen trägt.

Bei Beachtung dieser Richtlinien ist die Beseitigung störender Pigmentbeläge leicht und ohne großen Zeitaufwand möglich. Die Entfernung von Zahnstein dagegen gelingt mit diesen Geräten nicht, sie sollten sinnvollerweise also erst nach dem Scaling eingesetzt werden. Auch in den Zwischenräumen werden Beläge zurückbleiben, hier muß man zu anderen Möglichkeiten greifen. Auf jeden Fall sollten die bearbeiteten Zahnoberflächen zum Abschluß mit einer feinen **Polierpaste** poliert werden, um eine schnelle Neuanlagerung von Belägen zu vermeiden.

12.4.3 Parodontale Handinstrumente

Die klassische Methode zur Belagsentfernung ist die Anwendung von parodontalen Handinstrumenten. Diese Instrumente sind dafür entsprechend gebogen und abgewinkelt und mit scharfen Schneidekanten ausgestattet. Dies ermöglicht das schneidende Abtragen auch hartnäckiger Beläge und hinterläßt eine glatte Oberfläche.

Aufbau parodontaler Handinstrumente

Grundsätzlich sind alle Instrumente nach dem gleichen Prinzip aufgebaut. Man kann an ihnen im wesentlichen drei Teile unterscheiden: den Griff, den Schaft und das Arbeitsende.

Griff. Der Griff sollte gut in der Hand liegen und den Fingern Halt bieten, damit das Instrument sicher und ermüdungsarm geführt

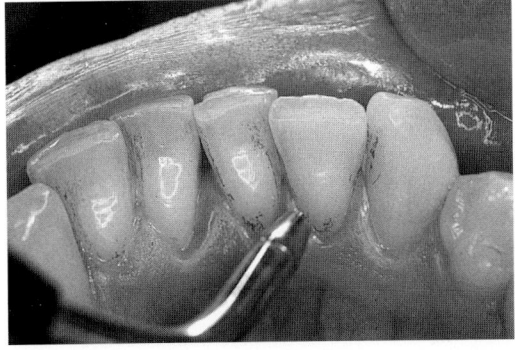

Abb. 12-27 Richtiges Ansetzen der Düse eines Pulver-Wasser-Strahlgerätes.

werden kann. Er darf deshalb einerseits nicht zu dünn sein, andererseits nicht zu schwer. Ferner sollte er sich gut zwischen den Fingern rollen lassen, was für die korrekte Adaptation des Arbeitsendes an den Zahn wichtig ist. Da es aber in der Arbeitsweise des einzelnen große Unterschiede gibt, muß jeder selbst den „richtigen" Griff für sich finden.

Schaft. Der Schaft verbindet den Griff mit dem Arbeitsende des Instrumentes. Durch die Länge des Schaftes, aber vor allem durch seine Winkelung bestimmt er das Einsatzgebiet des betreffenden Instrumentes. So kommen im Frontzahngebiet eher gerade Schäfte zur Anwendung, während im Seitenzahngebiet ein- oder mehrfach gewinkelte Schäfte die Zugänglichkeit zu bestimmten Zahnflächen erleichtern.

Arbeitsende. Das Arbeitsende schließlich ist der eigentliche funktionelle Teil. Es ist seinerseits weiter unterteilt in eine Stirnfläche (Fazialfläche), eine Rückenfläche und zwei Seitenflächen (Lateralflächen). Die Grenze zwischen Stirn- und Seitenflächen bilden die scharfen Schneidekanten, mit denen letztendlich gearbeitet wird (Abb. 12-28).

Es gibt viele verschiedene Instrumente auf dem Markt. Sie unterscheiden sich durch den verwendeten Instrumentenstahl, die Herstellungsweise, aber vor allem durch die Gestaltung ihrer Arbeitsenden, die den Instrumententyp im engeren Sinne bestimmen. Im Rahmen der professionellen Zahnreinigung kommen vor allem **Scaler** und **Küretten** zum Einsatz.

Scaler

Das Arbeitsende eines Scalers läuft vorne ganz spitz zu und hat im Querschnitt die Form eines Schiffskiels. Die Fazialfläche steht in einem Winkel von 90° zum Schaft. Das Instrument weist zwei gleich lange Schneidekanten auf, die es universell einsetzbar machen (Abb. 12-29). Allerdings ist sein Einsatz aufgrund der spitzen Ausformung und der damit verbundenen Verletzungsgefahr für das Gewebe auf den **supragingivalen Bereich** beschränkt. Hier leistet er allerdings gerade bei der Säuberung von engen Zahnzwischenräumen gute Dienste.

Scaler sind in verschiedenen Winkelungen und mit unterschiedlich ausgestalteten Arbeitsenden in großer Auswahl zu haben. Die Palette reicht von sehr groben „Werkzeugen", die sicher bei starkem Zahnsteinbefall geeignet sind, erst einmal „aufzuräumen", bis hin zu sehr grazilen und feinen Instrumenten für die Feinarbeit. Für den routinemäßigen Einsatz in der Prophylaxe hat sich nach unserer Erfahrung der M-23-Scaler gut bewährt, da er eine universell für Front- und Seitenzahnregionen geeignete Winkelung aufweist und dabei eine feine Spitze mit ausreichender Stabilität auch für gröbere Ablagerungen vereinigt.

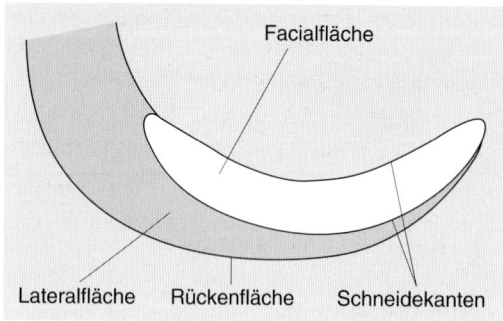

Abb. 12-28 Aufbau des Arbeitsendes eines parodontalen Handinstrumentes

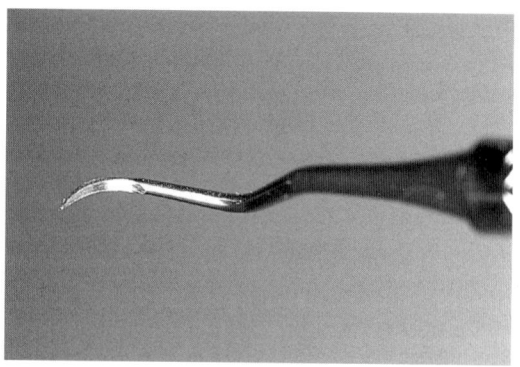

Abb. 12-29 Spitzes Arbeitsende eines Scalers.

Küretten

Das Arbeitsende einer Kürette ist an der Spitze abgerundet, ebenso ist die Rückseite gerundet, so daß ihr Querschnitt halbkreisförmig ist. Diese Gestaltung ermöglicht auch subgingivales Arbeiten, ohne daß das Weichgewebe mehr als notwendig traumatisiert wird.

Das klassische Einsatzgebiet für die Küretten ist also die **subgingivale Zahnsteinentfernung** und **Wurzelglättung**. Selbstverständlich kann sie aber auch sehr gut im sichtbaren Bereich eingesetzt werden, wo man die Vorteile der gewebeschonenden Arbeitsweise dieses Instrumentes ebenso gerne nutzt. Nur in engen Retentionsnischen bereitet die abgerundete Spitze Schwierigkeiten, alle Beläge auch wirklich zu erreichen.

Unter den Küretten wird wiederum zwischen Universal- und Spezialküretten unterschieden.

Universalküretten. Die Universalküretten sind, wie der Name schon sagt, universal an allen Zahnflächen einsetzbar. Sie sind prinzipiell wie ein Scaler aufgebaut: die Facialfläche steht im 90°-Winkel zum Schaft und sie hat zwei gleich lange, parallele Schneidekanten (Abb. 12-30).

Spezialküretten oder Feinküretten. Sie stellen eine Weiterentwicklung der Universalküretten dar. Beispielhaft für sie steht der Kürettensatz nach *Clayton H. Gracey*, der ihn in den 40er Jahren dieses Jahrhunderts entwickelte, weil er für seine Therapie einen Instrumentensatz wünschte, dessen einzelne Teile speziell für bestimmte Abschnitte des Zahnbogens konzipiert waren und damit eine bessere Anpassungsfähigkeit an die unterschiedlichen Probleme der verschiedenen Gebißabschnitte aufwiesen. Diese Instrumente weisen einige **Besonderheiten** auf.

- Die Fazialfläche ist im Verhältnis zum Schaft des Instruments in einem Winkel von 60–70° angeschliffen. Hält man das Instrument also so, daß der untere Schaft senkrecht steht, so fällt die Fazialfläche, von vorne betrachtet, nach einer Seite leicht ab (s. Abb. 12-30).

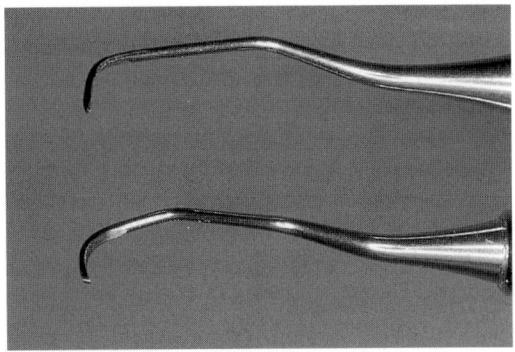

Abb. 12-30 Die Arbeitsenden einer Universalkürette (oben) und einer Gracey-Kürette (unten). Die Fazialfläche der Gracey-Kürette fällt zur Seite leicht ab.

- Das Arbeitsende ist in sich gebogen. Von oben betrachtet krümmt es sich leicht nach einer Seite. Dadurch können die beiden Kanten natürlich nicht mehr gleich lang sein, sondern die Kante, die die Außenseite der Krümmung beschreibt, ist länger. Diese Kante ist gleichzeitig auch immer diejenige auf der abfallenden Seite des Arbeitsendes. Und allein diese Kante ist bei Gracey-Küretten als Schneidekante geschliffen. Im Unterschied zu Universalküretten und Scalern verfügen die Gracey-Küretten also über **nur eine Schneidekante.**
- Der Gracey-Satz ist **zahnflächenspezifisch** eingeteilt. Vollständig besteht der Satz aus sieben doppelendigen Instrumenten:
  – Kürette 1/2 und 3/4: gerade, kurze Schäfte, einmal gewinkelt: Frontzähne,
  – Kürette 5/6: längerer Schaft, leicht abgewinkelt: Front und Prämolaren,
  – Kürette 7/8 und 9/10: mittellanger/langer Schaft, verstärkte Winkelung: Bukkal- und Oralflächen der Seitenzähne,
  – Kürette 11/12: langer Schaft, in zwei Ebenen leicht abgewinkelt: Mesialflächen der Seitenzähne (auch bukkal und oral möglich),
  – Kürette 13/14: langer Schaft, in zwei Ebenen stark abgewinkelt: Distalflächen der Seitenzähne.

Durch die abgestimmten Winkelungen erreicht man mit diesen Küretten leicht alle

Zähne, und durch die Gestaltung der Arbeitsenden ist eine sehr gute Adaptation an die Zahnoberflächen möglich. In dieser Hinsicht sind sie den meisten Universalküretten überlegen und bieten einen unübertroffenen Anwendungskomfort.

Einsatz parodontaler Handinstrumente

Wie schon erwähnt, werden für die professionelle Zahnreinigung vor allem Scaler und Küretten benötigt. Der Kürettensatz nach *Gracey* bietet sich deswegen an, weil er durch seine zahnflächenspezifische Gestaltung ein systematisches Arbeiten ermöglicht. Eine solche Arbeitsweise empfiehlt sich, um schnell zu einem routinierten, zügigen und doch gründlichen Vorgehen zu finden. Überflüssige Wechsel des Instrumentes können von vornherein ausgeschaltet werden. Häufige Positionswechsel des Behandlers oder des Patienten ebenso. Durch das immer gleiche, systematische Vorgehen werden auch immer alle Zahnflächen zuverlässig erreicht.

Auch ein möglichst **fließender Arbeitsablauf** an der Zahnreihe entlang ist wichtig. Man arbeitet immer von der Glattfläche kommend in den Zwischenraum hinein, wobei die Hälfte der Approximalfläche von oral, die andere Hälfte von vestibulär gereinigt wird. Daraus ergibt sich, daß man z.B. mit der Kürette 11/12 distal im Zahnbogen beginnt und nach mesial arbeitet (in die mesialen Zwischenräume hinein!) und mit der Kürette 13/14 entsprechend von mesial nach distal vorgeht (Abb. 12-31).

Eine beispielhafte Systematik ist in den Tabellen 12-2 und 12-3 beschrieben. Sie mag auf den ersten Blick kompliziert erscheinen, doch beruht sie auf den obengenannten Prinzipien und erleichtert die Arbeit erheblich, hat man sie sich einmal eingeprägt.

Das Instrument wird für den Einsatz im **modifizierten Federhaltergriff** gefaßt. Es kann dadurch sicher gehalten und mit den Fingern am Zahn adaptiert und geführt werden. Um versehentliches Ausrutschen und Verletzungen des umliegenden Weichgewebes zu vermeiden, stützt man sich mit dem Ringfinger

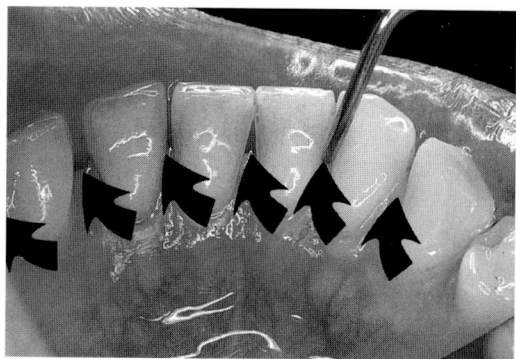

Abb. 12-31 Beim Scalen entsteht ein „fließender Arbeitsablauf", das Instrument wird gemäß Pfeilrichtung geführt.

ab. Die Abstützung sollte so nah am Einsatzort wie möglich erfolgen, kann in schwierigen Situationen aber auch an der Gegenzahnreihe oder extraoral gesucht werden. Diese Abstützung ist für ein sicheres Arbeiten absolut unverzichtbar! Der Ringfinger dient darüber hinaus gleichzeitig als Drehpunkt für die aus dem Arm ausgeführte Hebelbewegung, mit der man das Instrument am ermüdungsärmsten anwenden kann (Abb. 12-32).

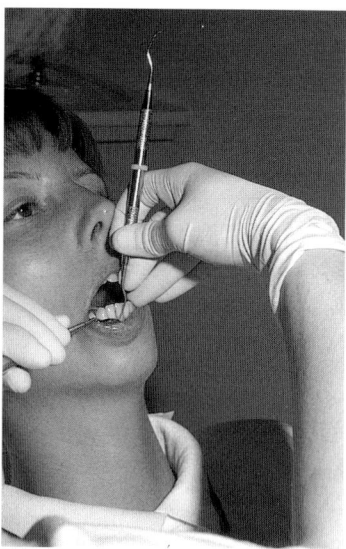

Abb. 12-32 Das Instrument ist im modifizierten Federhaltergriff gefaßt, die Hand an der Zahnreihe abgestützt.

Tabelle 12-2 Systematik des Scalens im Unterkiefer

Unterkiefer – Frontzahnbereich			
Zahnflächen	Patientenlagerung	Behandlerposition	Instrument
1. von 43 nach 33, orale Flächen, abgewandte* Flächen	Patient sitzt halb-aufrecht Kopf geradeaus-schauend	hinter dem Patienten (11-/12-Uhr-Position)	Gracey 5/6 oder Scaler
2. von 43 nach 33, labiale Flä-chen, abgewandte Flächen	Patient sitzt halb-aufrecht Kopf geradeaus-schauend	hinter dem Patienten (11-/12-Uhr-Position)	Instrument drehen
3. von 33 nach 43, orale Flächen, zugewandte** Flächen	Patient sitzt halb-aufrecht Kopf geradeaus-schauend	neben dem Patienten (8-/9-Uhr-Position)	Instrument bleibt unverändert
4. von 33 nach 43, labiale Flächen, zugewandte Flächen	Patient sitzt halb-aufrecht Kopf geradeaus-schauend	neben dem Patienten (8-/9-Uhr-Position)	Instrument drehen
Unterkiefer – Seitenzahnbereich			
Zahnflächen	Patientenlagerung	Behandlerposition	Instrument
5. von 48 nach 44, mesiale und orale Flächen	Patient neigt Kopf nach rechts	neben dem Patienten (8-/9-Uhr-Position)	Gracey 11/12
6. von 38 nach 34, mesiale und bukkale Flächen	Patient neigt Kopf nach rechts	neben dem Patienten (8-/9-Uhr-Position)	Gracey 11/12
7. von 34 nach 38, distale Flächen von bukkal	Patient neigt Kopf nach rechts	neben dem Patienten (8-/9-Uhr-Position)	Gracey 13/14
8. von 44 nach 48, distale Flächen von oral	Patient neigt Kopf nach rechts	neben dem Patienten (8-/9-Uhr-Position)	Gracey 13/14
9. von 44 nach 48, distale Flächen von bukkal	Patient neigt Kopf nach links	neben dem Patienten (8-/9-Uhr-Position)	Instrument drehen
10. von 34 nach 38, distale Flächen von oral	Patient neigt Kopf nach links	neben dem Patienten (8-/9-Uhr-Position)	Instrument drehen
11. von 38 nach 34, orale und mesiale Flächen	Patient neigt Kopf nach links	neben dem Patienten (8-/9-Uhr-Position)	Gracey 11/12
12. von 48 nach 44, bukkale und mesiale Flächen	Patient neigt Kopf nach links	neben dem Patienten (8-/9-Uhr-Position)	Gracey 11/12

* abgewandte Flächen: vom Behandler abgewandt (43–41: mesial, 31–33: distal)
** zugewandte Flächen: dem Behandler zugewandt (43–41: distal, 31–33: mesial)

Tabelle 12-3 Systematik des Scalens im Oberkiefer (in Fortsetzung nach Unterkiefer)

Oberkiefer – Seitenzahnbereich			
Zahnflächen	Patientenlagerung	Behandlerposition	Instrument
1. von 18 nach 14, mesiale und orale Flächen	Patient liegt und neigt Kopf nach rechts	neben dem Patienten (8-/9-Uhr-Position) oder 9-/10-Uhr-Position	Gracey 11/12
2. von 28 nach 24, mesiale und bukkale Flächen	Patient liegt und neigt Kopf nach rechts	neben dem Patienten (8-/9-Uhr-Position) oder 9-/10-Uhr-Position	Gracey 11/12
3. von 24 nach 28, distale Flächen von bukkal	Patient liegt und neigt Kopf nach rechts	neben dem Patienten (8-/9-Uhr-Position) oder 9-/10-Uhr-Position	Gracey 13/14
4. von 14 nach 18, distale Flächen von oral	Patient liegt und neigt Kopf nach rechts	neben dem Patienten (8-/9-Uhr-Position) oder 9-/10-Uhr-Position	Gracey 13/14
5. von 14 nach 18, distale Flächen von bukkal	Patient neigt Kopf nach links	neben dem Patienten (8-/9-Uhr-Position) oder 9-/10-Uhr-Position	Instrument drehen
6. von 24 nach 28, distale Flächen von oral	Patient neigt Kopf nach links	neben dem Patienten (8-/9-Uhr-Position) oder 9-/10-Uhr-Position	Instrument drehen
7. von 28 nach 24, orale und mesiale Flächen	Patient neigt Kopf nach links	neben dem Patienten (8-/9-Uhr-Position) oder 9-/10-Uhr-Position	Gracey 11/12
8. von 18 nach 14, bukkale und mesiale Flächen	Patient neigt Kopf nach links	neben dem Patienten (8-/9-Uhr-Position) oder 9-/10-Uhr-Position	Gracey 11/12
Oberkiefer – Frontzahnbereich			
Zahnflächen	Patientenlagerung	Behandlerposition	Instrument
9. von 13 nach 23, orale Flächen, abgewandte* Flächen	Patient liegt	hinter dem Patienten	Gracey 5/6 oder Scaler
10. von 13 nach 23, labiale Flächen, abgewandte Flächen	Patient liegt	hinter dem Patienten	Instrument drehen
11. von 23 nach 13, orale Flächen, zugewandte** Flächen	Patient liegt	neben dem Patienten (8-/9-Uhr-Position)	Instrument bleibt unverändert
12. von 23 nach 13, labiale Flächen, zugewandte Flächen	Patient liegt	neben dem Patienten (8-/9-Uhr-Position)	Instrument drehen
* abgewandte Flächen: vom Behandler abgewandt (13–11: mesial, 21–23: distal)			
** zugewandte Flächen: dem Behandler zugewandt (13–11: distal, 21–23: mesial)			

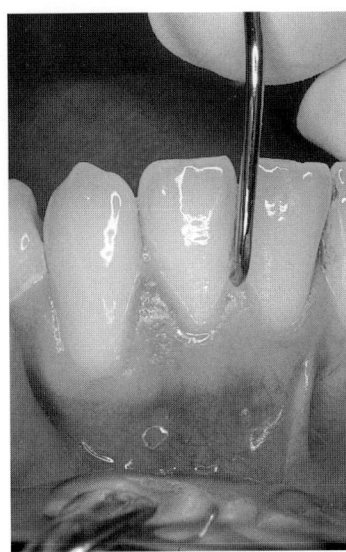

Abb. 12-33 Korrekter Anstellwinkel des Instruments an der Zahnoberfläche.

Für eine effektive Belagsentfernung muß das Instrument schließlich im richtigen **Anstellwinkel** über die Zahnoberfläche geführt werden. Der richtige Winkel, der zwischen der Fazialfläche und der Zahnoberfläche entstehen muß, liegt zwischen 45 und 90° (Abb. 12-33). Nur so greift das Instrument und hat den nötigen „Biß", um auch hartnäckige Zahnsteinablagerungen abzutragen. Ist der Winkel zu klein, so rutscht das Instrument wirkungslos über Ablagerungen hinweg oder ebnet sie ein, ohne sie zu entfernen. Ist er zu groß, hakt das Arbeitsende an der zu bearbeitenden Fläche fest und produziert Kerben oder verletzt das umgebende Weichgewebe. Der richtige Anstellwinkel ist gefunden, wenn das Instrument beim Gebrauch das typische Kratzgeräusch hervorruft.

Am Anfang ist es sehr schwierig, all diese Grundsätze gleichzeitig zu beachten. Deshalb ist es am sinnvollsten, den systematischen Gebrauch der parodontalen Handinstrumente in praktischen Kursen zu erlernen und unter erfahrener Anleitung zu üben.

Pflege der parodontalen Handinstrumente

Scaler und Küretten nutzen sich im Gebrauch sehr rasch ab und werden stumpf. Stumpfe Schneidekanten entfernen die Beläge nicht mehr zuverlässig, erhöhter Kraft- und Zeitaufwand sind die Folge. Deshalb und auch, um die Lebensdauer der Instrumente zu erhöhen, ist es angezeigt, nach jeder Anwendung die Schneiden nachzuschärfen (Abb. 12-34). Je geringer die Abnutzung vorangeschritten ist, desto schonender kann dieses Schärfen vorgenommen werden. Grob stumpfe Instrumente müssen regelrecht aufgeschliffen werden, was immer mit erhöhtem Substanzverlust verbunden ist und die Gefahr birgt, die spezifische Form des Arbeitsendes zu verändern und damit die Funktion des Instrumentes zu beeinträchtigen.

Das Schärfen der Instrumente wird deshalb in einer Praxis, wo diese regelmäßig zum Einsatz kommen, zu einer elementaren und auch zeitintensiven Routineaufgabe, die nur von geschultem Personal durchgeführt werden kann. Auch hier ist ein praktischer Kurs unumgänglich, um die Grundsätze dieser Technik zu verstehen. Auf dem Markt sind mittlerweile eine ganze Anzahl von Schleifmaschinen erhältlich, die diese Aufgabe erleichtern können. Nicht jedes Produkt ist jedoch wirklich sinnvoll. Auch hier hilft nur das Verständnis der zugrundeliegenden Prinzipien, deren Darstellung den Rahmen dieses Buches sprengen würde, um eine gute Wahl

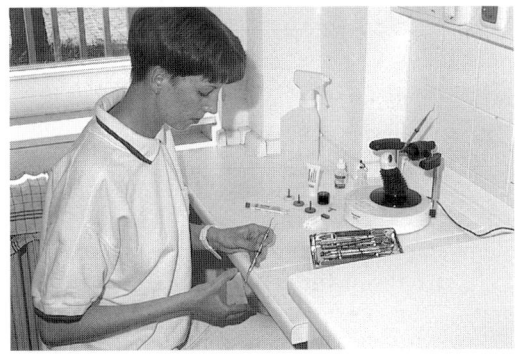

Abb. 12-34 Das Handschärfen der Instrumente erfordert Können, Sorgfalt und Zeit.

zu treffen. Hier muß auf weiterführende Literatur bzw. einschlägige praktische Kurse verwiesen werden.

12.4.4 Politur der Zahnoberflächen

Die Instrumentierung der Zähne mit den verschiedenen, oben dargestellten Methoden führt auf der Zahnoberfläche zu mehr oder weniger ausgeprägten Rauhigkeiten. Zum Abschluß der Belagsentfernung wird deshalb immer eine Politur vorgenommen, die diese Rauhigkeiten wieder glättet und letzte Reste weicher Beläge, besonders im Bereich des Zahnfleischsulkus und der Fissuren, entfernt. Auch pigmentierte Beläge können dabei beseitigt werden.

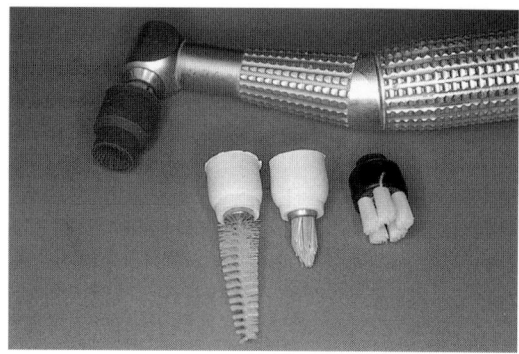

Abb.12-35 Das Paromatic-Swing® Prophylaxe-Handstück mit Snap-on-System und verschiedenen Polieransätzen.

> Die Politur dient sowohl der Reinigung als auch der Glättung. Sie wird mit langsam laufenden Winkelstücken und Gummikelchen oder Bürsten vorgenommen, die mit einer Polierpaste beschickt werden.

störend um den rotierenden Napf „wickelt". Dies kann mit einem Winkelstück vermieden werden, dessen Mechanik ständig zwischen Rechts- und Linkslauf wechselt (z.B. Paromatic-Swing®, Bayer AG). Der Napf wird also in schnelle Pendelbewegungen statt in Rotation gebracht, der Speichelfaden kann sich nicht mehr aufrollen (Abb. 12-35).

Polituransätze

Für die Politur der Zahnoberflächen stehen Gumminäpfe und Bürsten in großer Auswahl zur Verfügung. Sie sind aus nichtabrasivem Material und werden mit Polierpaste beschickt.

Gumminäpfe eignen sich zur Bearbeitung der **Glattflächen**. Sie werden im Gebrauch unter leichtem Andruck auseinandergespreizt, so daß man mit ihrem Rand in den Sulkus vordringen kann. Dafür müssen sie ausreichend elastisch sein und einen runden Rand haben, der nicht ausfranst. Innen ist ein Lamellenbesatz sinnvoll, der bei der Politur unterstützt.

Bürsten kommen vor allem im **Okklusalbereich** zur Anwendung, wo sie das geeignete Hilfsmittel sind, um die Fissurensysteme soweit wie möglich zu reinigen. Sie sind etwas aggressiver als die Näpfe, weshalb man einerseits auch aufliegende Verfärbungen damit gut beseitigen kann, andererseits verletzen die rotierenden Borsten auch schnell den

Winkelstück

Für den Prophylaxeplatz, an dem ja viel poliert wird, empfiehlt es sich, ein Winkelstück mit einem **gekapselten Kopf** anzuschaffen. Diese als spezielle „Prophylaxeköpfe" angebotenen Ansätze haben den Vorteil, daß ihre Mechanik durch die Kapselung vor eindringenden Pastenbestandteilen geschützt ist. Insbesondere das Abrasivpulver in den Polierpasten kann bei herkömmlichen Winkelstücken über das Schloß ins Innere gelangen und dort das Getriebe verstopfen. Damit wird der Kopf relativ schnell unbrauchbar. Gekapselte Köpfe dagegen sind voll abgedichtet, die Büsten und Näpfe werden mit Hilfe des druckknopfartigen „Snap-on"-Systems am Kopf befestigt.

In der Prophylaxe steht meist keine Assistenz zur Verfügung, die den Speichel absaugt. Bei der Politur hat man deshalb häufig das Problem, daß sich Speichel, besonders wenn seine Konsistenz etwas muköser ist,

Gingivalsaum. Hier bieten Näpfe mit einem Borstenbüschel im Inneren einen Kompromiß. Bürsten sind mit Natur- oder Nylonborsten erhältlich, wobei den Kunststoffborsten aus hygienischen Gründen der Vorzug gegeben werden sollte.

Polierpasten

Die Polierpaste bestimmt die Reinigungskraft und den Poliereffekt der gesamten Politur durch ihre Abrasivität. Das bedeutet, daß man für die verschiedenen Fälle, die in der Individualprophylaxe vorkommen, auch **verschiedene Abrasionsstufen** der Paste benötigt.

> Grundsätzlich arbeitet man von grob nach fein. Je nach Reinigungsbedarf wird also zuerst eine stärker abrasive Paste eingesetzt, für die Verfeinerung und Glättung der Oberfläche benötigt man eine wenig abrasive Paste.

In diesem Zusammenhang besteht leider das Problem, daß es bei Polierpasten keine Standardisierung der Abrasivität gibt. Zudem beschränken sich viele Hersteller auf die sehr unklaren Angaben „grob", „mittel" oder „fein". Einige wenige Ausnahmen existieren, die abgestufte Pastensysteme anbieten und dabei den RDA-Wert der einzelnen Pasten ausweisen. Der **RDA-Wert** (Radioaktive Dentin-Abrasivität) gibt an, wieviel Dentin nach einer definierten Zeit von einer radioaktiv markierten Probe durch die Politur mit der betreffenden Paste abgetragen wurde. Je niedriger der Wert ist, desto weniger abrasiv ist die Paste.

Eine Neuentwicklung ist ein Abrasivstoff, der sich im Gebrauch selbst abnutzt und verfeinert. Pasten, die diese Partikel enthalten, haben am Anfang eine gute Reinigungswirkung, die sich im Gebrauch verkleinert, während der Poliereffekt steigt.

Bei der Wahl der Polierpaste sollte also darauf geachtet werden, daß zwei bis drei aufeinander abgestimmte Abrasivitätsstufen zur Verfügung stehen. Darüber hinaus sollte die Paste für Prophylaxezwecke **fluoridiert** sein. Auch die Verpackung spielt eine Rolle: am wirtschaftlichsten ist noch immer eine Tube. Aus ihr läßt sich die Paste hygienisch in ein Portionsgefäß applizieren, die Paste trocknet in der Tube nicht aus und hat immer eine angenehme Konsistenz.

Vorgehensweise

Die Patienten, die in der Individualprophylaxe betreut werden, erfahren mehrmals im Jahr eine professionelle Zahnreinigung. Dazu kommt die regelmäßige häusliche Mundhygiene, die die Zähne ebenfalls mechanisch beansprucht. Da die Lebenserwartung der Menschen in den letzten Jahrzehnten generell gestiegen ist und diese Menschen auch ihre Zähne länger behalten, besteht die Gefahr, daß durch diese Pflegemaßnahmen über die Jahre erhebliche Anteile der Zahnhartsubstanz verlorengehen, was zu Problemen führt, die wir unseren Patienten ja gerade ersparen wollen.

Deshalb muß die Politur der Zahnoberflächen sehr differenziert nach dem Motto „so gründlich wie nötig, so schonend wie möglich" vorgenommen werden. Ganz besonders freiliegende Dentinflächen verdienen unsere volle Aufmerksamkeit: sie brauchen eine besonders sanfte Behandlung! Nur, wenn störende Verfärbungen vorliegen oder wenn viel Zahnstein zu entfernen war, sollte an den betreffenden Flächen eine stärker abrasive Paste verwendet werden. Alle anderen Flächen werden lediglich mit einer milden Polierpaste bearbeitet.

Diese entnimmt man entweder einem Dappen-Glas auf dem Tray oder aus einem Fingernapf. Man beginnt bei der Politur mit den Glattflächen, für die der Gumminapf langsam laufend ohne Wasserkühlung verwendet wird. Die Paste wird zunächst grob auf die Glattflächen verteilt, dann beginnt man mit der Bearbeitung am **distalen, bukkalen Ende der Zahnreihe.** Jeder einzelne Zahn wird sorgfältig poliert, wobei der Rand des Napfes, der sich unter leichtem Andruck nach außen aufbiegt, unter den Gingivasaum

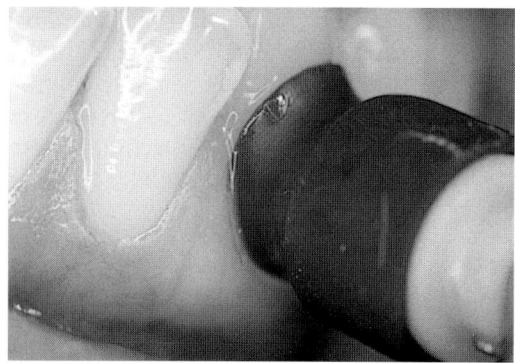

Abb. 12-36 Beim Polieren der Glattflächen soll der Rand des Gumminapfes in den Sulkus geführt werden, um auch hier letzte Plaquereste zu entfernen.

Die Interdentalraumreinigung ist ein wesentlicher Punkt der professionellen Zahnreinigung, da gerade in diesen Bereichen seitens der häuslichen Mundhygiene Defizite bestehen. Auch wenn sie also ganz am Ende steht, sollte ihr unbedingt die nötige Sorgfalt gewidmet werden!

geschoben wird. Die Gingiva verfärbt sich dabei durch die Verdrängung des Blutes weißlich (Abb. 12-36). Der Napf wird so weit wie möglich in die Interdentalräume geführt und bleibt **ständig in Bewegung.** Er darf nicht zu lange auf einer Stelle verweilen, sonst kann Hitze entstehen, die die Pulpa schädigen könnte. Vom gegenüberliegenden Distalende der Zahnreihe aus kehrt man dann **oral wieder zurück.** Die Okklusalflächen werden nach Abschluß der kompletten Glattflächenpolitur mit einer Bürste gereinigt.

Auch beim Einsatz des Winkelstückes gilt natürlich der Grundsatz des abgestützten Arbeitens. Wangen, Lippen und Zunge werden mit dem Mundspiegel abgehalten. Nach der Politur werden zurückbleibende Pastenreste nicht ausgespült, sondern für die Interdentalraumreinigung genutzt.

12.4.5 Interdentalraumreinigung

Am Ende der professionellen Zahnreinigung werden die für die Gummikelche unzugänglichen Interdentalräume mit geeigneten Hilfsmitteln nachgereinigt. Hier kommen **Superfloss, Zahnseide** oder auch **Interdentalraumbürsten** in Frage. Dabei können von der Politur übriggebliebene Pastenreste zur Glättung der approximalen Oberflächen genutzt werden.

Superfloss oder Zahnseide?

Für den professionellen Gebrauch in der Hand der Prophylaxe-Helferin ist grundsätzlich Superfloss für die Zwischenraumreinigung zu empfehlen, da es durch den flauschigen Abschnitt eine gegenüber der Zahnseide deutlich bessere Reinigungswirkung hat (Abb. 12-37).

Zwischen eng stehenden Zähnen kann man auf den Zahnseidenabschnitt ausweichen, festsitzender Zahnersatz kann gleich mitgereinigt werden. Zeitraubende Wechsel des Hilfsmittels erübrigen sich weitgehend.

Sind die Kontaktpunkte überdurchschnittlich schwer zu überwinden und sind die Interdentalräume durch die Papille ausgefüllt bzw. liegen keine konkaven Wurzeloberflächen frei, ist es zweckmäßig, auf feine, ungewachste Zahnseide zurückzugreifen. Dies wird jedoch eher selten vorkommen, wenn man in der Anwendung des Superfloss Geschick entwickelt hat.

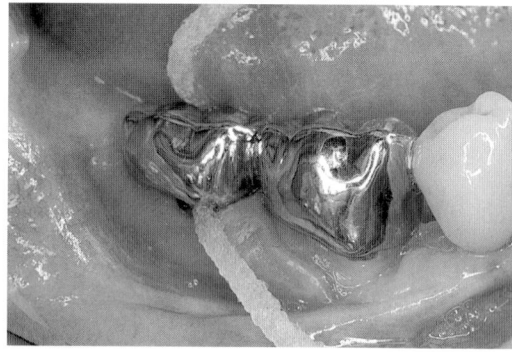

Abb. 12-37 Das flauschige Mittelstück des Superfloss-Fadens ermöglicht die Reinigung auch schwer zugänglicher Nischen.

Polierstreifen (Finishing Strips)

Schmale Azetatstreifen, die einseitig mit **Aluminiumoxid** unterschiedlicher Körnung beschichtet sind, eignen sich hervorragend, um häßliche Verfärbungen direkt im Approximalkontakt zu entfernen, kleine Füllungsüberschüsse (insbesondere von Komposit oder Zementfüllungen) zu glätten oder sehr schwergängige und rauhe Interdentalräume zu glätten und damit dem Patienten die Pflege mit der Zahnseide zu erleichtern. Sehr oft finden sich diese Indikationen im Frontzahnbereich, die Prophylaxe-Helferin sollte sich vorher jedoch auf jeden Fall mit dem behandelnden Zahnarzt abstimmen.

Die Streifen (z.B. Sof-Lex®-Polierstrips, 3M Dental Products Division) werden in vier Körnungsstufen und zwei Breiten angeboten. Mit der gröbsten Körnung läßt sich durchaus auch Zahnhartsubstanz abtragen, weshalb man hier sehr vorsichtig vorgehen muß, damit man den Kontaktpunkt nicht wegnimmt. In einem Approximalraum sollte diese Stufe auch nur einmal zur Anwendung kommen, für spätere Sitzungen reicht dann die Feinpolitur mit den weniger abrasiven Streifen aus.

Die Streifen werden mit dem unbelegten Mittelstück über den Kontaktpunkt eingeführt, um die zu bearbeitende Approximalfläche herumgelegt und **horizontal in kleinen Bewegungen vor- und zurückgezogen** (Abb. 12-38). Dabei ist darauf zu achten, daß die Gingiva nicht mehr als nötig traumatisiert wird, da die Streifen in der Bewegung sehr leicht nach apikal rutschen und ins Gewebe einschneiden. Bei kurzen Zahnkronen oder wenn gezielt nur der Raum unterhalb des Kontaktpunktes bearbeitet werden soll, können schmale Strips verwendet oder die Streifen mit der Schere längs halbiert werden.

EVA®-System

Für erweiterte Zwischenräume kann man auf das Winkelstück einen speziellen EVA®-Kopf aufsetzen, der horizontale Bewegungen ausführt (Abb. 12-39). Er wird mit in der Form den Dreieckshölzern ähnlichen Kunststoffpolierern bestückt, die man mit Paste beschickt in die Approximalflächen einführt. Das EVA®-Handstück führt dann dort vibrierende Bewegungen in horizontaler Richtung aus, wodurch die Wurzelflächen gereinigt und poliert werden. Es muß entsprechend einem Dreikantholz gebraucht werden, wobei allerdings durch den maschinellen Antrieb viel Gefühl für den Gewebeverlauf im Zwischenraum verlorengeht.

Dieses Verfahren eignet sich nur für Gebisse, in denen die Interdentalräume auch für die Polieransätze gängig sind, da sie sich sonst verklemmen.

Eine vollständige professionelle Zahnreinigung könnte also folgendermaßen aussehen:

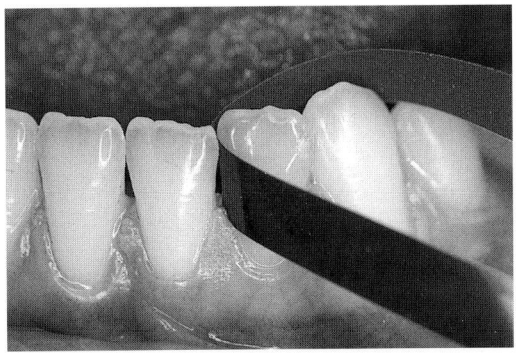

Abb. 12-38 Mit Polierstrips lassen sich Verfärbungen und Rauhigkeiten in engen Zwischenräumen beseitigen.

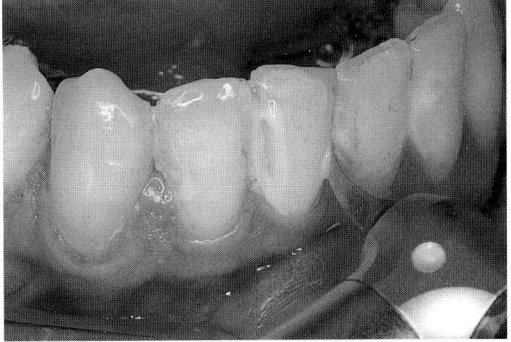

Abb. 12-39 Das EVA®-System bietet maschinelle Unterstützung bei der Politur erweiterter Zwischenräume.

- Nach der Anfärbung der Zahnbeläge und der Demonstration für den Patienten erfolgt die Grobreinigung mit einem Ultraschall- oder Airscaler. Hierbei wird unter tangentialem Ansetzen der Instrumentenspitze und maximaler Wasserkühlung der vorhandene Zahnstein entfernt.
- Da nach Anwendung dieser Geräte immer kleine Inseln von Zahnstein auf der Zahnoberfläche zurückbleiben und ein Reinigen der Approximalräume mit ihnen unmöglich ist, wird mit geeigneten Handinstrumenten nachgereinigt. Mit diesen Instrumenten werden alle Zahnflächen systematisch von harten und weichen Belägen gereinigt.
- Nach der Feinreinigung können nun mit einem Pulver-Wasser-Strahlgerät festhaftende Verfärbungen entfernt werden. Hierbei sollten wegen der Abrasivität des Pulvergemisches für Dentin, Zement und viele Füllungsmaterialien ausschließlich Schmelzflächen bearbeitet werden. Approximal zurückbleibende Verfärbungen müssen mit feinen Finierstreifen beseitigt werden.
- Zur Glättung der Zahnoberflächen und Entfernung letzter Plaquereste, besonders aus dem Sulkus, folgt nun die Glattflächenpolitur mit Polierpasten unterschiedlicher Körnung, je nach Notwendigkeit so schonend wie möglich.
- Die Reinigung und Politur sämtlicher Approximalräume geschieht in der Regel mit Superfloss und der feinsten Prophylaxepaste.
- Zum Abschluß wird das Gebiß fluoridiert.

Die professionelle Zahnreinigung dauert bei geübten Behandlern etwa 40 Minuten. Die Zeit reduziert sich bei gut mitarbeitenden Recall-Patienten, wo kaum noch Zahnstein und Beläge zu finden sind. In diesen Fällen ist es auch nicht sinnvoll, alle Zahnflächen intensiv zu instrumentieren, sondern die Prophylaxe-Helferin wird sich nur auf die Flächen konzentrieren, auf denen sich noch Plaque angesammelt hat. Eine schonende Glattflächenpolitur mit einer feinen Paste und eine Interdentalraumreinigung bleiben dann die Hauptmaßnahmen. Jedoch sind es eben diese Dinge, die als einziges nachgewiesenermaßen zuverlässigen Schutz vor Neuerkrankungen bieten können. Sie müssen deshalb mit gleichbleibender Qualität und viel Sorgfalt durchgeführt werden.

12.5 Fluoridierung

Stefan Zimmer

Drei Fluoridprodukte sind grundsätzlich zur Anwendung in der zahnärztlichen Praxis geeignet:

- Lacke,
- Gelees,
- Touchierlösungen.

Fluoridlack. Fluoridlack ist als das Mittel der Wahl anzusehen. Er hat den entscheidenden Vorteil, daß er lange Zeit auf der Zahnoberfläche haftenbleibt, was einerseits eine besonders gute Fluorideinlagerung in den Zahn ermöglicht und andererseits durch die sehr langsame Freisetzung nur zu einer geringen systemischen Belastung führt.

Für die optimale Applikation von Fluoridlack sollten die Zähne zunächst gereinigt, dann mit Watterollen trockengelegt und anschließend trockengepustet werden. Dann wird der Lack mit einem Einmalpinsel dünn aufgetragen und schließlich im Luftstrom getrocknet (Abb. 12-40).

Diese Vorgehensweise hat zwei Vorteile. Erstens wird nur soviel Lack verwendet, wie tatsächlich gebraucht wird, und zweitens entsteht durch die sparsame Applikation mit anschließender Trocknung für den Patienten kein unangenehm klebriges Gefühl.

Es müssen vor allem die Kariesprädilektionsstellen, also Fissuren und Approximalräume, fluoridiert werden. Die Approximalräume lassen sich erreichen, indem der Lack mit geringem Überschuß im Bereich des Zahnzwischenraumes aufgetragen und an-

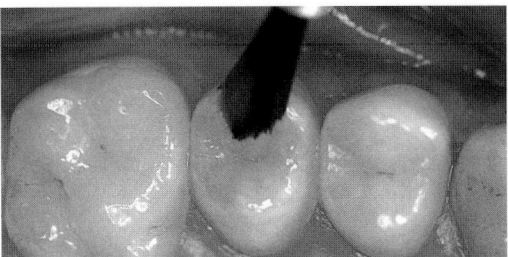

a

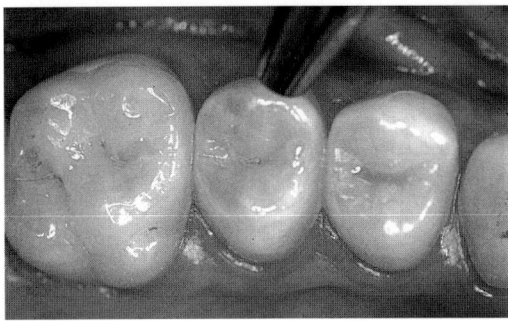

b

Abb. 12-40 Bei der Applikation von Fluoridlack sollten die Zähne zunächst gereinigt und trockengelegt werden. Dann wird der Lack mit einem Einmalpinsel dünn aufgetragen **(a)** und schließlich im Luftstrom getrocknet **(b)**.

schließend mit dem Luftbläser in den Approximalraum „hineingepustet" wird. Wenn mit dem Fluoridlack sparsam umgegangen wird, spricht nichts dagegen, alle Zahnflächen (also nicht nur die Prädilektionsstellen) zu fluoridieren. Dadurch wird ein möglichst großes Fluoridreservoir geschaffen, aus dem dann langsam freies Fluorid freigesetzt wird.

> Bereits mit halbjährlicher Lack-Applikation lassen sich Karieshemmungen von 30–50% erzielen.

Fluorid-Gelees. Fluorid-Gelees sollten vor allem zum Einbürsten, eventuell auch zum gezielten Touchieren, verwendet werden. Auf keinen Fall sollten sie in konfektionierten Applikatoren eingesetzt werden, in die viel zuviel Gelee eingefüllt werden kann. Das Risiko, größere Mengen zu verschlucken, ist

nur durch konsequente Beaufsichtigung und ständiges Absaugen zu reduzieren. Da aber mit Lacken eine risikolose Alternative mit zumindest gleicher Effizienz zur Verfügung steht, sollte man auf diese Art der Gelee-Anwendung verzichten.

Falls trotz der geschilderten Nachteile eine Fluoridierung mit Gelee vorgenommen werden soll, ist zur Applikation eine **Tiefziehschiene** besonders geeignet. Die Schiene wird auf einem Modell hergestellt, an dem fazial und oral jeweils ca. 5 mm vom Gingivalrand entfernt eine Rinne von etwa 0,5 mm Tiefe angelegt wird. Dadurch liegt die Schiene später im Mund dicht an, und das Fluoridgelee kann nicht herauslaufen.

Vor der Fluoridapplikation sollte eine Zahnreinigung mit Gumminapf und Paste erfolgen. Dann wird die Schiene innen mit Fluoridgelee bestrichen und in den Mund eingesetzt. Sie soll für 10–15 min im Mund bleiben. Anschließend darf der Patient nur ausspucken, aber nicht spülen. Damit wird erreicht, daß ein dünner Fluoridfilm eine längere Zeit auf der Zahnoberfläche zurückbleibt. Die Schiene kann mehrfach wiederverwendet werden.

Fluorid-Gelee ist für eine Fluoridierung im Rahmen der **häuslichen Zahnpflege** besonders gut geeignet. Es wird auf die trockene Zahnbürste gegeben und drei Minuten lang systematisch, aber ohne Druck und unter Vermeidung von Schrubbewegungen, eingebürstet. Anschließend darf ebenfalls nur ausgespuckt und nicht nachgespült werden.

> Die höchste Effektivität dieser Anwendung wird bei wöchentlicher Wiederholung erreicht. Sie liegt bei etwa 30–50% Karieshemmung.

Touchierlösung. Auf dem deutschen Markt ist nur eine Touchierlösung erhältlich (Elmex fluid®). Sie wird ebenso appliziert wie Lacke, hat aber den Nachteil der schlechteren Haftung an der Zahnoberfläche. Außerdem hat sie einen etwas bitteren Geschmack und kann bei zu großzügigem Gebrauch zu Irritationen an der Gingiva führen.

12.6 Füllungspolitur

Stefan Zimmer

Die Politur von Füllungen ist eine wichtige Aufgabe im Rahmen der Individualprophylaxe, da sie zur Elimination von Plaqueretentionsstellen beiträgt. Sie verfolgt das Ziel, die Oberfläche und vor allem die Ränder von Füllungen zu glätten und zu polieren.

Komposit-, Glasionomer- und Kompomerfüllungen. Komposit-, Glasionomer- und Kompomerfüllungen werden mit flexiblen Aluminiumoxidscheibchen mit zunehmend feinerer Körnung bearbeitet. Es gibt diese Scheibchen in vier Körnungsgraden mit einer – je nach Herstellerfirma unterschiedlichen – Farbcodierung (Abb. 12-41). Die Scheibe mit der gröbsten Belegung sollte jedoch keine Verwendung finden, weil sich gezeigt hat, daß sie insbesondere bei mit Schmelz-Ätz-Technik gelegten Kompositfüllungen deren Rand beschädigen und sie damit undicht werden lassen kann.

> Das Bearbeiten der Füllung erfolgt niedertourig mit einem grünen Winkelstück unter Wasserkühlung. Es ist dringend darauf zu achten, daß nur Füllungsmaterial und keine Zahnhartsubstanz beim Poliervorgang abgetragen wird.

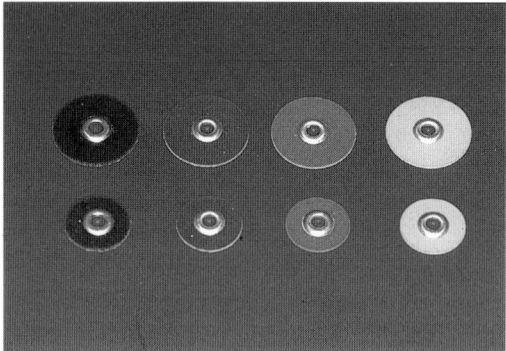

Abb. 12-41 Aluminiumoxidscheibchen unterschiedlicher Körnung zur Bearbeitung von Kompositfüllungen.

Erst wenn nach dem Bearbeiten mit der gröbsten verwendeten Scheibe (= zweitgröbste erhältliche, 3M-Codierung dunkelblau) kein Rand mehr tastbar ist, macht es Sinn, die beiden feinsten Scheiben zur Schlußpolitur einzusetzen.

Ein Nachbearbeiten mit einer rotierenden Bürste und Polierpaste ist bei diesen Füllungswerkstoffen nicht sinnvoll. Sie bestehen nämlich allesamt aus einer Kunststoffmatrix, in die mikroskopisch kleine Glaskörner, die sogenannten Füllstoffe, eingelassen sind. Beim Polieren mit einer Bürste und Polierpaste wird nur die weichere Kunststoffmatrix abgetragen, was eine rauhe Füllungsoberfläche zur Folge hat. Durch die Verwendung der Aluminiumoxidscheibchen läßt sich dieses Phänomen vermeiden.

Amalgamfüllungen. Zur Bearbeitung von Amalgamfüllungen haben sich Hartmetallfinierer und Poliergummis bewährt (Abb. 12-42). Beide werden im blauen Winkelstück unter Wasserkühlung mitteltourig eingesetzt. Mit dem Hartmetallfinierer lassen sich alte Amalgamfüllungen gut konturieren und grobe Überschüsse entfernen. Da diese Finierer eine hohe Abtragsleistung haben und auch Schmelz und Dentin ohne weiteres schneiden können, muß bei ihrem Einsatz ganz besonders darauf geachtet werden, daß die Zahnhartsubstanz nicht geschädigt wird.

Wenn die Amalgamfüllung mit dem Finierer so weit bearbeitet worden ist, daß sie eine anatomisch korrekte Form besitzt und keine Übergänge mehr zwischen Zahn und Füllung tastbar sind, wird mit Gummipolierern die Schlußbearbeitung vorgenommen. Dazu eignen sich besonders gut die sogenannten „Greenies" und „Brownies". Mit letzteren erfolgt die Vorpolitur, während die „Greenies" der Hochglanzpolitur dienen. Alternativ können **Polierer in Kelch-Form** (Abb. 12-43) verwendet werden. Diese haben zwar den Nachteil, daß sich mit ihnen Fissuren weniger gut polieren lassen, andererseits haben sie wesentlich höhere „Standzeiten". Mit ihnen lassen sich nämlich mehrere Amalgamfüllungen polieren, während vor allem die „Brownies" nach

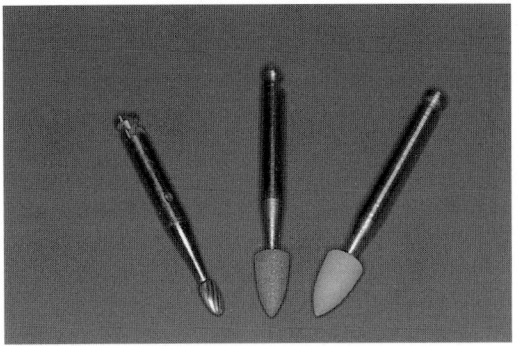

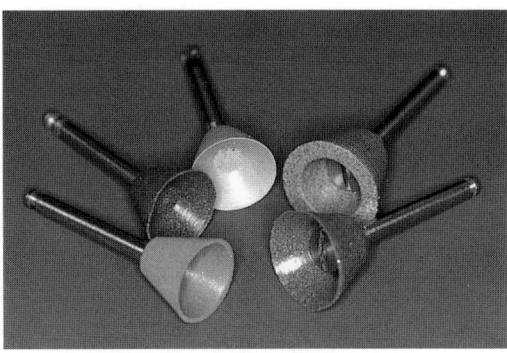

Abb. 12-42 Zur Oberflächenbearbeitung von Amalgamfüllungen haben sich Hartmetallfinierer und Poliergummis bewährt. Die Finierer dienen der Konturierung und Glättung, anschließend erfolgt die Politur mit tropfenförmigen braunen und grünen Poliergummis.

Abb. 12-43 Polierer in Kelchform sind unter wirtschaftlichen Aspekten den tropfenförmigen Gummipolierern vorzuziehen, da sie sich nicht so stark abnutzen.

einer Füllungspolitur meistens verschlissen sind. Nicht selten werden sogar zwei Gummipolierer für eine größere Füllung benötigt.

Approximal. Approximal werden alle Füllungen mit Approximal-Strips aus Kunststoff poliert (s. Kap. 12.4.5). Diese Strips sind analog zu den Aluminiumoxid-Scheibchen in unterschiedlichen Körnungen erhältlich. Besonders empfehlenswert sind die Epitex®-Streifen (Fa. GC) (Abb. 12-44), die extrem dünn sind und sich dadurch problemlos in jeden Approximalraum einführen lassen.

> Strips zum Bearbeiten approximaler Füllungsflächen müssen jederzeit eng am Zahn geführt werden, um eine Verletzung der Interdentalpapille zu vermeiden.

12.7 Fissurenversiegelung

Jean-François Roulet

12.7.1 Ziele der Fissurenversiegelung

Wie in Kapitel 4.3.4 beschrieben, lagert sich die Plaque in geschützten Zonen an und läßt sich nur mechanisch wieder entfernen. Diese bevorzugten Plaqueanlagerungsstellen dekken sich mit den Prädilektionsstellen der Karies. Gerade bei Kindern und Jugendlichen sind die Fissuren die Stellen der Zähne, die unter größtem Kariesrisiko stehen. Selbst bei guter Mundhygiene kommt es dort bei ungünstigen Ernährungsgewohnheiten zu Karies. Dies wird damit erklärt, daß enge Fissuren von den Zahnbürstenborsten nicht erreicht werden können (Abb. 12-45) und somit die Plaque dort ungestört liegenbleibt. Es ist ebenso bekannt, daß die Kariesprophy-

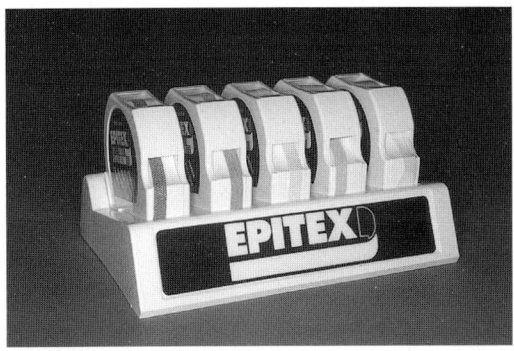

Abb. 12-44 Die besonders dünnen Epitex-Polierstrips lassen sich problemlos in jeden Approximalraum einführen. Sie sind in fünf verschiedenen Körnungen erhältlich.

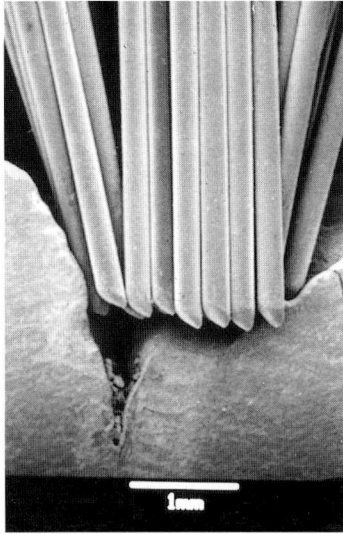

Abb. 12-45 Zahn im Schnitt (Schliff) mit Zahnbürstenborsten im Fissureneingang. Die Fissur ist der Reinigung mit der Zahnbürste nicht zugänglich.

laxe mit Fluoriden in den Fissuren die geringste Wirkung zeigt. Somit ist es sinnvoll, für diese noch verbleibende Risikostelle spezifische Maßnahmen bereitzuhalten.

Fissurenkaries kann sehr wirksam durch Versiegelung des Fissurensystems verhindert werden. Das Prinzip ist ganz einfach: Indem das Fissurensystem mit Kunststoff aufgefüllt wird, verhindert man eine Besiedelung mit Plaque und macht es zudem

durch eine Formveränderung putzbar (Abb. 12-46). Daraus ergeben sich folgende zwei Aspekte:

- Nicht jede Fissur muß versiegelt werden, sondern nur jene, die eine ungünstige Form aufweist. Verschiedene Fissurentypen sind bekannt: Weite, **V-förmige Fissuren** lassen sich gut reinigen und müssen bei guter Mundhygiene nicht versiegelt werden, während bei engen **I-förmigen Fissuren** nur eine Versiegelung wirksam vor Karies schützt. Die Entscheidung, eine Fissur zu versiegeln, muß individuell auf Grund einer Diagnose erfolgen und ist daher dem Zahnarzt vorbehalten.
- Da das Kariesrisiko in der Fissur am frisch durchgebrochenen Zahn am größten ist, sollten Fissuren so früh wie möglich versiegelt werden, was aber durchaus Probleme verursachen kann.

12.7.2 Grundlagen der Fissuren- versiegelung

Fissuren können nur mit Hilfe der **Adhäsivtechnik** mit Kunststoff versiegelt werden. Versiegelungen mit anderen Materialien (z.B. Glasionomerzement) haben sich infolge einer hohen Verlustrate nicht bewährt.

Die Adhäsivtechnik geht auf *Buonocore* zurück und beruht auf folgenden Tatsachen:

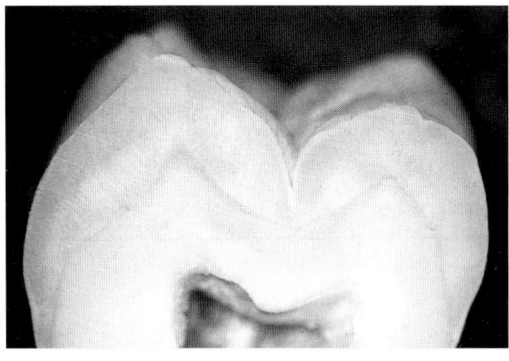

a

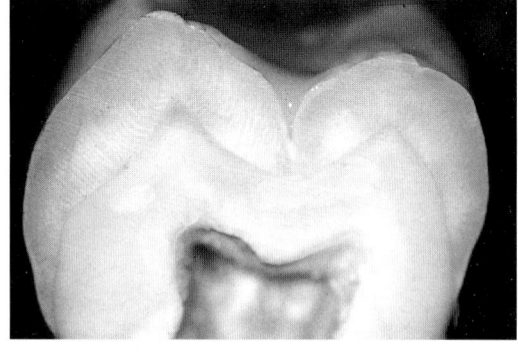

b

Abb. 12-46 Prinzip der Fissurenversiegelung: Die Fissur **(a)** wird mit Kunststoff aufgefüllt **(b)**. Dadurch ist der Plaque der Zugang zur Fissur verbaut. Zudem erhält das Fissurensystem eine putzbare Form.

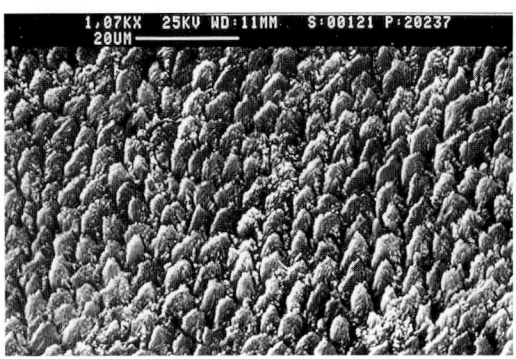

Abb. 12-47 Schmelz, mit ca. 40%iger Phosphorsäure geätzt. Es kommt zu einer ausgeprägten Oberflächenvergrößerung (rasterelektronenmikroskopische Aufnahme, 1070fache Vergrößerung).

Durch eine Ätzung mit ca. 40%iger Phosphorsäure wird der Schmelz infolge seiner Prismenstruktur (s. Kap. 2.5) selektiv aufgelöst. Es kommt neben einem geringen Substanzverlust (ca. 10 μm) zu einer immensen Oberflächenvergrößerung (Aufrauhung) (Abb. 12-47) und zu einer Steigerung der Oberflächenenergie, die solche Oberflächen optimal benetzbar macht. Trägt man nun **dünnfließende Acrylatkunststoffe** auf, so kann das Material in alle durch die Säure hervorgerufenen Unterschnitte eindringen, und es kommt zu einer **mikromechanischen Verankerung** des ausgehärteten Kunststoffes am Schmelz (Abb. 12-48).

Dieser mikromechanische Verbund kommt nur zustande, wenn **absolute Trockenheit** herrscht. Daher wäre es sinnvoll, Fissuren unter **Kofferdam** zu versiegeln, was im Widerspruch zu der Forderung steht, Zähne möglichst bald nach dem Durchbruch zu versiegeln. Auf solche frisch durchgebrochenen Zähne läßt sich in der Regel Kofferdam nicht dicht applizieren. Die Konsequenz ist daher, daß Versiegelungen oft ohne Kofferdam durchzuführen sind. In diesem Fall muß aber mit Sicherheit ausgeschlossen werden, daß nach der Schmelzätzung das Fissurenrelief mit Speichel kontaminiert wird. Schon eine kurzzeitige Kontamination mit Speichel führt wegen Ausfällung von Proteinen aus dem Speichel zu einer Verlegung der durch die Ätzung geschaffenen Mikroretentionen (Abb. 12-49), selbst wenn danach kräftig mit dem Spray gespült wurde. Für die praktische Durchführung bedeutet es, daß die DH oder ZMF/P ohne Kofferdam **keine Fissurenversiegelung ohne kompetente Assistenz** (Helferin) durchführen kann.

Die Folgen einer nicht sachgerecht durchgeführten Fissurenversiegelung sind für den Patienten nur negativ. An den Stellen, an denen kein Verbund zustande kam, entstehen Spalten, die von Mikroorganismen besiedelt werden und durch die Substrat eindringen kann. Es kommt dann unter der „Versiegelung" zu einer Fissurenkaries, die sich, von einer Kunst-

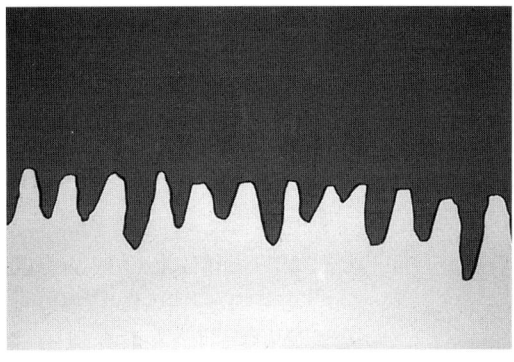

a

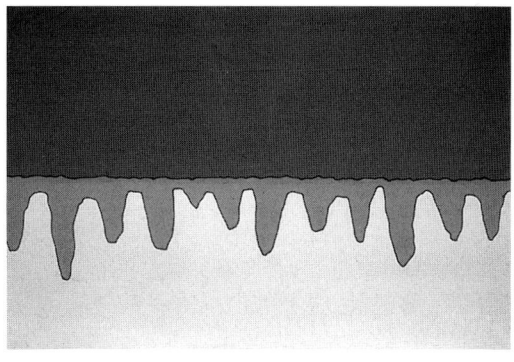

b

Abb. 12-48 Prinzip der Adhäsivtechnik im Schmelz. Die Ätzung verursacht ein ausgeprägtes Mikrorelief **(a)**, in das der Kunststoff hineinfließt und sich mikromechanisch verankert **(b)**.

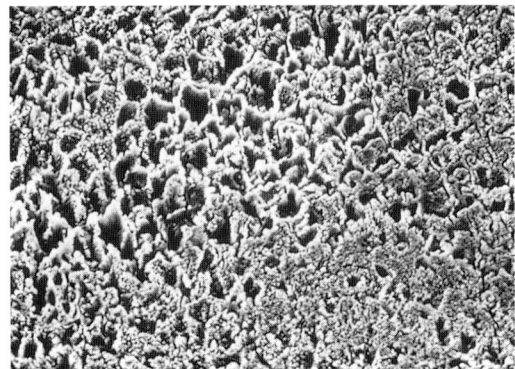

Abb. 12-49 Geätzter Schmelz, kurzzeitig mit Speichel kontaminiert. Man beachte die Verlegung des Mikroreliefs mit Präzipitaten, die trotz kräftigen Sprayens nicht entfernt werden konnten (rasterelektronenmikroskopische Aufnahme, 1000fache Vergrößerung).

stoffschicht geschützt, optimal entwickeln kann. Im günstigeren Fall fällt die Versiegelung ab und man verliert den angestrebten Schutz.

Die sog. prophylaktische Fissurenversiegelung hat zum Ziel, den Verschluß von gesunden Fissuren zu erreichen. Wie soll man sich aber bei fraglichen Fissuren verhalten, bei denen Kariesfreiheit nicht mit Sicherheit diagnostiziert werden kann? Selbst wenn durch die Ätzung und Versiegelung der allergrößte Teil der Bakterien in der Fissur vernichtet wird, ist es keine gute Idee, Karies zu versiegeln. Bei nicht sicher beurteilbaren Fissuren kann nicht ausgeschlossen werden, daß die Karies bereits das Dentin erreicht hat.

Eine vor- und umsichtige Verhaltensweise ist dann das sog. **exspektative Vorgehen,** d.h., an den fraglichen Stellen wird die Fissur vorsichtig mit einem flammenförmigen Finierdiamanten eröffnet und gefundene Karies ggf. exkaviert. Die so entstandene Minikavität wird mit Komposit und Adhäsivtechnik gefüllt, während der Rest des Fissurensystems im gleichen Arbeitsgang versiegelt wird. Dieses Vorgehen wird **erweiterte** oder **therapeutische Fissurenversiegelung** genannt. Da es invasiv ist, darf die erweiterte Fissurenversiegelung nicht delegiert werden, sie muß dem Zahnarzt vorbehalten bleiben.

12.7.3 Wirksamkeit der Fissurenversiegelung

Mit sorgfältig durchgeführten Fissurenversiegelungen lassen sich gute Langzeiterfolge bezüglich Kariesreduktion erzielen. So haben Nachuntersuchungen in einer Praxis in der Schweiz gezeigt, daß nach zehn Jahren 58% der Fissurenversiegelungen intakt waren und in 74% mindestens eine Teilretention festgestellt werden konnte. Bezüglich der Kariesprävention konnte gezeigt werden, daß in der Gruppe der versiegelten Zähne lediglich 7,3% Füllungen erforderlich waren, während im selben Zeitraum in 49% der Fälle an Zähnen der Kontrollgruppe Füllungen gelegt werden mußten. In einer anderen Studie in den USA konnte gezeigt werden, daß Fissurenversiegelungen nach 15 Jahren in 28% der Fälle eine vollständige Retention und in 35% der Fälle eine Teilretention aufwiesen; in nur 11% der Fälle wurde ein Totalverlust des Versieglers festgestellt, und in 26% der Fälle mußten an den versiegelten Zähnen Füllungen gelegt werden. Im paarweisen Vergleich „versiegelt – unversiegelt" zeigten 31% der versiegelten Zähne kariöse Läsionen oder Füllungen, während in der Kontrollgruppe 83% der Zähne kariöse Läsionen oder Füllungen aufwiesen.

12.7.4 Technik der Fissurenversiegelung

Nach der Diagnose und der Therapieentscheidung durch den Zahnarzt wird bei der Fissurenversiegelung wie folgt vorgegangen:

- **Trockenlegung** mit Kofferdam, sofern möglich. Sonst Trockenlegung mit Watterollen, im Unterkiefer zusätzlich mit Svedopter. Ohne Kofferdam ist eine kompetente Assistenz (Helferin) unbedingt erforderlich.
- **Reinigung** der Okklusalfläche und, soweit möglich, des Fissurensystems mit fluoridfreier Polierpaste (z.B. Pell-Ex®) und Bürstchen. Mit diesem Schritt wird das Pellikel von der Schmelzoberfläche entfernt. Die Polierpaste darf kein Fluorid enthalten, weil dies den Schmelz gegen Auflösung

widerstandsfähiger macht und man damit den nachfolgenden Schritt, die Schmelzätzung, unnötig erschweren würde.

- **Trocknen des Arbeitsfeldes** mit dem Luftbläser und Auftragen der Phosphorsäure. Diese wird entweder in flüssiger Form mit einem Pinselchen oder als Gel direkt aus einer Spritze in die Fissur appliziert. Die Phosphorsäure muß 60 s einwirken. Bei der Fissurenversiegelung kann die Ätzzeit nicht verkürzt werden, weil man im Fissurenbereich den sog. prismenfreien Schmelz weglösen muß, bevor ein retentives Ätzmuster entstehen kann.

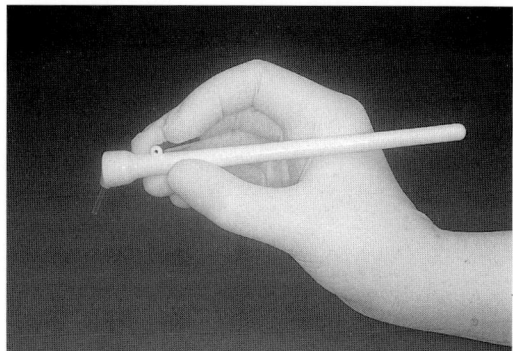

Abb. 12-50 Applikator für Fissurenversiegler (Delton®).

- Nun muß mit **scharfem Wasserspray** 60 s gespült werden, damit Säurereste, gelöster Schmelz und evtl. gebildete Präzipitate sicher entfernt werden. Die Assistenz muß das Wasser zuverlässig absaugen.
- **Trocknung der Okklusalfläche** mit dem Luftbläser. Der geätzte Schmelz erscheint milchig trübe und opak.
- **Applikation des Versieglers** mit einem Pinselchen oder einer Applikationsspritze. Man achte darauf, daß keine Luftblasen entstehen. Der Applikator des Delton®-Systems (DeTrey-Dentsply) ist hier das Mittel der Wahl. Mit einer kleinen Pumpe wird der Versiegler in ein wegwerfbares Plastikröhrchen aufgezogen. Die Applikation erfolgt dann schnell durch Fingerdruck. Wenn man damit an der Peripherie des Fissurensystems ansetzt und den Applikator unter kontinuierlichem Druck durch die Fissur zieht, läßt sich das Material schnell und blasenfrei auftragen. (Abb. 12-50). **Lichthärtende Versiegler** müssen 60 s mit der Polymerisationslampe gehärtet werden. **Zweikomponenten-Versiegler** härten in der Regel nach 30 s aus. Wir bevorzugen transparente Versiegler. Dies hat zwei Gründe: Erstens kann man schlecht einen weißen, deutlich sichtbaren Versiegler rechtfertigen, wenn damit ein kariesfreier, ästhetisch perfekter Zahn behandelt wird (das Argument der besseren Kontrolle kann nicht gelten, weil man die Retention mit der Sonde prüfen kann). Zweitens erlaubt der transparente Versiegler die optische Kontrolle des Fissurensystems unter dem Versiegler. Sollte einmal eine Versiegelung undicht sein und sich eine Karies unter der Versiegelung entwickeln, würde man die Farbveränderung der Fissur beobachten können.
- Um ggf. geätzte, aber nicht versiegelte Schmelzareale zu remineralisieren, erfolgt als letzter Arbeitsgang die **Fluoridierung** der Okklusalfläche mit einer Fluoridlösung (z.B. Elmex Fluid®) oder einem Fluoridgelee (z.B. Elmex Gelee®).

13 Integration der Prophylaxe in den Praxisablauf

Stefan Günther

13.1 Prophylaxe als Aufgabe des Praxisteams

> Der Erfolg der in der Praxis durchgeführten Individualprophylaxe ist wesentlich davon abhängig, daß sowohl die Praxisleitung als auch sämtliche Mitarbeiter zu einer effektiven **Teamarbeit** in der Lage sind.

Dies bedeutet, daß die erfolgreiche Individualprophylaxe in allen Einzelheiten allen Mitarbeiterinnen bekannt sein muß. Jedes Mitglied des Teams, dazu gehören die Praxisleitung, die DHS, die Prophylaxehelferinnen, alle Helferinnen und die Auszubildenden, müssen von dem gemeinsamen Ziel überzeugt sein und das Erreichen dieses Zieles für sinnvoll und erstrebenswert halten. Jeder muß auch wissen, daß ohne seine Mitarbeit die Chance zum Erfolg geringer wird und das angestrebte Ziel möglicherweise nicht erreicht werden kann.

Innerhalb der Praxis muß als wichtigste Voraussetzung für das Team eine gute **Kommunikation** bestehen. Kommunikation ist der Schlüssel zur Teamarbeit und ermöglicht den Austausch von wichtigen Informationen. So hat jedes Mitglied des Teams die Möglichkeit, seinen Aufgabenbereich festzulegen, gegen die anderen Bereiche abzugrenzen, aber auch Überschneidungen in der Verantwortlichkeit zu kennen und zu billigen.

Dies bringt einerseits ein Gefühl der **Verantwortlichkeit** für das eigene Aufgabengebiet mit sich, andererseits beinhaltet es auch das Zutrauen seitens der Kolleginnen für die kompetente Bewältigung der gestellten Aufgaben. Da dieser Mechanismus für jeden einzelnen im Team zutrifft, wird im Laufe der Zeit aus dem Individuum in der Praxis ein Mitglied des Praxisteams, aus dem „Ich-Gefühl" entsteht das **„Wir-Gefühl"**. Dies bedeutet im Praxisalltag: Wir sind eine Prophylaxepraxis – wir wissen, was Individualprophylaxe bedeutet und können es den Patienten erklären – wir können uns auf jeden einzelnen in diesem Team verlassen – wir haben die Möglichkeit, Probleme zu besprechen und zu klären. Erreicht werden kann dies sicherlich nur mittels **regelmäßiger Beratungen** mit allen Teammitgliedern (z.B. einmal wöchentlich). So können alle wichtigen Einzelheiten besprochen, akute Probleme aufgedeckt und gelöst sowie jeder zur Erfüllung der ihm übertragenen Aufgaben motiviert werden.

> Die systematische Durchführung der Individualprophylaxe erfordert eine grundsätzlich andere Denkweise in Therapie und Organisation als in einer Praxis mit traditionellen Strukturen. Da die Behandlung in den meisten Fällen nach einem systematischen Konzept erfolgt, wird auch der Terminbedarf überwiegend nicht auf einen einmaligen Besuch oder eine ausschließliche Schmerztherapie ausgerichtet sein.

Patientenkontakt. Bereits die Helferin am Telefon, die den ersten Kontakt mit dem neuen Patienten herstellt, sollte die Chance nutzen, dem zukünftigen Patienten einen groben Überblick über die besonderen

Behandlungsmethoden in der Praxis zu geben.

Sie sollte ihn neugierig auf eine andere Erfahrung machen als er sie von bisherigen zahnärztlichen Behandlungen her kennt. So kann sie bereits den Grundstein dafür legen, daß der Patient auch seine Bedürfnisse an die Behandlung für sich anders formulieren kann, als es ihm bisher möglich war. Seine Erwartungshaltung beruht ja auf dem, was er an Behandlungsmaßnahmen bisher erlebt hat. Für ihn wird in den meisten Fällen die Individualprophylaxe etwas Neues sein, so daß sie ihm verständlich und sinnvoll nahegebracht werden muß. Es wird in der weiteren Folge der notwendigen organisatorischen Maßnahmen mit dem Patienten viel einfacher und erfolgreicher umzugehen sein, wenn er diese Maßnahmen als seinen eigenen Wunsch erkennt und dessen Realisierung erwartet, als wenn er uninformiert ist und den Sinn der angebotenen Leistungen nicht nachvollziehen kann.

Die **Kriterien der Terminvergabe** sollten nicht nur der Helferin in der Rezeption, sondern allen Mitarbeitern der Praxis bekannt sein. Hierfür ist die genaue Kenntnis der Systematik der Behandlung notwendig.

> Der Zeitbedarf für die einzelnen Behandlungsetappen und auch die Zuordnung zur behandelnden Person (Zahnärztin/Zahnarzt, Dentalhygienikerin, Prophylaxehelferin, Helferin) müssen klar sein.

Wenn bei einer Intensivtherapie viele Termine notwendig werden, muß es ein praktikables System zur Terminvereinbarung geben, um nicht die Leistungsfähigkeit der Rezeption in der akuten Tagesarbeit zu blockieren. Bewährt haben sich hier Systeme, nach denen die planerische Arbeit der Termindisposition außerhalb der Hauptbetriebszeiten im Empfang geleistet wird.

Die Behandlung des neuen Patienten wird im Normalfall, abgesehen von einer akuten Schmerzbehandlung, mit einer ersten Befundaufnahme beginnen. Eine Übersicht über den Mundhygienestatus nach grob orientierenden Kriterien und die Therapie des eventuell vorhandenen akuten Problems erfolgen. Die Zahnärztin/der Zahnarzt legt die weiteren notwendigen diagnostischen Maßnahmen (Röntgenaufnahmen, PAR-, Plaque-, Blutungsstatus, Speichelanalyse, Ernährungsstatus) für den folgenden Termin fest. Es wird für die Prophylaxehelferin nicht schwer sein, einen Patienten von den für ihn neuen Maßnahmen zu überzeugen, wenn er bereits durch die Zahnärztin/den Zahnarzt vorinformiert ist. Vielmehr wird seine Erwartungshaltung bezüglich der Andersartigkeit der Behandlung bestätigt. Er erhält eventuell vorhandene schriftliche Informationen über die Praxis, einen Fragebogen zur Ernährung usw.

Für Patienten in der gesetzlichen Krankenversicherung, die älter als 19 Jahre sind, ist noch eine ausführliche Information über die entstehenden Kosten erforderlich, da eine Erstattung der anfallenden Honorare und Materialkosten für Individualprophylaxe nicht erfolgt.

> Sind Vorsorgemaßnahmen bei **Kindern und Jugendlichen** vorgesehen, muß konsequent darauf hingewiesen werden, daß die **IP-Leistungen** im Rahmen der gesetzlichen Krankenversicherung nur einen kleinen Teil der Individualprophylaxe darstellen und als alleinige Maßnahmen nicht ausreichend sind.

Wirksame Individualprophylaxe bedeutet sehr viel mehr, in zeitlich erheblich kürzeren Abständen und in wesentlich größerem Umfang, als es durch die IP-Leistungen ermöglicht wird.

Der Patient wird nun zur Terminvereinbarung in den Empfang geschickt. Hier zeigt sich, wie gut die Praxis organisiert ist. Für den Patienten wird erkennbar, ob das Team zusammenarbeiten kann und ob jeder Praxismitarbeiter über die notwendigen Informationen verfügt, die für die fehlerfreie Durchführung seiner Arbeit notwendig sind. Jetzt wird die Grundlage dafür gelegt, daß der

Patient Vertrauen findet und zur Zusammenarbeit bereit ist.

Entsprechend den Vorgaben der Zahnärztin/des Zahnarztes, der Dentalhygienikerin und der Prophylaxehelferin werden nach vereinbartem System die Termine für die weitere Befunderhebung mit dem Patienten abgesprochen und notiert.

Wenn alle Befunde vorliegen und durch das Prophylaxeteam (Zahnärztin/Zahnarzt, Dentalhygienikerin, Prophylaxehelferin) ausgewertet sind, werden dem Patienten in der nächsten Sitzung in einer ausführlichen Besprechung die notwendigen Maßnahmen erläutert, die zu seiner Mundgesundheit führen sollen.

> Die schriftliche Festlegung der Behandlungsplanung mit einer Kostenübersicht schließt die Phase der Voruntersuchung, Befunderhebung und Therapieplanung ab.

Bis dahin hat der Patient in der Praxis im Vergleich zu seinen bisherigen Zahnarzterfahrungen schon grundlegend neue Erfahrungen gesammelt. Er hat erlebt, daß er für die Praxismitarbeiter nicht nur aus einem schmerzhaften Zahn besteht, sondern daß es für ihn eine Chance gibt, seinem oft unausweichlich scheinenden Schicksal des mit dem Alter zunehmenden Zahnverlustes zu entrinnen.

Er hat das Gefühl, als Patient im Mittelpunkt des Interesses zu stehen, umgeben von Menschen, denen er zutraut, daß sie die für seine Behandlung notwendigen Fähigkeiten besitzen. Auf dieser Basis wird es ihm nicht schwerfallen, den weiteren Behandlungsmaßnahmen zuzustimmen. Die Grundlage für eine erfolgreiche Durchführung der Individualprophylaxe, Vertrauen und die Bereitschaft zur Mitarbeit, ist gelegt.

Im weiteren Verlauf der individualprophylaktischen Betreuung des Patienten kann sich dieses Vertrauen noch erheblich steigern, wenn der Patient die Erfolge der an ihm vorgenommenen Maßnahmen selbst spürt. Er erkennt den persönlichen Vorteil, den er durch die vorbeugende Behandlung hat, und weiß, daß er in seinen Bemühungen von einem kompetenten Team unterstützt wird.

Es wird für den Patienten eine neue Erfahrung sein, eine nicht invasive Behandlung zu erleben, mit der Möglichkeit, für ihn wichtige Informationen zu erhalten, die bisher durch den meist knappen Zeitplan der Zahnärztin/des Zahnarztes nicht ausreichend vermittelt werden konnten. Der Patient wird sich eher trauen, sich der DH oder Prophylaxehelferin mitzuteilen, weil er spürt, daß hier ein Gesprächsforum vorhanden ist, das es bisher bei der Behandlung nicht gab.

> Eine immer wieder stattfindende Motivierung zu den erforderlichen vorbeugenden Pflegemaßnahmen, regelmäßige professionelle Zahnreinigungen und die befundabhängige Festlegung des Recall-Intervalles gehören zur Erhaltungstherapie im Rahmen der Individualprophylaxe.

Auch hier muß das Team als Ganzes seine erfolgreiche Arbeit weiter fortsetzen. Regelmäßige Besprechungen mit der DH oder der Prophylaxehelferin über die erhobenen Befunde, Festlegung der weiteren Prophylaxeschritte und eventuell erforderliche weitere Maßnahmen (Untersuchungen, Röntgenbilder, Füllungstherapie usw.) müssen von der Zahnärztin/dem Zahnarzt durchgeführt werden.

Vorschläge zur Verbesserung der Organisation sollten in der **wöchentlichen Teambesprechung** erfolgen, aufgetretene Probleme müssen frühzeitig erkannt und behoben werden. Eine große Hilfe für das gesamte Team wird ein regelmäßiges Training der rhetorischen Fähigkeiten sein. Angefangen von der Telefonkommunikation über das Gespräch mit dem „schwierigen Patienten" bis hin zum Motivierungsgespräch ergeben sich viele sinnvolle Möglichkeiten. Im Praxisalltag kann so eine gute interne Kommunikation erreicht werden. Jedes Teammitglied kennt die Ziele der gemeinsamen Arbeit und die Wege, die zu diesen Zielen führen, genau.

Erfolgreiche Individualprophylaxe ist nicht das Werk eines einzelnen, sei es Zahnärztin/Zahnarzt oder Prophylaxe-helferin, sondern das Ergebnis von systematischer zielgerichteter Teamarbeit.

Das folgende Fließdiagramm (Abb. 13-1) zeigt die zwei grundsätzlich unterschiedlichen Wege, die ein Patient gehen kann. Wenn er sich für die Prophylaxe entscheidet, so steht am Ende der systematischen Sanierung das kontinuierliche Prophylaxe-Recall, mit

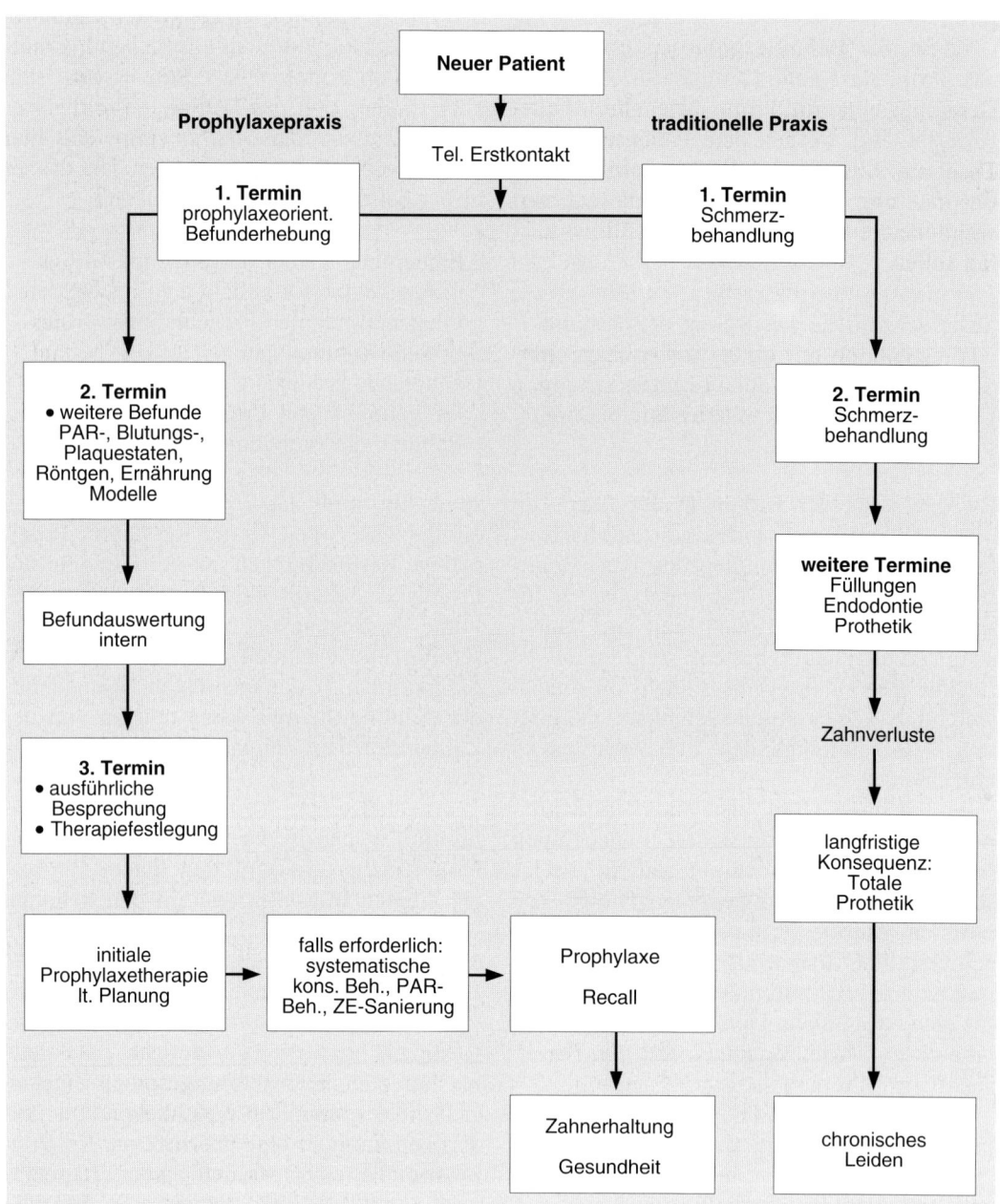

Abb. 13-1 Fließdiagramm zur Darstellung der beiden unterschiedlichen Wege (Prophylaxe vs. konventionelle Behandlung), die dem Patienten offenstehen.

dem dauerhafte Zahngesundheit erreicht werden kann. Wählt der Patient jedoch den vermeintlich einfacheren Weg der symptomatischen Behandlung, dann steht am Ende häufig die Zahnlosigkeit, die als chronisches und unheilbares Leiden anzusehen ist.

13.2 Voraussetzungen

13.2.1 Instrumente

Die Anforderungen an das Instrumentarium, das für die Individualprophylaxe benötigt wird, hängen vom Grad der Organisation in der Praxis und vom Ausmaß an gewünschten Behandlungsmaßnahmen in diesem Bereich ab.

Eine gute professionelle Zahnreinigung ist bereits mit relativ wenigen Instrumenten möglich, die zumeist in jeder Praxis vorhanden sind (Abb. 13-2):

- Grundbesteck (Spiegel, Sonde, Pinzette),
- PAR-Sonde,
- Universalscaler,
- Küretten (z.B. Gracey 5/6, 11/12, 13/14),
- Winkelstück (Paromatic Swing und Ansätze),
- Zahnseide und Interdentalbürsten,
- EVA-Winkelstück,
- Polierpasten unterschiedlicher Abrasivität,
- Poliermaterial zur Füllungspolitur.

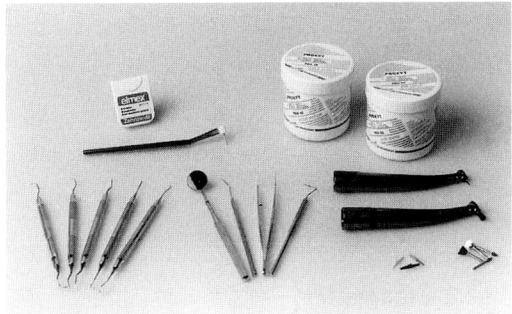

Abb. 13-2 Für eine gute professionelle Zahnreinigung werden nur wenige Instrumente und Materialien benötigt.

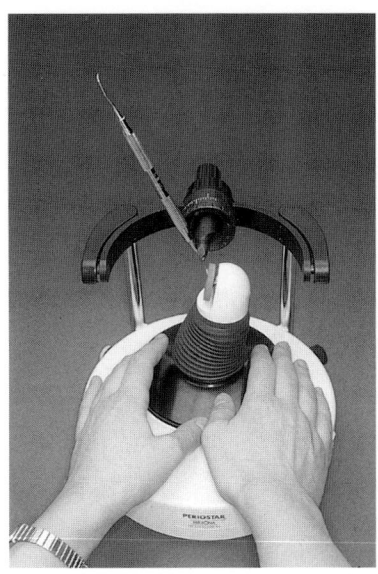

Abb. 13-3 Ein halbautomatisches Schleifgerät erleichtert das Aufschleifen der PAR-Instrumente erheblich (Periostar, Mikrona).

Zum weiteren essentiellen Bedarf gehört in diesem Zusammenhang unbedingt eine Maschine zum Schleifen der Scaler und Küretten. Sicher ist es möglich, mit sehr einfachen Mitteln wie Handschleifsteinen unterschiedlicher Körnung zu arbeiten, dies erfordert allerdings viel Erfahrung und kostet in der Übungsphase einige verschliffene Instrumente. Einfacher und für den Routinebetrieb gewiß materialschonender kann diese Arbeit mit speziellen **halbautomatischen Schleifgeräten** (Abb. 13-3) durchgeführt werden.

Diese Ausstattung ist gewissermaßen das Grundbesteck für eine professionelle Zahnreinigung, für Maßnahmen zur **Motivierung** und **Demonstration** sind allerdings noch weitere Materialien erforderlich:

- Handspiegel,
- Plaquefärbemittel,
- Zahn- und Interdentalbürsten,
- Zahnseide und Zahnhölzer,
- Anschauungsmaterialien, wie z.B. Zahn- und Gebißmodelle (Wechselgebiß), Bilder/Bildatlas, Grafiken (Stephan-Kurve), Dia-Positive, Videoaufzeichnungen.

Die Auswahl der eingesetzten Demonstrationsmittel obliegt den persönlichen Vorstellungen, wie die Materie vermittelt werden soll, d.h. wie und mit welchem Zeitaufwand der Patient informiert und motiviert werden soll. So wird sicher nicht in allen Fällen eine Videodemonstration oder eine Diavorführung erforderlich sein, andererseits aber können gerade mit audiovisuellen Hilfsmitteln in besonders effektiver und zeitsparender Weise viele wichtige Inormationen vermittelt werden. Das Angebot an fertigen, käuflich zu erwerbenden Videobändern wächst ständig, es wäre aber auch denkbar, in der eigenen Praxis ein Videoband zu erstellen. Ein großer Vorteil bei dieser Methode ist die Tatsache, daß der Patient in anschaulicher Weise ohne das Beisein der Zahnärztin/des Zahnarztes oder der Prophylaxehelferin informiert werden kann.

Ganz besonders nachdrücklich und individuell können Informationen auch mit speziell für diesen Themenbereich besprochenen Audiokassetten weitergegeben werden, die der Patient mit sich nach Hause nimmt. Die Kassetten können thematisch gegliedert werden, z.B. in „Informationen zur Individualprophylaxe", „Informationen für Parodontopathiepatienten" und „Informationen für Patienten mit einer schweren parodontalen Erkrankung".

Nimmt die Zahl der Prophylaxepatienten zu, wird es zur Arbeitserleichterung und zur effektiveren Behandlungsdurchführung nötig sein, weitere Instrumente anzuschaffen. Zu diesem fakultativen Instrumentarium sind zu zählen:

- Airscaler,
- Ultraschall,
- Pulver-Wasser-Strahlgerät.

Auch die Durchführung von **Speichelanalysen** ist in der Praxis relativ leicht möglich, da für diese Untersuchungen Fertigpräparate auf dem Dentalmarkt erhältlich sind, die in besonders einfacher und zeitschonender Weise eingesetzt werden können. Ein **Inkubator** zum Bebrüten der beimpften Nährböden muß allerdings angeschafft werden. Dar-

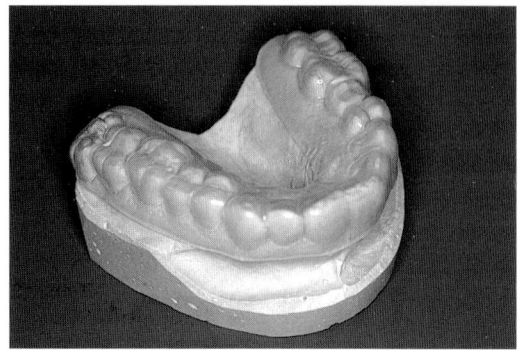

a

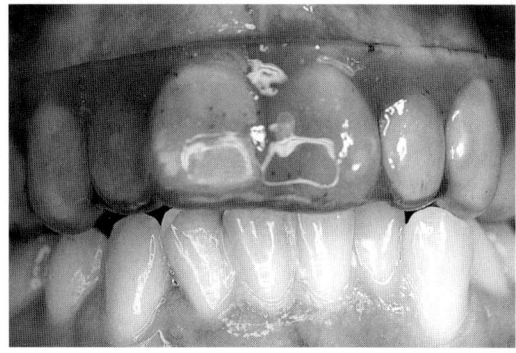

b

Abb. 13-4a und b Als Träger für desinfizierende Gele und Fluoridgelees haben sich Tiefziehschienen bewährt.

über hinaus ist, wie bereits an anderer Stelle erwähnt, die Darstellung der Plaque mit dem **Mikroskop** ein ausgezeichnetes Hilfsmittel zur Information und Motivierung des Patienten.

Im Rahmen der intensiven Behandlung der Gingiva mit desinfizierenden Gelen, aber auch als Träger für Fluoridgelees haben sich **Tiefziehfolien** (0,5 mm Stärke) bewährt (Abb. 13-4). Diese Folien können problemlos im kleinen Praxislabor hergestellt werden, Voraussetzung ist lediglich das Vorhandensein eines Tiefziehgerätes.

13.2.2 Personal

So wie sich das erforderliche Material nach dem Umfang an Vorsorgemaßnahmen in der Praxis richtet, wird auch der personelle

Bedarf wesentlich nach dem gewünschten Ausmaß der in der Praxis durchzuführenden Behandlungen zu kalkulieren sein.

Grundsätzlich muß davon ausgegangen werden, daß effektive zahnmedizinische Vorsorge nicht nebenbei im Praxisalltag erledigt werden kann, sondern als Voraussetzung, Ergänzung und Vervollkommnung der zahnärztlichen Therapie so organisiert werden muß, daß zeitliche, räumliche und personelle Engpässe vermieden werden. Es ist daher besonders wichtig, eine **sorgfältige Planung** für die Praxis vorzunehmen. Es ist genau zu überlegen, wieviel Zeit für wie viele Patienten pro Tag, pro Woche und pro Monat für Individualprophylaxe aufgewendet werden soll.

Die **räumliche Struktur** der Praxis bestimmt wesentlich mit, in welchem Ausmaß Prophylaxemaßnahmen zeitlich parallel zur zahnärztlichen Behandlung erfolgen können und hat damit auch entscheidenden Einfluß auf die mögliche Zahl gleichzeitig arbeitenden Fachpersonals.

Bei diesen Überlegungen wird davon ausgegangen, daß grundsätzlich nur dann Vorsorgemaßnahmen durch nicht zahnärztliches Fachpersonal durchgeführt werden dürfen, wenn eine verantwortliche Zahnärztin/Zahnarzt in der Praxis anwesend ist. Es wird weiterhin davon ausgegangen, daß die Vorsorgemaßnahmen durch Fachpersonal, dessen Qualifikation im weiteren noch näher erläutert wird, vorgenommen werden.

> Die Anzahl der in der Praxis tätigen Prophylaxehelferinnen wird sich danach richten, wie viele Zahnärztinnen und Zahnärzte dort arbeiten und ihre Patienten in das Prophylaxeprogramm einbeziehen. Begrenzt wird diese Zahl durch die räumlichen Möglichkeiten und die tägliche und wöchentliche Behandlungszeit in der Praxis.

Zwei der häufigsten Konstellationen werden in den folgenden Beispielen beschrieben:

Beispiel 1:
Die Praxis verfügt über zwei Behandlungsräume, die von dem Praxisinhaber zur Patientenbehandlung genutzt werden. Sie ist an vier Tagen in der Woche ganztägig geöffnet, das entspricht acht Stunden Behandlungszeit pro Tag. An einem Tag (Mittwoch) ist die Praxis nur für vier Stunden geöffnet. Wenn der Praxisinhaber an den vollen Arbeitstagen (8 Stunden) für jeweils vier Stunden einen Behandlungsraum für Prophylaxe zur Verfügung stellen kann, bedeutet dies, daß er für diese Zeit eine Prophylaxehelferin braucht, die parallel zu seiner Behandlungszeit sechzehn Stunden pro Woche Vorsorgemaßnahmen durchführt. Der Praxisinhaber kann diese Prophylaxehelferin in der restlichen Zeit aufgrund ihrer Qualifikation im Bereich der Verwaltung/Rezeption oder in der Assistenz einsetzen. Wenn man voraussetzt, daß jede Prophylaxesitzung pro Patient etwa eine Stunde dauert, dann kann diese Helferin in der Woche sechzehn Patienten im Rahmen dieses Programmes betreuen.

Beispiel 2:
Die Praxis verfügt über drei Behandlungsräume mit einem zahnärztlichen Behandler. Die Behandlungszeiten sind wie in Beispiel 1, also an vier Wochentagen acht Stunden, an einem Wochentag vier Stunden. Der Behandler kann einen Raum vollständig für Prophylaxezwecke zur Verfügung stellen. Pro Woche werden so 36 Stunden für Vorsorgemaßnahmen angeboten.

> Die von der Prophylaxehelferin durchgeführten Vorsorgemaßnahmen beziehen sich ausschließlich auf die Behandlung der **supragingivalen Zahn-** und **Wurzeloberflächen,** in engster Zusammenarbeit mit der Zahnärztin/Zahnarzt. Weitergehende, vor allen Dingen **subgingivale Behandlungen,** sind – mit Ausnahme der Dentalhygienikerin (DH = Dental Hygienist) – ausschließlich den Zahnärztinnen/Zahnärzten vorbehalten.

Der Tätigkeitsbereich der Dentalhygienikerin überschneidet sich bei der Langzeitbetreuung von Patienten mit sehr schweren parodontalen Erkrankungen mit dem zahnärztlichen Bereich (s. Kap. 14). Da bei diesen Krankheitsbildern eine überaus intensive Pflege der subgingivalen Wurzeloberflächen erforderlich ist, wird unter normalen Umständen die Zahnärztin/der Zahnarzt zeitlich kaum in der Lage sein, den Erfordernissen des Krankheitsbildes gerecht zu werden. Um aber auch parodontal schwer erkrankten Patienten ein qualitativ und quantitativ ausreichendes Recall gewährleisten zu können, wird es in Zukunft in Deutschland erforderlich sein, dem Berufsbild der DH deutlich mehr Beachtung als bisher zukommen zu lassen.

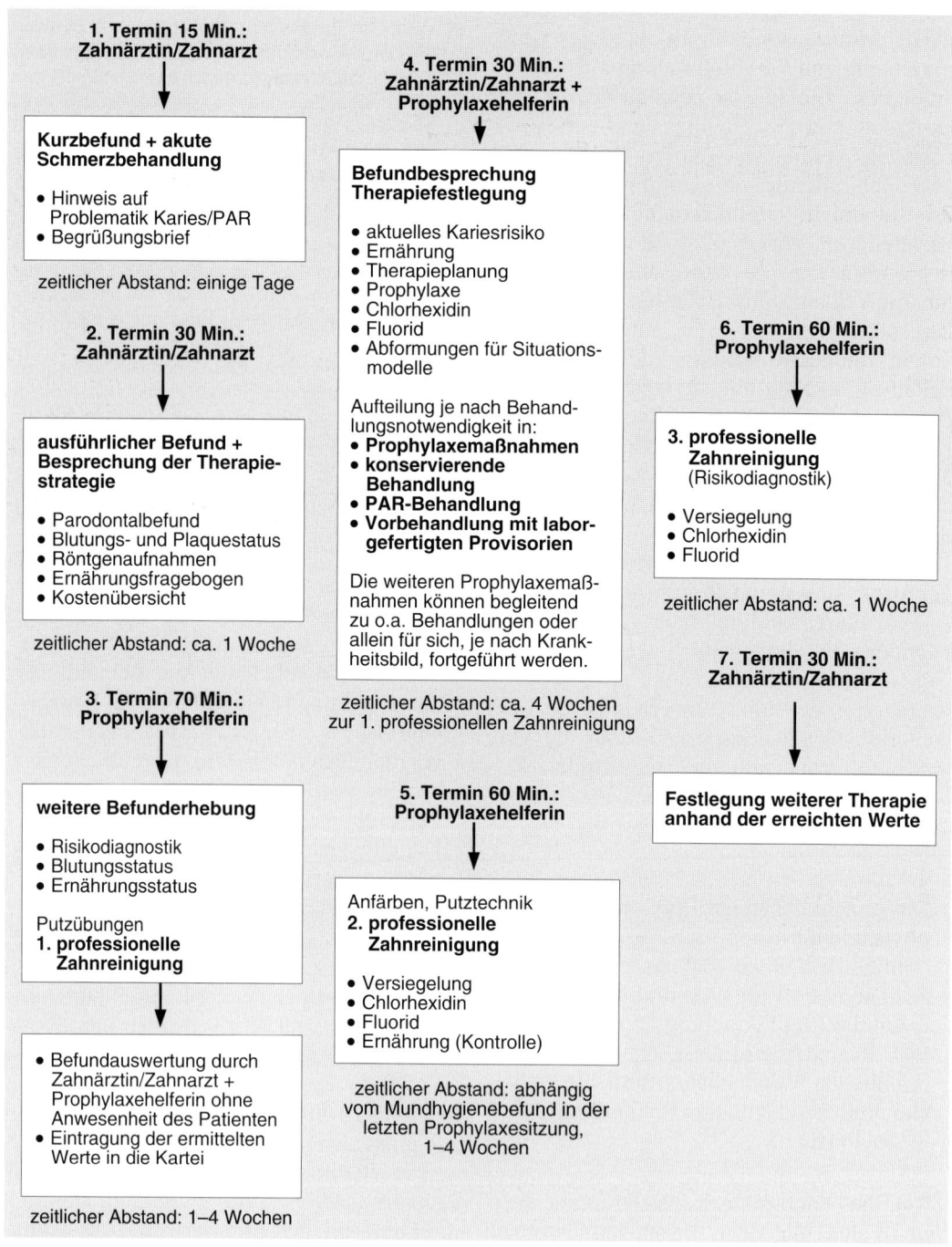

Abb. 13-5 Systematische Darstellung einer möglichen Praxisorganisation.

13.3 Organisation

Die organisatorischen Notwendigkeiten unterteilen sich in:

- verwaltungstechnische Organisation der Prophylaxe,
- Organisation der Prophylaxemaßnahmen.

13.3.1 Verwaltungstechnische Organisation der Prophylaxe

Zur übersichtlichen Darstellung der im Rahmen der Vorsorgemaßnahmen erhobenen Befunde sollte für jeden in der Prophylaxe betreuten Patienten eine **gesonderte Karteikarte** (spezielle Farbe) angelegt werden. So haben Behandler und Prophylaxehelferin die Möglichkeit, ausführlich und transparent zu dokumentieren. Ein weiterer Vorteil ist der gute Überblick über das Klientel an Prophylaxepatienten in der Praxis und eine leichtere Organisation des Recalls.
Die **Abrechnungsmodalitäten** müssen klar definiert sein, um der Prophylaxehelferin die Möglichkeit zu geben, die Rechnungslegung für die erbrachten Leistungen zu erledigen. Eine abschließende Kontrolle der Abrechnung durch den Praxisinhaber muß selbstverständlich erfolgen.

13.3.2 Organisation der Prophylaxemaßnahmen

Die Organisation der Durchführung ist durch das Ineinandergreifen der Arbeit von Zahnärztin/Zahnarzt und Prophylaxehelferin geprägt. Die folgende Systematik einer möglichen Organisation bezeichnet daher für jede Sitzung, von wem sie durchgeführt wird (Abb. 13-5).

Die weitere zahnärztliche Behandlung kann nun, soweit erforderlich, im Sinne einer konservierenden oder prothetischen Sanierung erfolgen. Ansonsten gilt es, das Recall-Intervall für die professionelle Zahnreinigung festzulegen. Einmal pro Jahr sollte eine Beurteilung des Kariesrisikos erfolgen, um sicherzustellen, daß es nicht unbemerkt aufgrund schwer zu kontrollierender Faktoren erheblich angestiegen ist.

14 Prophylaxeberufe im Vergleich

Trudy Roulet-Mehrens

14.1 Moderne Anforderungsprofile der Individualprophylaxe

14.1.1 Kariesprophylaxe

Der weit verbreitete Gebrauch von fluorid-haltigen Zahnpasten, der konsequente Einsatz von Gruppenprophylaxe, die Förderung von zahnfreundlichen Süßwaren sowie die Salzfluoridierung (in der Schweiz) haben einen deutlichen Rückgang der Karies bewirkt (Abb. 14-1). Dennoch verbleibt eine Gruppe von Individuen, bei denen die oben genannten Maßnahmen nicht greifen.

So zeigen epidemiologische Studien in Deutschland, daß die Karies ungleichmäßig verteilt ist. In den alten Bundesländern ver-

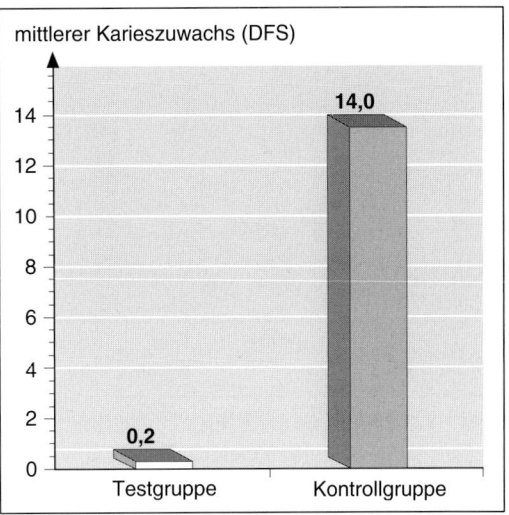

Abb. 14-2 Karieszuwachs bei Erwachsenen mit und ohne Individualprophylaxe (nach *Axelsson* und *Lindhe,* 1981).

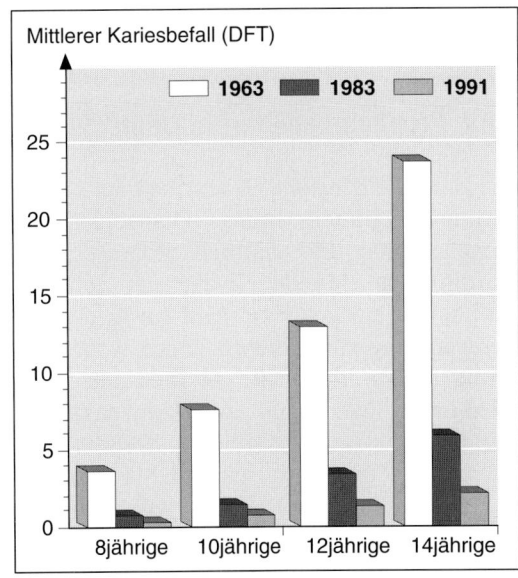

Abb. 14-1 Der Rückgang der Karies bei Züricher Schulkindern (nach *Steiner* et al., 1990).

einigen in der Altersgruppe der Acht- bis Neunjährigen 28% der Kinder 71% der kariösen Läsionen auf sich. Dasselbe gilt für die neuen Bundesländer. Hier entfallen auf 31% der Acht- bis Neunjährigen 83% der Karies dieser Altersgruppe. Diesen Individuen mit hoher Kariesaktivität kann dennoch geholfen werden. Das Problem besteht allerdings darin, sie zu identifizieren (s. Kap. 10). Die wegweisenden Studien von *Axelsson* haben ganz klar gezeigt, daß über viele Jahre sowohl bei Kindern als auch bei Erwachsenen der Karieszuwachs praktisch auf Null gesetzt werden kann, wenn vierteljährliche Sitzungen mit professioneller Zahnreinigung und zusätzlicher Remotivierung der Patienten zur Mundhygiene durchgeführt werden (Abb. 14-2 und Abb. 14-3).

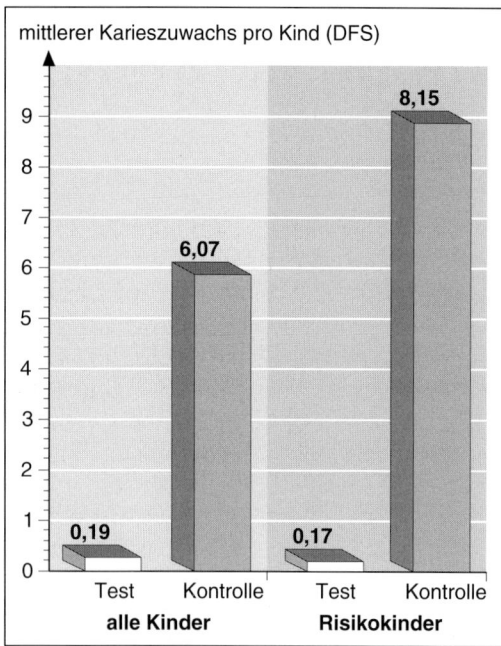

mittlerer Karieszuwachs pro Kind (DFS)

Abb. 14-3 Karieszuwachs bei 7- bis 14jährigen Kindern in Karlstad (Schweden) mit und ohne Individualprophylaxe (nach *Axelsson* et al., 1993).

14.1.2 Parodontalprophylaxe

Zahnstein ist infolge seiner rauhen Oberfläche ein guter „Plaquefänger". Somit ist es wichtig, schon bei der Initialtherapie (damit ist nicht die Vorbehandlung nach deutschem Kassenrecht gemeint) Zahnstein vollständig zu entfernen und die Wurzel zu glätten. Dies sollte, so gut wie möglich, an allen Zahnflächen, bei denen Parodontitis diagnostiziert wurde, erfolgen. Zudem ist dieser Zustand (glatte Wurzeloberfläche) nach jeder Recall-Sitzung aufrechtzuerhalten. Das bedingt, daß in der Recall-Sitzung alle Flächen systematisch mit der Sonde kontrolliert und ggf. rauhe Flächen im Sinne einer Glättung mit einer Kürette nachbearbeitet werden müssen.

Eine fraktionierte Zahnsteinentfernung und Wurzelglättung, d.h. die grobe Säuberung der Wurzel nur bis 1–2 mm Taschentiefe unter Sicht in der ersten Sitzung, gefolgt von weiteren Sitzungen, in denen die Wurzel nach Abschwellung der Gingiva in 1- bis 2-mm-

Schritten gereinigt wird, ist abzulehnen. Wird eine solche Grobdepuration bei Patienten, die an einer schweren Parodontitis leiden, durchgeführt, kann es passieren, daß die entzündete Gingiva nicht nur abschwillt, sondern auch die Tasche verschließt. Dieses kann zu einem späteren Abszeß führen, weil die Bakterien und Endotoxine in der Tasche weiter ihren Schaden ungehindert anrichten können. Die Konsequenz daraus ist, daß in der Vorbehandlung vor einem chirurgischen Eingriff in jeder mit Parodontitis involvierten Tasche der Zahnstein restlos entfernt und die Wurzel geglättet und poliert werden muß. Bei dieser **Initialtherapie** der Parodontitis muß selbstverständlich die Immunantwort des Patienten mitberücksichtigt werden.

Aus diesem Konzept folgt, daß bei Parodontalerkrankungen bezüglich des Anforderungsprofils an das Prophylaxepersonal deutlich unterschieden werden muß zwischen seichten Taschen (bis zu 3 mm) und tiefen Taschen (tiefer als 3 mm). Für die Behandlung der letztgenannten Patienten ist eine umfassendere Ausbildung notwendig, um einerseits rein technisch den Zahnstein aus den tiefen Taschen zu entfernen und andererseits beurteilen zu können, ob eine Reinigung der Wurzeloberflächen konservativ überhaupt möglich ist.

14.2 Prophylaxebedarf in Deutschland

Die zahnmedizinische Gesundheit der Bevölkerung der Bundesrepublik Deutschland ist nicht optimal und deutlich verbesserungswürdig. Das aktuelle Niveau der dentalen Prophylaxe spiegelt sich recht gut in der Karieserfahrung von Kindern wider, was stichprobenmäßig in Tabelle 14-1 dargelegt ist. Dem sind Daten aus „prophylaxeaktiven" Ländern gegenüberzustellen: 1988 wiesen Schweizer Zwölfjährige einen DMFT von 2,3 auf; in Värmland (Schweden), wo seit Jahren eine durch Individualprophylaxe geprägte Zahngesundheitsvorsorge betrieben wird, ist der DMFT der Zwölfjährigen sogar bei nur 1 angesiedelt.

Tabelle 14-1 DMFT-Werte von Kindern in Deutschland.

	1987/1989	1992/1994
12jährige in Berlin	5,6	
8jährige in Berlin		0,82/4,06*
12jährige in den alten Bundesländern	4,1	
12jährige in den neuen Bundesländern		3,7
* = DMFT		

Wie bei der Karies, spielt auch bei der Parodontitis die Plaque in der Ätiologie eine wesentliche Rolle. Hier konnte die IDZ-Studie für die alten Bundesländer zeigen, daß über alle untersuchten Altersgruppen verteilt ein Plaquebefall von 40% vorliegt.

Mit Hilfe des **Community Periodontal Index of Treatment Needs (CPITN)** kann eine Schätzung des parodontalen Behandlungsbedarfs vorgenommen werden:

- CPITN 0 bedeutet parodontale Gesundheit,
- bei CPITN 1 genügt zur Behandlung eine Mundhygieneinstruktion,
- CPITN 2 oder 3 bedeutet, daß neben der Mundhygieneinstruktion auch Zahnsteinentfernung erforderlich ist,
- Patienten, die einen CPITN von 4 aufweisen, müssen einer umfangreichen Parodontaltherapie zugeführt werden.

Nimmt man die Daten bezüglich des Parodontalzustandes aus der Stichprobe der IDZ-Studie und appliziert sie in einer groben Vereinfachung auf die Bevölkerung von Deutschland (alte Bundesländer, Gewichtung der Altersgruppen unter Annahme einer gleichmäßigen Verteilung der Altersgruppen), so läßt sich folgendes errechnen: Von den rund 50 Millionen 15- bis 65jährigen Deutschen (Statistisches Bundesamt 1989) sind:

- 2,8 Millionen als parodontal gesund einzustufen,

- 7,6 Millionen benötigen eine Mundhygieneinstruktion,
- 30 Millionen müßten einer systematischen Prophylaxe zugeführt werden,
- 8 Millionen benötigen eine komplexe Parodontaltherapie.

Die Schätzung des Arbeitsaufwands an Prophylaxe muß risikoabhängig erfolgen. Man bedenke aber, daß nach einer Initialbetreuung Prophylaxe ein Leben lang angeboten werden muß. Die Recall-Frequenz richtet sich nach der Schwere der Erkrankung und dürfte zwischen einmal im Jahr bei Gesunden und viermal im Jahr bei schweren Fällen liegen.

Für die Schätzung des Arbeitsaufwands an Prophylaxe kann man folgende Zahlen zugrunde legen:

- Die Patientengruppe mit CPITN 1 erfordert jährlich ca. 60 min für Mundhygieneinstruktion und Zahnreinigung,
- die Patientengruppe mit CPITN 2 oder 3 erfordert zusätzlich 30 min/Quadrant,
- bei der CPITN 4 sind noch 60 min/Quadrant zusätzlich für die Parodontaltherapie anzusetzen.

Bezüglich der Initialbehandlung und der zur Erhaltung der Zahngesundheit erforderlichen Recall-Leistung läßt sich leicht ableiten, daß die rund 60 000 Zahnärzte in Deutschland diese Leistungen gar nicht erbringen können. Delegiert man die Prophylaxeleistungen (Initialtherapie und Recall) an speziell ausgebildetes Prophylaxepersonal (ZMP, ZMF, DH), so läßt sich unter der Annahme, daß dieses Personal 1600 Stunden im Jahr arbeitet, der Bedarf errechnen. Daraus ergibt sich, daß jeder Zahnarzt eine ZMP, und jeder dritte eine DH in seiner Praxis beschäftigen müßte.

Diese Zahlen erscheinen auf den ersten Blick sehr hoch, setzen sie doch voraus, daß jeder Einwohner Deutschlands von der Prophylaxe erfaßt wird. Dies ist selbst im besten Sozialsystem unrealistisch. (Der Versorgungsgrad von kariösen Läsionen Erwachsener schwankt in Europa zwischen 41% in

Irland und 69% in der Schweiz.) Selbst wenn man aber annähme, daß nur die Hälfte aller Betroffenen einen umfassenden Prophylaxeservice in Anspruch nehmen wollte, wäre die Zahnärzteschaft damit deutlich überfordert.

Die heutige Situation ist die, daß Patienten bezüglich der Prophylaxebetreuung sich selbst überlassen bleiben, die unbestrittenen medizinischen Vorteile eines Recall-Systems ihnen nicht zugute kommen und sie somit zahnmedizinisch als schlecht betreut einzustufen sind. Einen Ausweg aus der Misere stellt der Einsatz von geschultem Fachpersonal in der Prophylaxe dar. Daher ist ein akuter Bedarf an Prophylaxepersonal in Deutschland zu erkennen. Die Ausbildung von Prophylaxepersonal auf allen Ausbildungsstufen ist eine berechtigte Forderung, deren Realisierung in Deutschland umgehend erfolgen sollte.

14.3 Prophylaxeberufe in Deutschland

14.3.1 Dentalhygienikerin (DH)

Definition

Direkt aus dem Englischen übersetzt ist eine DH „eine diplomierte, professionelle Hilfskraft, die sowohl eine Erzieherin in oraler Gesundheit als auch klinisch tätig ist. Sie wendet präventive, erzieherische und therapeutische Methoden an, um die oralen Erkrankungen zu beherrschen."

Die Tätigkeitsbereiche der DH liegen bei der Prophylaxe konzentriert in der Initialbehandlungsphase und im Recall von Patienten mit Parodontalerkrankungen.

Insbesondere kann sie solche Patienten über die Ursachen ihrer Erkrankung aufklären, zu Verhaltensänderungen motivieren und beraten sowie bezüglich korrekter Mundhygiene instruieren. Hierzu kennt die DH die Ursachen und die richtige Therapie der Erkrankungen und ist auch in der Lage, diese zu

erkennen. Auf der Basis dieses Wissens ist sie befähigt, alle Indizes im Sinne einer orientierenden Befunderhebung aufzunehmen und den Patienten einer parodontalen Vorbehandlung zu unterziehen, d.h., sie führt nach Anweisung des Zahnarztes **parodontalchirurgisch vorbereitende Maßnahmen** (tief subgingivale Zahnsteinentfernung und Wurzelglättung) durch. Im Recall sollte sie sich auf Grund ihrer Ausbildung vorwiegend mit Parodontal- und Implantatpatienten befassen. Röntgenbilder werden nach Anweisung des Zahnarztes angefertigt. Sie ist auch in der Lage, Mundfotografien durchzuführen, Modelle zu erstellen sowie **Fissurenversiegelungen** und **Kariesrisikotests** durchzuführen.

Ausbildung

Heutzutage kann eine DH ihre Ausbildung in Europa (Dänemark, England, Italien, Niederlande, Norwegen, Portugal, Schweden, Schweiz), in Amerika (Kanada, USA), Asien (Japan, Korea), Afrika (Nigeria) und Australien absolvieren. Diese Ausbildung dauert zwei bis vier Jahre, je nach Ausbildungsort.

In den USA wird an sog. Junior Colleges (zweijähriges Curriculum) oder an Universitäten (vierjähriges Curriculum) ausgebildet. Die Voraussetzung, um an einem Junior College aufgenommen zu werden, ist eine ca. zwei Jahre umfassende allgemeine Weiterbildung, die in der Regel an Universitäten erworben wird. Diese muß einige naturwissenschaftliche Grundfächer, z.B. Chemie und Biologie, beinhalten. Die Fächer, die dann in der zwei Jahre dauernden Junior-College-Ausbildung angeboten werden, umfassen vor allem zahnmedizinische und auf die Bedürfnisse der DH ausgerichtete Lehrinhalte. Es wird viel Gewicht auf die klinische Behandlung von Patienten gelegt.

Die Studierenden, die ihre Ausbildung an der Universität absolvieren, müssen in den ersten zwei Jahren die Grundfächer belegen. Die letzten zwei Jahre des Ausbildungsganges sind praktisch identisch mit jenen an einem Junior College. Im Klartext heißt dies, daß beide Studienwege etwa gleich lang sind und im wesentlichen gleiche Lehrinhalte aufweisen.

Die Ausbildung in der Schweiz, z.B. an der Dentalhygieneschule Bern, wurde im September 1994 auf drei Jahre verlängert, weil die Anerkennung des Berufsbildes durch das Rote Kreuz (Gleichstellung mit Krankenschwestern oder MTA) eine dreijährige Ausbildung erfordert. Die Schülerinnen haben insgesamt ca. 2300 Lektionen à 45 min zu absolvieren. Das sind ca. 1500 Lektionen Theorie und ca. 850 Lektionen in der Klinik. Das Praktikum umfaßt ca. 2500 Stunden à 45 min.

Am Beispiel der USA soll die klinische Ausbildung einer DH erklärt werden (Tab. 14-2). Die folgenden Erläuterungen beziehen sich nur auf die berufsbezogenen Fächer und nicht auf die Grundfächer. In den meisten Schulen werden schon im ersten Semester klinische Inhalte vermittelt. In dieser Zeit finden ca. acht Stunden pro Woche praktische Übungen entweder am Phantommodell oder an den Mitschülerinnen statt.

Nachdem die Grundkenntnisse eingeprägt und trainiert sind, wird im zweiten Semester klinisch gearbeitet. Während dieser Phase wird die Belastung von ca. acht Stunden pro Woche auf ca. neun bis zwölf Stunden pro Woche erhöht. Grob gerechnet ergibt dies, daß im ersten Jahr jede Studierende ungefähr an 120 Terminen zu je einer Stunde am Patienten arbeitet. Im zweiten Jahr wird die klinische Arbeitszeit auf zwölf bis 16 Stunden pro Woche erhöht. Dies ergibt nochmals ca. 360 Termine am Patienten. Aus didaktischen Gründen wird der Schwierigkeitsgrad der Behandlung zunehmend gesteigert.

In der praktischen Umsetzung sieht es dann folgendermaßen aus: 25% der behandelten Patienten sind Kinder oder Jugendliche und 75% sind Erwachsene. Von diesen 75% weisen 25% entweder geringe Knochendefekte oder mäßig bis viele Knochendefekte mit Zahnlockerung auf. Mit anderen Worten hat eine DH-Studentin im zweiten Jahr mehrere schwer parodontal geschädigte Patienten behandelt.

Tabelle 14-2 Musterstudiengang der Ausbildung zur DH in den USA (nur klinische Ausbildung) (Phoenix College Catalog, 1991–1992) (SWS = Semesterwochenstunden).

Erstes Semester	
Vorlesungen	*SWS*
Grundlagen der instrumentellen Behandlung	5
allg. med. Anamnese und Notfallkurs	2
Pharmakologie	3
Anatomie der Zähne und der Mundhöhle	2
Anatomie des Kopfes und Nackens	2
orale Pathologie	3
Kurse/Praktika	*SWS*
Techniken der Instrumentation am Phantom und gegenseitig	8
Zweites Semester	
Vorlesungen	*SWS*
klinische Propädeutik der DH-Tätigkeit 1	2
orale Radiologie	2
orale Histologie und Embryologie	2
Prävention der Zahn- und Munderkrankungen	3
Kurse/Praktika	*SWS*
Klinischer Kurs am Patienten 1	9
Radiologie-Kurs	3
Drittes Semester	
Vorlesungen	*SWS*
Werkstoffkunde	2
klinische Propädeutik der DH-Tätigkeit 2	2
Parodontologie 1	3
Kurse/Praktika	*SWS*
Werkstoffkunde-Kurs	3
klinischer Kurs am Patienten 2	15
Viertes Semester	
Vorlesungen	*SWS*
klinische Propädeutik der DH-Tätigkeit 3	1
Ethik, Rechtskunde und Praxismanagement	2
Parodontologie 2	2
Schmerzbekämpfung	4
öffentliches Gesundheitswesen	3
Kurse/Praktika	*SWS*
klinischer Kurs am Patienten 3	15
individuelle Studien	1–3

Eine umfassende Ausbildung zur DH, die den oben beschriebenen Kriterien entspricht, gibt es bisher in Deutschland nicht.

14.3.2 Zahnmedizinische Fachhelferin (ZMF)

Die Bundeszahnärztekammer hat in ihrer Sitzung am 11. November 1993 drei unterschiedliche Zahnarzthelferinnen mit Qualifikationsbezeichnung verabschiedet:

- ZMF: Zahnmedizinische Fachhelferin
- ZMP: Zahnmedizinische Prophylaxehelferin
- ZMV: Zahnmedizinische Verwaltungshelferin.

Somit ist die ZMF, nicht zuletzt aufgrund ihrer Tradition, ein in Deutschland etablierter Prophylaxeberuf.

Definition

Eine Zahnmedizinische Fachhelferin (ZMF) ist eine Hilfskraft des Zahnarztes, die nach seiner Anweisung sowie unter seiner Aufsicht und Verantwortung Hilfe bei der Behandlung von Zahn-, Mund- und Kieferkrankheiten leistet und auf den Gebieten der Gesundheitsvorsorge, Gesundheitserziehung und Gesundheitsaufklärung unterstützend tätig ist.

Eine DH, eine ZMF und eine Prophylaxehelferin sind ausgebildet, um den Patienten zu helfen und sie auf dem Gebiet der Prophylaxe zu unterstützen.

Ausbildung

Zur Zeit laufen mehrere Modelle der ZMF-Ausbildung, die von den entsprechenden Zahnärztekammern unterstützt werden. Jede Schülerin hat eine **Helferinnenausbildung**

hinter sich und muß **zwei Jahre Berufserfahrung** mitbringen. In der Helferinnenausbildung hat sie zwei Jahre lang 13,5 Stunden Theorie pro Woche gehabt und ca. 23,5 Stunden pro Woche in einer Praxis am Stuhl gearbeitet.

Ein Beispiel für eine ZMF-Ausbildung als Vollverschulung ist die ZÄK Hamburg. Die Schülerinnen werden an einem Ausbildungszentrum in Theorie und Praxis ausgebildet. Diese Ausbildung beinhaltet ca. 800 Stunden und dauert ungefähr 22 Wochen bei einer 38-Stunden-Woche.

Die ZÄK Westfalen-Lippe und ZÄK Hessen haben ein duales System. Die Auszubildenden werden berufsbegleitend ca. 600 Stunden lang über einen Zeitraum von sechs Monaten gemäß eines zeitlich und inhaltlich festgelegten Lehrplans ausgebildet.

Die ZÄK Nordrhein ist einen Beispiel für eine offene Fortbildung. In diesem Modell sind die Inhalte der nebenberuflich zu absolvierenden Ausbildung, die ca. 500 Stunden umfaßt, genau festgelegt. Der Zeitplan wird aber durch die Auszubildenden selbst individuell gestaltet. Der Stundenplan kann gemäß der eigenen Bedürfnisse aus dem reichhaltigen Kursangebot selbst zusammengestellt werden. Im allgemeinen verteilt sich der Ausbildungsgang auf ca. eineinhalb bis zwei Jahre.

Die **Inhalte** der ZMF-Ausbildung lassen sich gut am Hamburger Modell darstellen. Von den 800 Stunden Ausbildung sind 488 prophylaxebezogen (Individual- und Gruppenprophylaxe). Der Unterricht gliedert sich in 240 Stunden Theorie und 248 Stunden praktischer Unterricht an der Schule sowie Praktika. In 240 Stunden müssen u.a. folgende Inhalte vermittelt werden: Anatomie, Parodontologie, präventive Zahnheilkunde, Ernährung, Pädagogik/Kinder, Kariesrisikobestimmung u.a.m.

Für den praktischen Unterricht und die Praktika ist die Entfernung harter und weicher Zahnbeläge auf den sichtbaren Bereich beschränkt. Die Auszubildenden arbeiten 40 Stunden am Phantomkopf und zehn Stunden gegenseitig. Nach diesen Übungen behandeln sie ca. 30 Patienten mit einer Termindauer von je einer Stunde. Zusätzlich stehen 15 Stunden für diverse praktische Übungen zur Verfügung. Die anderen 312 Stunden beinhalten allgemeine zahnärztliche Fächer wie Assistenzkurs, Abrechnung, Abformen von bezahnten Kiefern, Modellerstellung, die Herstellung von Provisorien etc.

14.3.3 Zahnmedizinische Prophylaxe-helferin (ZMP) (Intensivseminar für organisierte Individualprophylaxe in Berlin)

Definition

Die Zahnmedizinische Prophylaxehelferin wurde in Berlin mit dem Ziel geschaffen, dem Zahnarzt eine fortgebildete Helferin an die Hand zu geben, die für eine qualifizierte Mitarbeit auf dem Gebiet der Prophylaxe bestmöglich ausgebildet ist. Diese Mitarbeit soll auf Anordnung unter Anleitung und Aufsicht des Zahnarztes erfolgen.

> Die Ausbildung und der Tätigkeitsbereich einer Prophylaxehelferin (ZMP) sind ausschließlich prophylaxeorientiert.

Das Berliner Modell wurde inzwischen im wesentlichen von den anderen deutschen Zahnärztekammern akzeptiert, da das Berufsbild ZMP bundesweit von den Kammern anerkannt wird.

Ausbildung

Auch hier haben die Schülerinnen eine **Helferinnenausbildung** und **zwei Jahre Berufserfahrung** hinter sich. Die Ausbildung zur Prophylaxehelferin muß nebenberuflich gemacht werden. Der Kurs hat eine Dauer von fünf Monaten und die Gesamtunterrichtsstundenzahl beträgt 450.

Von den 450 Stunden sind 240 Stunden der Theorie gewidmet, und 210 Stunden haben die Schülerinnen praktischen Unterricht. 84 Stunden dieses praktischen Unterrichts werden in sogenannten Unterrichts-

blöcken abgehalten, in denen die Schülerinnen klassenweise jeweils mittwochs und donnerstags themenbezogen konzentrierte Übungen (Modellierübung, Speicheltests, Plaquemikroskopie, Diätanamnese, Schleifkurs, Erste-Hilfe-Kurs usw.) durchführen.

Die praktische Arbeit wird in 126 Stunden in sogenannten Intensivblöcken vermittelt. In diesen Intensivblöcken erfolgt der Unterricht wochenweise und ganztags in kleinen Gruppen zu sechs Schülerinnen. Hier werden vorwiegend die patientenbezogenen Tätigkeiten (systematische Anwendung parodontaler Handinstrumente, professionelle Zahnreinigung im sichtbaren Bereich, Füllungspolitur, Erhebung von Indizes usw.) geübt. Dies wird zuerst am Phantomkopf, danach an Mitschülerinnen und später unter Überwachung am Patienten umgesetzt. Hierzu stehen 30 Termine zu 1,5 Stunden (= 45 Stunden reine Behandlungszeit) am Patienten zur Verfügung.

14.3.4 Aufstiegsfortbildung von Zahnarzt-helfer/-in zum/zur Dentalhygieni-ker/-in (DH, Baden-Württemberg)

Am 11.12.1993 hat die Vertreterversammlung der Landeszahnärztekammer Baden-Württemberg die Ordnung für die Aufstiegsfortbildung von Zahnarzthelferinnen zum/zur Dentalhygieniker/-in verabschiedet. Die Stundentafel beinhaltet ca. 370 Stunden Individual- und Gruppenprophylaxe, Parodontalprophylaxe und allgemein zahnärztliche Prophylaxe. Von den 70 Stunden, in denen Psychologie und Rhetorik unterrichtet werden, sind 16 Stunden vorgesehen, um die „DH"-Schülerinnen auszubilden, wie sie Auszubildende und Zahnarzthelferinnen kontrollieren und überprüfen können. 20 Stunden sind der Verwaltung und Abrechnung und 90 Stunden der Theorie der Präventivzahnmedizin und der Parodontologie gewidmet.

Der praktische Teil der Fortbildung dauert ca. 240 Stunden, wobei nicht herauszufinden ist, wie viele Stunden die Auszubildenden am Phantommodell, gegenseitig und am Patienten üben werden. Zusätzlich ist den Unterlagen zu entnehmen, daß der praktische Teil unter Aufsicht und Anleitung des Zahnarztes absolviert wird.

Der Begriff Dentalhygienikerin, der schon seit 1913 verwendet wird und eine internationale Bedeutung hat, wird bei diesem Modell fälschlicherweise benutzt. Es existiert bisher keine international/europäisch anerkannte DH-Ausbildung, die eine Fortbildung ist. Die Kenntnisse und Fertigkeiten für eine Dentalhygienikerin, die die LZÄK Baden-Württemberg anstrebt, sind auf keinen Fall in 500 Stunden, aufbauend auf eine Helferinnen-Ausbildung, zu erreichen und erst recht nicht in 80 Stunden, ausgehend von einer ZMF-Ausbildung (ZMF + 80 Stunden = DH).

14.3.5 Schnellkurse zur Ausbildung zur Prophylaxehelferin

Seit es den Zahnärzten klar geworden ist, daß man Prophylaxeleistungen delegieren kann und muß, ist in Deutschland ein Boom in der Ausbildung von sog. Prophylaxehilfskräften bzw. in der Fortbildung von zahnärztlichen Helferinnen zu verzeichnen. Zahnärztekammern, Zahnärzte und von der Industrie getragene Institutionen bieten Schnellkurse

an, in denen der unmögliche Versuch unternommen wird, in wenigen Stunden aus einer Helferin eine Prophylaxehelferin zu machen. Die Analyse der Lehrpläne solcher Kurse zeigt aber immer wieder, daß entweder die Kursabsolventinnen bezüglich des Tempos überfordert sein müssen, oder aber das Niveau der Ausbildung sowohl in der Theorie als auch in der Praxis derart oberflächlich angesetzt ist, daß eine spätere verantwortungsvolle Tätigkeit nicht gegeben sein kann.

14.4 Einsatzmöglichkeiten der verschiedenen Prophylaxeberufe

Der unterschiedliche Ausbildungsstand der verschiedenen Prophylaxeberufe läßt es sinnvoll erscheinen, ihren Einsatz am Patienten krankheitsspezifisch vorzunehmen (Tab. 14-3), d.h., je umfassender und tiefgreifender die Ausbildung, desto schwerer kann der Krankheitszustand sein, der von der betreffenden Prophylaxekraft angegangen werden kann. Selbstverständlich kann die DH, die die umfassendste Ausbildung von allen Prophylaxeberufen aufweist, alle Tätigkeiten der anderen auch mit übernehmen. Dies wider-

Tabelle 14-3 Ausbildung der verschiedenen zahnmedizinischen „Hilfsberufe" im Vergleich.

Patienten	Art der Prophylaxe		Arbeitsverteilung in %		Arbeitsverteilung in Abhängigkeit von der Erkrankung	
	Karies	Parodontitis	ZA	Team	Karies-prophylaxe	Parodontal-prophylaxe
Gesunde	Basisprophylaxe (F, Gruppenprophylaxe, evtl. IPS)	Individual-prophylaxe	5	95	(ZMP für diagnostische Tests)	ZMP/ZMF
Kranke	Individual-prophylaxe	Individual-prophylaxe	50 im Recall: 5	50 95	ZMP	ZMP
Schwer-kranke	Intensiv-prophylaxe	Intensiv-prophylaxe	70 im Recall: 5	30 95	ZMP/DH	DH

spricht aber einer effizienten und ökonomischen Nutzung der Ressourcen.

Eine Prophylaxehelferin mit einer Ausbildung von mindestens 350 Stunden oder eine ZMF mit einer Ausbildung von mindestens 700 Stunden ist in der Lage, Zahnstein 2–3 mm subgingival zu entfernen, so lange diese Ausbildung genügend praktische Übungen am Phantomkopf, gegenseitig und am Patienten beinhaltet. Wegen dieser begrenzten Fähigkeiten ist es sinnvoll, sie für erwachsene Patienten mit Gingivitis und leichter Parodontitis (die Diagnose stellt der Zahnarzt!) sowie für die Kariesprophylaxe bei Erwachsenen und vor allem bei Kindern einzusetzen. Hier sieht man, daß ZMPs und ZMFs eine wichtige Rolle in der Reduktion der Karies und der Gingivitis in Deutschland spielen. Sie haben auf diesem Gebiet mehr als genug zu tun.

Patienten mit schweren Parodontalerkrankungen gehören für die Vorbehandlung und das Recall in die Hand der DH. Ist die allgemeine Diagnose durch den Zahnarzt erfolgt, muß in minutiöser Kleinarbeit durch die DH die komplette Wurzelreinigung durchgeführt werden. Bei dieser Tätigkeit und später bei der Kontrolle der eigenen Arbeit muß lokal immer eine Beurteilung der Gewebeantwort erfolgen, um zu entscheiden, ob weitere oder eine zusätzliche Bearbeitung der Tasche nötig ist. Hierzu braucht man eine umfassende Ausbildung, die sich u.a. viele Stunden mit Biologie, Anatomie und Parodontologie beschäftigt.

Literatur

AgV (Hrsg.): Süßungsmittel und Süßwaren. Bonn 1994.

Aktion Zahnfreundlich e.V.: Zahnfreundliche Süßwaren. Darmstadt 1993.

Axelsson, P., Lindhe, J.: Effect of controlled oral hygiene procedures on caries and periodontal disease in adults. Results after 6 years. J. Clin. Periodont. 8, 239 (1981).

Axelsson, P., Lindhe, J.: The significance of maintenance care in the treatment of periodontal disease. J. Clin. Periodontol. 8, 281 (1981).

Axelsson, P., Paulander, J., Svärdström, G., Tollskog, G., Nordenstern, S.: Integrated caries prevention: The effect of a needs-related preventive program on dental caries in children. County of Värmland, Sweden – Results after 12 years. Manuskript, 1992.

Bartsch, N., Bauch, J.: Gruppen- und Individualprophylaxe in der Zahnmedizin. Ein Handbuch für die prophylaktische Arbeit in Kindergarten, Schule und Zahnarztpraxis. IDZ Materialreihe, Bd. 13. Ärzte-Verlag, Köln 1992.

Bergmann, R.L., Bergmann, K.E., in: Wolfram, G., Kirchgeßner, M. (Hrsg.): Spurenelemente und Ernährung. Wissenschaftliche Verlagsgesellschaft, Stuttgart 1990.

Bundesministerium für Gesundheit: Ernährungsbedingte Krankheiten und ihre Kosten, Bd. 27. Nomos, Baden-Baden 1993.

Chambers, D., Abrams, C.: Dental Communication. Appleton Century Crofts, East Norwalk 1986.

Deutsche Arbeitsgemeinschaft für Jugendzahnpflege (DAJ): Psychologische und pädagogische Aspekte der Gruppenprophylaxe. DAJ, Bonn 1994.

DGE (Hrsg.): Empfehlungen für die Nahrungsstoffzufuhr. Umschau, Frankfurt a.M. 1991.

DGE (Hrsg.): Ernährungsbericht 1992. Frankfurt 1992.

Dünninger, P., Pieper, K.: Ergebnisse zur Prävalenz von Karies und Dentalfluorose. In: Institut der Deutschen Zahnärzte (Hrsg.): Mundgesundheitszustand und -verhalten in der Bundesrepublik Deutschland. Ergebnisse des nationalen IDZ Survey 1989. Deutscher Ärzte-Verlag, Köln 1991.

Hellwege, K.D.: Die Wurzelglättung. Quintessenz, Berlin 1987.

Hetz, G.: Ernährung und Ernährungslenkung – Handlungsbedarf für Zahnmediziner. Zahnärztliche Praxis 4, 144 (1990).

Hendriks, J., Schneller, Th.: Patientenführung, Beratung und Motivierung in der Zahnarztpraxis. Quintessenz, Berlin 1992.

Horch, H.-H., Hupfauf, L., Ketterl, W., Schmuth, G. (Hrsg.): Praxis der Zahnheilkunde. Bd. 9: Ketterl, W. (Hrsg.): Parodontologie. 2. Aufl. Urban & Schwarzenberg, München–Wien–Baltimore 1990.

Institut der Deutschen Zahnärzte (Hrsg.): Dringliche Mundgesundheitsprobleme der Bevölkerung im vereinten Deutschland. Zahlen, Fakten, Perspektiven. Institut der Deutschen Zahnärzte, Köln, 1991.

Landeszahnärztekammer Baden-Württemberg: Ordnung für die Fortbildung von Zahnarzthelferinnen zur Zahnmedizinischen Fachhelferin der Landeszahnärztekammer Baden-Württemberg = ZMF-Fortbildungsordnung. § 1, 1984.

Lindhe, J., Nyman, S.: Long-term (14 year) maintenance of patients treated for advanced periodontal disease. J. Clin. Periodont. 11, 504, 1984.

Magri, F.: Zum Problem der Zusammenarbeit von gesellschaftlichen Institutionen, Zahnärzten und der Bevölkerung bei der kollektiven Prävention. In: Schneller, Th., Kühner, M. (Hrsg.): Mitarbeit des Patienten in der Zahnheilkunde. Deutscher Ärzte-Verlag, Köln, 1989.

Maiwald, H.J., Fröhlich, S.: Die Beeinflussung der kariogenen Wirkung von zuckerhaltigen Nahrungsmitteln. Zahnärztliche Praxis 12, 485 (1992).

Matsuishi Pattison, A: Periodontal Instrumentation. 2. Aufl. Appleton & Lange, Norwalk 1992.

Micheelis, W., Bauch, J.: Mundgesundheitszustand und -verhalten in Ostdeutschland. Deutscher Ärzte-Verlag, Köln 1993.

Micheelis, W., Schneller, Th.: Oralprävention. In: Allhoff, P., Flatten, G., Laaser, U. (Hrsg.): Krankheitsverhütung und Früherkennung. Handbuch der Prävention. Berlin 1993.

Phoenix College Catalog 1991-1992. 102-103, Phoenix 1992.

Ramfjord, S.P., Morrison, E.C., Burgett, F.G., Nissle, R.R., Schick, R.A., Zann, G.J., Knowles, J.W.: Oral hygiene and maintenance of periodontal support. J. Periodontol. 53, 26 (1982).

Rateitschak, K.H. (Hrsg.): Farbatlanten der Zahnmedizin. Parodontologie. 2. Aufl. Thieme, Stuttgart 1989.

Reich, E.: Ergebnisse zur Prävalenz von Parodontopathien. In: Institut der Deutschen Zahnärzte (Hrsg.): Mundgesundheitszustand und -verhalten in der Bundesrepublik Deutschland. Ergebnisse des nationalen IDZ Survey 1989. Deutscher Ärzte-Verlag, Köln 1991.

Roulet-Mehrens, T., Roulet, J.-F.: Die Dentalhygienikerin in Deutschland – Analyse und Perspektiven. Quintess. zahnärztl. Lit. 44, 553, 715 (1993).

Schicke, R.K.: Sozialmedizinische Aspekte der Zahnheilkunde. Schattauer, Stuttgart 1984.

Schneller, Th., Mittermeier, D., Schulte am Hülse, D., Micheelis, W.: Mundgesundheitserziehung in der Zahnarztpraxis. IDZ-Materialienreihe Bd. 6. Deutscher Ärzte-Verlag, Köln 1990.

Simonsen, R.J.: Retention and effectiveness of dental sealant after 15 years. J. Amer. dent. Ass. 122, 34 (1991).

Staehle, H.J.: Versiegelung von Zähnen. Grundlagen – praktisches Vorgehen – zukünftige Entwicklungen. Quintessenz, Berlin 1994.

Steiner, M., Menghini, G., Curilovics, Z., Marthaler, T.M.: Kariesprävalenz bei Züricher Schulkindern 1970, 1983 und 1988. Schweiz. Mschr. Zahnmed. 100, 38 (1990).

Verbraucherzentrale Nr. 4 (Hrsg.): Lust auf Süßes. Düsseldorf 1992.

Wagner, M., Lutz, F., Menghini, G.D., Helfenstein, U.: Erfahrungsbericht über Fissurenversiegelungen in der Privatpraxis mit einer Liegedauer bis zu zehn Jahren. Schweiz. Mschr. Zahnmed. 104 (2), 156 (1994).

Weinstein, P., Getz, T., Milgrom, P.: Prävention durch Verhaltensänderung. Strategien einer präventiven Zahnheilkunde. Deutscher Ärzte-Verlag, Köln 1989.

Wrigley Dental Programs (Hrsg.): Dentalforschung: Der flüssige Zahn-stimulierte Speichelfluß, die neue Chance in der Kariesprophylaxe. Frankfurt a. M. 1991.

Zimmer, S., Hopfenmüller, W., Roulet, J.-F.: Kariesprävalenz und Versorgungsgrad von Berliner Grundschülern. Dtsch. zahnärztl. Z. (1995) (im Druck).

Empfohlene Lehrvideos

Schneller, Th., Basting, G.: Wege der Motivierung. Video-Lehrfilm der IP-Serie. Quintessenz Neue Medien, Berlin 1994.

Institut der Deutschen Zahnärzte (IDZ): Modellvideo Psychologie. Institut der Deutschen Zahnärzte, Köln 1992.

Glossar

Abrasion	Verschleiß durch mechanische Einwirkung
adstringierend	die Gefäße (Gewebe) zusammenziehend
aerob	Sauerstoff zum Leben brauchend
Aktinomyzeten	eine Art von Mikroorganismen
Aminfluorid	organische Fluorverbindung in Zahnpasten, Gelées und Touchierlösungen
Amylase	Enzym zum Abbau von Stärke
anaerob	ohne Sauerstoff lebend
anatomisch	den Bau des menschlichen Körpers betreffend
anterior	vorne, vorderer
Antiphlogistika	entzündungshemmende Substanzen
Apatit	besondere Kristallform von Kalziumphosphat (Hauptbestandteil des Schmelzes)
API	Approximal-Plaque-Index
apikal	wurzelspitzenwärts gelegen
Areal	Gebiet
Ätiologie	Ursache einer Erkrankung
Attachment	Zahnhalteapparat
audiovisuelle Hilfsmittel	Hilfsmittel zum Sicht- und Hörbarmachen von Sachverhalten
Bindegewebe	Stützgewebe
Bi(s)guanid	Grundstoff zu Herstellung von Chlorhexidin
Bleeding on probing	Blutung nach stumpfer Sondierung (mit Parodontalsonde)
Blutkoagulum	Blutpfropf, der durch Blutgerinnung entsteht
Blutserum	flüssiger Anteil des Blutes ohne Blutkörperchen, dem zudem das Fibrinogen (Blutgerinnungsfaktor) entzogen wurde
Ca-Antagonisten	„Gegenspieler" des Kalziums, die dessen Wirkung aufheben (Beispiel: Ca-Antagonisten erweitern die Blutgefäße und heben damit die muskelkontrahierende Wirkung des Kalziums auf.)
Calciumglycerophosphat	Zusatzstoff in Zahnpasten zur Verbesserung der Fluoridwirkung
Chlorophyll	grüner Farbstoff der Pflanzen, wird für die Photosynthese benötigt
Chronologie	zeitlicher Ablauf
Compliance	Bereitschaft zur und tatsächliche Mitarbeit
Copolymer	„Zusatzpolymer", d.h., ein Monomer läßt sich durch Polymerisation zu einem Polymer (=großes Molekül, das sich aus einer Vielzahl von identischen kleinen Molekülen zusammensetzt) überführen. Sind zwei ver-

	schiedene Monomere daran beteiligt, so wird das zweite als Copolymer bezeichnet.
Cyclosporin	Medikament zur Unterdrückung der Abwehrreaktion gegen implantierte Organe und Gewebe, z.B. nach Herztransplantation
Demineralisation	Entkalkung
Dentintubuli	feine Kanälchen im Dentin, die Zellfortsätze der dentinbildenden Zellen enthalten (Odontoblastenfortsätze)
Dentocult-SM®-Test	einfacher Test zur Bestimmung der Anzahl von Streptococcus-mutans-Bakterien im Speichel
Detergentien	oberflächenaktive Substanzen, z.B. Waschmittel und Seifen
Diabetes mellitus	Zuckerkrankheit (krankhaft erhöhter Blutglukosespiegel)
diffundieren	Eindringen von Molekülen infolge ihrer Eigenbewegung in Räume, die diese Moleküle bisher nicht oder nur in geringen Mengen enthalten haben
Diglukonat	Salz der Glukonsäure, Bestandteil von Chlorhexidin
Disaccharid	„Doppelzucker", der sich aus zwei Einfachzuckern (= Monosacchariden) zusammensetzt
DMFT-Index Teeth	Decayed (kariös)-Missing (fehlend)-Filled (gefüllt)-(Zähne)-Index = Maßzahl für die Karieserfahrung eines Individuums als Summe kariöser, gefüllter und wegen Karies verlorengegangener Zähne
Down-Syndrom	schwere Erbkrankheit
Effizienz	Wirkung im Verhältnis zum Aufwand
embryonal	den Embryo (= vorgeburtliche Entwicklungsstufe) betreffend
Endothelzellen	Zellen, die die Innenwand von Blutgefäßen auskleiden
Enolase	Enzym in der Glykolyse
Enzym	Molekül, das benötigt wird, um eine bestimmte Stoffwechselreaktion ablaufen zu lassen
Enzyminduktion	Fähigkeit von Mikroorganismen, auf einen bestimmten Reiz Enzyme zu bilden, die im „Normalbetrieb" nicht benötigt werden
epidemiologisch	die Lehre über das Vorkommen von Erkrankungen in der Bevölkerung betreffend
Epithel	Gewebeart, die jede äußere und innere Oberfläche des Körpers bedeckt
Erosion	Materialabtragung durch chemisch-physikalische Vorgänge (z.B. Verlust von Zahnhartsubstanz durch Fruchtsäureeinwirkung)
Eruption	Durchbruch (z. B. eines Zahns) in die Mundhöhle
etablierte kariöse Läsion	Karies, die zu einer irreversiblen Läsion („Loch") geführt hat
extraoral	außerhalb des Mundes
extrazellulär	außerhalb der Zelle

fazial	das Gesicht betreffend, dem Gesicht zugewandt
Fibrin	Faserstoff des Blutes, der bei der Blutgerinnung ensteht und Gefäßverletzungen abdichtet
Fibroblasten	Bindegewebszellen, die Kollagen produzieren
Filamente	fadenförmige Struktur
Fluorose	Erkrankung, die durch langfristige Überdosierung von Fluorid entsteht. Ihre mildeste Ausprägung sind weiße bis bräunliche Flecken auf dem Zahnschmelz, die entstehen, wenn bis zum Alter von sechs Jahren geringfügig zu hohe Mengen an Fluorid aufgenommen wurden.
forciert	erzwungen, oft im Sinne von kraftvoll verwendet
Gerbstoffe	Stoffe, die Kollagen fixieren und so konservieren, ursprünglich in der Lederherstellung verwendet. Auf der Haut und Schleimhaut wirken sie reizmildernd, entzündungshemmend und leicht lokalanästhetisch.
Gewebehyperplasie	Gewebevergrößerung durch krankhafte Zellvermehrung
Glykolyse	Stoffwechselweg zum Abbau der Glukose (Traubenzucker)
Glykoproteine	Verbindung aus Zucker und Eiweißmolekülen
Glykosyltransferase	Enzym in der Glykolyse
grampositiv	Charakterisierung eines Mikroorganismus aufgrund einer Färbereaktion, die etwas über die Struktur der Zellwand des Mikroorganismus aussagt
Granulozyten	weiße Blutkörperchen
Herzinsuffizienz	Herzschwäche, unzureichende Funktion des Herzens
Hydantoinhyperplasie	massive Gingivavergrößerung durch Zellvermehrung als Folge der Einnahme eines Medikamentes gegen Epilepsie (Hydantoin)
Hydratationsschicht	wasserhaltige Oberflächenschicht
Hydroxylapatit	besondere Kristallform von Calciumphosphat (Hauptbestandteil des Schmelzes)
hyperosmotische Lösung	wäßrige Lösung, die im Vergleich zu ihrer Umgebung mehr osmotisch wirksame Teilchen enthält
iatrogen	durch ärztliche Einwirkung entstanden
Immersion	Eintauchung, z.B. bei Hochleistungsmikroskopen werden die Präparate unter Öl betrachtet (Ölimmersion)
Immunglobuline	Antikörper (Bestandteile des Immunsystems)
Infiltrat	meist örtlich begrenzte Einlagerung von Entzündungszellen, Krebszellen oder Flüssigkeiten in das Bindegewebe
Initialläsion	erstes Kariesstadium, bei dem nur Schäden unter der Schmelzoberfläche entstehen, heilbar durch Fluoride
integrieren	mit einbeziehen
Interaktion	Wechselbeziehung
Intermediärprodukte	Zwischenprodukte in einer Stoffwechselreaktionskette

Intervention	Vermittlung, Eingriff
invasiv	in die Gewebe eindringend
Kaliumchlorid	Chlorsalz des Kaliums
Kaliumnitrat	Stickstoff-Sauerstoffsalz des Kaliums
Kalziumglyzerophosphat	s. Calciumglycerophosphat
Kapillaren	„Haargefäße" = kleinste Blutgefäße, über die der Sauerstoffaustausch mit dem Gewebe erfolgt
Kausaltherapie	therapeutisches Vorgehen, das die Ursachen einer Erkrankung bekämpft
Kavität	„Loch"
Kavitation	Bildung einer Kavität
Killerphrasen	Schlagwörter zur globalen Ablehnung eines Tatbestands
Know-how	das Wissen, wie man mit einem Minimum an Aufwand eine Sache praktisch verwirklicht
Kohlenhydrate	organische Verbindungen aus Kohlenstoff, Wasserstoff und Sauerstoff, z.B. Zucker, Stärke
Kollagenfasern	nicht dehnbare, aber sehr zugfeste Fasern, die dem Bindegewebe Stabilität verleihen
Kompomerfüllung	Füllung aus einem Kunststoff, der eine Kombination von Komposit und Glasionomerzement darstellt
konkav	nach innen gewölbt
konvex	nach außen gewölbt
koronal	die (Zahn)Krone betreffend
lactate gate	Struktur des Stoffwechsels von bestimmten Mikroorganismen, die es dem Mikroorganismus erlaubt, Zucker unter Produktion von Laktat (Milchsäure) schnell abzubauen
Laktoferrin	Speichelenzym mit antibakterieller Wirkung
Laktobazillen	Bakterienart
Läsion	Defekt
Leukotoxine	Gifte, die die weißen Blutkörperchen schädigen und damit die menschliche Immunabwehr reduzieren
„locus of control"	Stelle, die einer regelmäßigen Kontrolle bedarf (z.B. Initialkaries)
longitudinal	längsgerichtet; zeitlich: eine Zeitspanne betreffend
Lysozym	Speichelenzym mit antibakterieller Wirkung
Maleinsäure	organische Säure, wird im Rahmen der Komposit-Füllungstechnik zur Vorbehandlung von Dentin verwendet
marginal	am Rand
marginale Gingiva	Zahnfleischsaum
Matrix	Grundsubstanz, in die andere Stoffe eingebettet sind, z.B. Kunststoffanteil von Komposit oder Polysaccharidgerüst der Plaque
Mesenchym	embryonales Gewebe, aus dem sich jedes Stützgewebe entwickelt (z.B. Bindegewebe)
mesenchymale Gewebe	Gewebe, die vom Mesenchym abstammen

Methoxyethylen	Kohlenwasserstoff-Verbindung, Bestandteil des Copolymers Gantrez, das in einigen Zahnpasten Verwendung findet
Mizelle	kugelige Molekülkonfiguration oberflächenaktiver Stoffe, in deren Mitte eigentlich wasserunlösliche Stoffe (z.B. Fette) in Lösung gehalten werden können
Mikroorganismen	Kleinstlebewesen (z.B. Bakterien und Pilze)
Monosaccharid	Zucker, der nur aus einer „Zuckereinheit"(Saccharid) besteht
Morphologie	Lehre der Formen
morphologisch	die Morphologie betreffend
mukogingival-chirurgischer Eingriff	Operation zur Verbesserung der anatomischen Verhältnisse von Zahnfleisch und Mundschleimhaut
Mundhygieneindizes	Maßzahlen zur Charakterisierung der Mundhygiene
Noxen	schädigende Substanzen
ödematös	geschwollen als Folge einer krankhaften Ansammlung von Flüssigkeit im Gewebe
OHI	Oral-Hygiene-Index
oral	den Mund betreffend, dem Inneren des Mundes zugewandt
„oral self care"	Mundgesundheitsvorsorge, die in eigener Verantwortung durch den Patienten betrieben wird, z.B. häusliche Mundhygiene
osmotisch	„wasseranziehend" aufgrund einer im Vergleich zum umgebenden Medium höheren Konzentration gelöster Stoffe (Beispiel: Salz auf Salatgurke führt zur Entwässerung)
Osteoblasten	knochenbildende Zellen
Papillon-Lefèvre-Syndrom	Erbkrankheit, die mit einer Parodontitis einhergeht
parodontalpathogen	den Zahnhalteapparat krankmachend
Partikel	sehr kleiner materieller Körper
pathogen	krankmachend
PBI	Papillen-Blutungs-Index: Maßzahl zur Beschreibung des Entzündungsgrades der Gingiva
Perikymatien	rillenförmige Strukturen auf der Oberfläche von Schmelz
peritubuläres Dentin	Dentin in der unmittelbaren Umgebung der Dentintubuli
pH	Maß für die Wasserstoffionen-(H^+-)Konzentration, wird von 1–14 angegeben, 7=neutral, tiefere Zahlen bedeuten sauer, höhere Zahlen bedeuten basisch
pH-Strategen	Bakterien, die auch bei einem sehr tiefen pH-Wert noch leben können
phagozytieren	Fremdstoffe, Mikroorganismen oder Gewebetrümmer in sich aufnehmen
Phänomen	außergewöhnliches, seltenes Ereignis, Vorkommen

pharmazeutisch	die Pharmazie (= Wissenschaft von den Arzneimitteln) betreffend
Phosphoenolpyruvat	Zwischenprodukt in der Glykolyse
Phosphoglyzerat	Zwischenprodukt in der Glykolyse
Plaque	bakterielle Zahnbeläge mit einer polysaccharidreichen Matrix
Plaqueakkumulation	Plaqueansammlung
Plaquetelemetrie	Messung des pH-Wertes in der Plaque durch Telemetrie (=„Fernmessung")
Polyethylen	Kunststoff
Polymer	großes Molekül, das sich aus einer Vielzahl von identischen kleinen Molekülen zusammensetzt
Polysaccharid	Polymer aus Zuckerbestandteilen
posteruptiv	nach dem Durchbruch (des Zahns)
postoperativ	nach der Operation
Prädentin	Vorstufe von Dentin (unverkalkt)
Prädilektionsstellen	bevorzugte Stellen (z.B. für die Entstehung einer Karies)
präeruptiv	vor dem Durchbruch (des Zahns)
Präzipitat	Ausfällung
Primärkaries	erstmalige Karies
prominent	hervortretend
Propionsäure	organische Säure
Pyrophosphat	Substanz, die in Zahnpasten als Abrasivstoff und zahnsteinhemmender Zusatz eingesetzt wird
Recall	Wiedereinbestellen von Patienten
Recallintervalle	Zeitabstände, nach denen ein Recall erfolgt
Reizdentin	Dentin, das die Odontoblasten der Pulpa als Antwort auf Reize (meist Karies) bilden
Remineralisation	erneute Verkalkung
Reservoir	Behälter
Resistenz	Widerstandsfähigkeit
reversibel	umkehrbar, heilbar
Screening	Reihenuntersuchung zur Ermittlung eines Krankheitsrisikos
Selektion	Auswahl
sondieren	Austasten mit einer Sonde
Sorbit	Zuckeralkohol, Zuckerersatzstoff
Stäbchen	bestimmte Form von Mikroorganismen
Streptococcus mutans	Bakterienart
Streptococcus salivarius	Bakterienart
Streptokokken	Bakteriengattung
Strontiumchlorid	Chlorsalz des Strontiums
subgingival	unterhalb des Zahnfleischsaumes
Substrat	Nährstoff für Bakterien
supraalveolär	oberhalb des Zahnfaches (Alveole)
supragingival	oberhalb des Zahnfleischsaumes

tangential	eine gekrümmte Linie oder Fläche berührend
Toxine	Gifte
toxisch	giftig
„trial-and-error"	„Versuch und Irrtum", einfaches Prinzip des Lernens durch Ausprobieren
Tuberculum carabelli	bestimmter zusätzlicher Höcker bei ersten Oberkiefermolaren, palatinal
vestibulär	das Vestibulum betreffend
Vestibulum	„Vorraum"=Raum zwischen Zahnreihe und Lippe/Wange
White-Spot	s. Initialläsion
Xylit	Zuckeralkohol, Zuckerersatzstoff
Xylitol-5-Phosphat	Zwischenprodukt im Abbau von Xylit
Zytoplasma	flüssiger Inhalt einer Zelle

Sachregister

Liebe Leserinnen und Leser,

Ihre Meinung zu diesem Buch liegt uns sehr am Herzen. Denn nur durch Ihre Beurteilung, Kritik und Vorschläge können wir unsere Bücher weiter verbessern. Helfen Sie uns dabei und senden Sie den ausgefüllten Fragebogen an:

Verlag Urban & Schwarzenberg
z. Hd. Frau Illig
Lektorat Zahnmedizin
Postfach 20 19 30
80019 München

PS: Unter den ersten 50 Einsendern verlosen wir 10 Büchergutscheine im Wert von DM 100,–!

1. Wie beurteilen Sie
   (1 = sehr gut, 6 = sehr schlecht):

	1	2	3	4	5	6
• Äußere Aufmachung und Ausstattung	o	o	o	o	o	o
• Format	o	o	o	o	o	o
• Preis-Leistungs-Verhältnis	o	o	o	o	o	o
• Verständlichkeit und didaktische Qualität	o	o	o	o	o	o

2. Welche Themen sind zu breit dargestellt? _____

_____

3. Welche Themen sind zu knapp dargestellt? _____

_____

4. Welche Themen sind besonders gut dargestellt? _____

_____

5. Welche Themen sind weniger gut dargestellt? _____

_____

6. Genügt das Buch für die Ausbildung zur Prophylaxehelferin? _____

_____

7. Welche anderen Bücher benutzen Sie in Ihrer Ausbildung? _____

_____

8. Hier ist Raum für Kritik, Anregungen, Verbesserungsvorschläge und Wünsche!

_____

9. Zu welchen Fächern bzw. Themen wünschen Sie sich ein gutes Helferinnenlehrbuch? Wie sollte ein solches Buch konzipiert sein? _____

_____

10. Nennen Sie uns ein beliebiges Lehrbuch, das nach ihrer Meinung rundum gut gelungen ist! _____

_____